JN312643

学習する病院組織

― 患者志向の構造化とリーダーシップ ―

松尾 睦 [著]
Matsuo Makoto

同文舘出版

はじめに

　多くの病院が「患者中心医療」を理念として掲げているが，理念どおりのサービスを提供できているケースは限られている。本書の目的は，患者中心の医療を実践する意思である「患者志向の理念」が，組織体制の中に実現化されていくプロセスを，「淀川キリスト教病院」「聖隷浜松病院」「医療生協さいたま」の事例を通して明らかにすることにある。

　これら3組織を研究対象として選んだ理由は次の通りである。すなわち，3つの組織は，1）設立当初から患者志向の理念を持っているのにもかかわらず，2）規模を拡大する過程において経営危機に直面し，3）それを乗り越えることで，患者志向の理念を実現する組織体制を構築することに成功したからである。

　本書で取り上げた3つの組織のうち，「淀川キリスト教病院」と「聖隷浜松病院」はミッション系であり，「医療生協さいたま」は生協組織であるという意味で「本研究を他の事例へと一般化するには，事例が特殊すぎる」という批判が予想される。しかし，本書は事例から見出した知見を「他の事例へ一般化」するのではなく，「理論へ一般化」することを目指している。つまり，本書は，3つの事例を通して，「患者志向の理念が，組織体制を伴った患者志向へと構造化されていくプロセス」を理論化することを目的としているのである。

　本書の副題にある「患者志向の構造化」とは，患者志向の理念が単なるスローガンではなく，公式・非公式の仕組みの中にしっかりと組み込まれることを意味している。筆者は，患者志向の理念が構造化されていくプロセスを検討する上で2つの点に着目した。

　1つは，患者志向の理念を実現する「非公式のルーチン」がどのように形成されたかである。ここでいう非公式のルーチンとは，組織内の行動規範や行動パターンのことを意味し，暗黙のうちに共有された慣習や仕事の仕方を指す。もう1つの着眼点は，そうしたルーチンが形成される上で，院長・看護部長・事務部長といった上級管理職がどのような働きをしたかという点で

i

ある。すなわち，本書は，病院のリーダーがどのような形で患者志向の理念を組織体制の中に実現化していったかを検討する。

なお筆者は，事例を記述する際に，リーダーの「生の声」を全面に出すことを心がけた。金井（2007, 2008）は，優れたリーダーの働きを若い世代と共有するためには，リーダーシップにまつわる具体的な物語としての「リーダーシップ・ナラティブ」や「実践的持論」を語り継ぐことが大事であると述べている。本書の事例は，いかに患者志向の理念を実現化したかについてのリーダーシップ・ナラティブともいえる。

病院は，さまざまな価値観を持つ専門家の集団であるがゆえに，コンフリクトが生じやすく，その運営は難しいといわれている。そうした専門組織の変革・学習を促すリーダーシップ特性はいまだ明らかにされていない。本書の発見事実と考察が，病院組織および専門組織の学習プロセスを解明する手がかりを提供できれば幸いである。

2009年7月

松尾　睦

目次

第1章　本書のアプローチ　1

1. 本書における2つの問い　1
2. なぜ病院組織なのか　3
3. 患者志向の構造化　4
   1) 医療の質と患者中心医療………………………………………………4
   2) 患者志向と顧客志向……………………………………………………5
   3) 患者志向の理念と構造化………………………………………………7
4. 組織学習とリーダーシップ　8
   1) 組織学習とは何か………………………………………………………8
   2) なぜ組織学習なのか……………………………………………………10
   3) 公式ルーチンと非公式ルーチン………………………………………12
   4) 誰が学習するのか………………………………………………………14
   5) どのようなリーダーシップが必要か…………………………………14
5. 理論的位置づけ　16
6. 研究方法　17
   1) 3組織の事例と一般化問題……………………………………………17
   2) データから理論を生成する……………………………………………19
   3) 時期の区分………………………………………………………………20
   4) 作業モデル………………………………………………………………21
   5) 調査対象の選定…………………………………………………………22
   6) 調査方法…………………………………………………………………24
   7) 分析の方法………………………………………………………………25
   8) 役職名について…………………………………………………………27

7．事例の概要　28
　　1）淀川キリスト教病院……………………………………………28
　　2）聖隷浜松病院の事例……………………………………………29
　　3）医療生協さいたま………………………………………………29

第2章　淀川キリスト教病院の事例
　　　　　―カリスマ院長主導の意識改革―　**33**

1．はじめに　33
　　1）調査の目的………………………………………………………33
　　2）調査について……………………………………………………34
2．米国ミッションによる設立と経営危機　35
3．抵抗勢力との戦いと人材の入れ替え　40
4．患者中心の理念に基づいた医療サービス　42
　　1）先進医療の先取り………………………………………………42
　　2）予防医学…………………………………………………………43
　　3）リハビリテーション……………………………………………44
　　4）NICU（新生児集中治療室）とホスピス………………………44
　　5）患者中心の医療…………………………………………………46
5．施設の拡大と高機能化　48
　　1）神風が吹く………………………………………………………48
　　2）慢性期病棟の建設………………………………………………49
　　3）ギリギリの決断…………………………………………………50
6．組織マネジメント　51
　　1）モチベーションのマネジメント………………………………51
　　2）看護のマネジメント……………………………………………51
　　3）コミュニケーション……………………………………………52
　　4）先を見る，心配しない…………………………………………52
　　5）医師と看護の連携………………………………………………53

7．事務部門の強化　55
8．事務部門の改革　57
　　1）既存の文化を尊重……………………………………………………58
　　2）収益の管理……………………………………………………………58
　　3）職員の意識改革………………………………………………………59
　　4）看護部の改革…………………………………………………………60
　　5）サーバントにならない………………………………………………60
　　6）全人医療の強調………………………………………………………61
9．クオリティ管理部門の設立　62
　　1）品質管理活動の強化…………………………………………………62
　　2）立ち上げと反発………………………………………………………64
　　3）地の塩としてのISO…………………………………………………65
　　4）理念の落とし込み……………………………………………………65
　　5）原因追求の大切さ……………………………………………………65
　　6）評価指標と医師の実力………………………………………………66
10．人的資源のマネジメント　67
　　1）目標管理制度…………………………………………………………67
　　2）教育体制………………………………………………………………68
　　3）伝道部と礼拝の役割…………………………………………………69
11．考察　72
　　1）病院の歩み……………………………………………………………72
　　2）非公式ルーチンの形成………………………………………………72
　　3）単独型から連携型のリーダーシップへ……………………………76

第3章　聖隷浜松病院の事例
　　　　　―医師・看護・事務の連携強化―　**81**

1．はじめに　81
　　1）調査の目的……………………………………………………………81

v

2）調査について･･･82
2．聖隷浜松病院の歴史　82
　　　1）長谷川保と聖隷保養農園･････････････････････････････････････82
　　　2）聖隷浜松病院の誕生･･･85
　　　3）やらまいか精神･･･88
　　　4）患者に必要なことはやる･････････････････････････････････････90
3．経営難と医師中心の体制　93
4．看護を中心とした組織強化　97
　　　1）ケアの伝統･･･97
　　　2）北里大学病院から聖隷へ･････････････････････････････････････99
　　　3）看護師の確保･･･100
　　　4）3年目研究で質を改善･････････････････････････････････････101
　　　5）研修による発言力の強化･･･････････････････････････････････102
　　　6）チームによる問題解決･････････････････････････････････････108
　　　7）自分で自分を育てること，任せること･･･････････････････････110
5．理念の制定と患者志向　112
6．医師と看護の協働　117
7．現場重視の改善活動　122
8．事務部門の役割　125
　　　1）事務部門の特性と他部門との関係･･･････････････････････････125
　　　2）経営の可視化･･･127
　　　3）プロセスの改善･･･130
　　　4）事務部門の人選･･･132
9．今後の課題　133
10．考察　135
　　　1）聖隷浜松病院の歩み･･･････････････････････････････････････135
　　　2）非公式ルーチンの形成･････････････････････････････････････136
　　　3）3人による連携型リーダーシップ･･･････････････････････････139

第4章　医療生協さいたまの事例
　　　―患者参加型の組織構造改革―　**143**

1．概略　143
　　1）はじめに……………………………………………………………143
　　2）調査について………………………………………………………144

2．医療生協さいたまの歴史　145
　　1）大島慶一郎と民医連運動…………………………………………145
　　2）生協化と集団的リーダーシップ…………………………………148
　　3）医師・看護師の確保問題と第1次合併…………………………149
　　4）第2次合併と支部運営の整備……………………………………151
　　5）「患者の権利章典」と患者中心の医療……………………………154

3．医療生協さいたまのマネジメント・プロセス　159
　　1）組合員中心の組織…………………………………………………159
　　2）組合員との対話……………………………………………………163
　　3）品質管理の強化……………………………………………………168
　　4）目標管理制度と教育の整備………………………………………172
　　5）医師・看護・事務の連携…………………………………………177

4．考察　181
　　1）医療生協さいたまの歩み…………………………………………182
　　2）非公式ルーチンの形成……………………………………………182
　　3）集団的リーダーシップ……………………………………………185

第5章　患者志向の構造化と
　　　　　連携型リーダーシップ　**189**

1．本書の問い　189
2．患者志向の構造化プロセス　189
　　1）3組織の歩み………………………………………………………189

2）患者志向の構造化モデル··192
　　　3）患者志向の構造化モデルの理論的位置づけ····················193
　　　4）非公式ルーチンの形成プロセス·······································194
　　　5）形成プロセスの理論的位置づけ·······································196
　3．連携型のリーダーシップ　198
　　　1）連携型リーダーシップ··198
　　　2）リーダーシップ活動の特性···199
　　　3）課題の緊急性とリーダーシップ形態·······························202
　　　4）連携型リーダーシップの理論的位置づけ························204
　4．発見事実の整理と統合モデル　209
　5．実践的インプリケーション　211
　　　1）見えにくい仕組みに着目する···211
　　　2）英雄型リーダーの幻想を捨てる······································212
　　　3）理念を浸透させる··214
　　　4）技術・制度を取り入れ，独自改良する···························215
　　　5）対話力を磨く···217
　　　6）患者・地域住民とも対話する···218
　　　7）強い事務部門を創り，効率化を進める···························219
　6．本書の限界と今後の課題　221

補論A　組織学習とリーダーシップ　225

　1．組織学習の理論　225
　　　1）組織学習の概念···225
　　　2）概念的な特性···226
　　　3）ルーチン··228
　　　4）組織学習の次元···229
　　　5）組織学習のプロセス···231

  6）実践コミュニティ························237
  7）逆機能的な学習························238
  8）ダイナミック・ケイパビリティ·············239
  9）組織学習とリーダーシップ················240
 2．リーダーシップ研究　241
  1）リーダーシップの概念····················241
  2）リーダーシップのレベル：ミドルとトップ·····242
  3）リーダーシップ行動：変革型と交換型········243
  4）リーダーシップの形態····················245
 3．まとめ　249

補論B　プロフェッショナル・サービス組織としての病院　251

 1．プロフェッショナル組織としての医療組織　251
  1）多元的な医療組織························251
  2）専門スタッフと管理スタッフ···············251
  3）専門組織の同形化························253
  4）集約型技術を持つ病院····················253
  5）葛藤が潜在する医療組織··················255
 2．サービス組織としての医療組織　256
  1）サービスとしての医療····················256
  2）サービス・デリバリー・システム···········258
  3）医療サービスの品質······················260
 3．まとめ　261

 索　　引·····································281

第1章 本書のアプローチ

1．本書における2つの問い

　たいていの病院が「患者中心の医療」を理念として掲げている。しかし，理念どおりのサービスが提供されているケースは必ずしも多いとはいえない。中には，患者志向の医療が単なるスローガンに終わっている病院も見うけられる。

　理念と現実にギャップが見られるのは病院に限らない。「顧客第一主義」を理念としているにもかかわらず，実態が伴わない企業の事例は枚挙にいとまがない。その原因は，顧客志向の理念を実現するための公式・非公式の仕組みが組織内に整備されていないことによる。

　本書は，質の高い医療サービスを提供しながら，良好な経営状態を維持している3つの病院（淀川キリスト教病院，聖隷浜松病院，医療生協さいたま）がたどってきた歴史を検討することを通して，患者志向の理念を実現する仕組みが構築されていくプロセスを明らかにすることを目的としている。

　本書における問いは次の通りである。

3つの病院組織では，患者志向の理念がいかにルーチンとして構造化されたのか。

その際，3組織では，どのようなリーダーシップ形態が見られたか。

　ここでいうルーチン（routine）とは，組織を運用するために必要な「規則的で，予測可能な，安定した傾向性」である（Nelson and Winter, 1982）。簡

単な言葉でいえば「仕組み」や「プログラム」といえよう。ルーチンは，「構造，制度，システム」のような公式的に定められたものと，「行動規範，行動パターン」のように，公式化されてはいないが組織内で暗黙のうちに共有されたものがある。本書は，前者を公式ルーチン，後者を非公式ルーチンと呼ぶことにする。

　具体的にいうと，公式ルーチンとは，ISO（品質管理の国際規格），電子カルテ，目標管理制度，バランススコアカードのような目に見える仕組みである。これに対し，非公式ルーチンは，オープンに意見を言い合える雰囲気，新しいものを取り込もうとする規範，現場を重視する風土など目に見えない仕組みである。その意味で，公式ルーチンはハードウェア，非公式ルーチンはソフトウェアに例えることができる。たとえ崇高な理念があっても，理念を実現するハードとソフトが整備されていなければその理念は絵にかいた餅に終わってしまうだろう。

　メンバーが入れ替っても組織の活動が維持できるのは，このルーチンが記憶装置として機能しているからである（Nelson and Winter, 1982）。つまり，組織は，ルーチンを形成し，修正することで環境に適応し，学習しているのである（Dyck et al., 2005; Hong et al., 2006）。本書において「理念が構造化されている」というとき，理念に沿ったサービスが提供できるように公式・非公式のルーチンが整備されていることを意味している。

　淀川キリスト教病院，聖隷浜松病院，医療生協さいたまは，設立当初から患者志向の理念を持っていたが，必ずしもそれを実現化する仕組みが十分に整備されているとはいえなかった。本書は，3組織がさまざまな危機を乗り越えることで，患者志向の理念がルーチンによって構造化されていくプロセスを，リーダーシップの観点から検討することを目的としている。特に，2種類のルーチンのうち，模倣することが困難であり，競争力の源泉となりうる非公式ルーチンを中心に分析している点が本書の特徴である。

　次節以降では，上述した2つの問いの背景について解説する。その後で，本書における主要概念やモデルを説明し，研究方法について述べたい。

　なお，実践面のみに関心がある読者は，本章を読みとばして，直接第2章

から読んで頂いても構わない。

2．なぜ病院組織なのか

　筆者が研究対象として病院組織を選択した理由は2つある。第1に，病院組織が極めて厳しい経営環境に直面しており，組織の学習能力が生き残りの鍵となるからである。1980年代の半ばから，日本の医療政策は医療費の増大を抑える供給抑制型へと方向転換したことで，各医療機関は採算性および患者の獲得を意識せざるを得なくなった（島津，2005）。後述するように，本書は，病院設立から現在までの期間を3つのステージに区分し，各組織が環境変化に対してどのように対処していったかを検討する。

　第2の理由は，医療組織が伝統的に多元的な特性を持つからである（Denis et al., 2001）。病院をはじめとする医療・福祉組織は，多様なステークホルダー（医師，コメディカル，管理者，患者，地域コミュニティ，行政等）が，曖昧なパワー関係の中で活動していることに加え，経済的な価値と非経済的な価値の間に緊張関係が生じやすいため，マネジメントすることが難しいといわれている（Denis et al., 2001）。

　例えば，医師や看護師等の医療専門家は，医療技術の向上や患者中心のケアを提供することを重視した非経済的価値観を持っているが，事務管理スタッフは組織存続のためにコストを削減し収益を上げるという経済的価値観を担っている。病院組織が存続していくためには，経済的価値観と非経済的価値観のバランスをとらなければならない。

　「企業の社会的責任」が重視される現在，経済的価値と非経済的価値のバランスをとることが求められているのは病院のような非営利組織だけではない。社会的使命（非経済的価値観）と財務業績（経済的価値観）を両立することは，民間企業においても重要なテーマである（Emerson, 2003）。ゆえに，病院組織の学習プロセスを検討する研究は，民間企業の学習を考える上でも貴重な知見を提供できると考えられる。

3. 患者志向の構造化

1) 医療の質と患者中心医療

　ここで，医療の質，および患者中心医療とは何かについて考えてみたい。現代における医療の質のマネジメントは，ドナベディアン（Donabedian, 1966）のモデルにさかのぼることができる（Larson and Muller, 2002）。ドナベディアン（Donabedian, 1966）は，医療の質（quality of medical care）を次の3つの側面から捉えている。

- 結果
- プロセス
- 構造

　すなわち，医療の質は，治癒，機能の回復，生存といった「医療の結果（outcome）」，情報収集の適切さ，診断の正当性，医療技術能力，ケアの満足度といった「医療のプロセス（process）」，設備・機器の適切さ，医療スタッフと組織の質，管理構造，会計上の組織といった「医療の構造（structure）」から構成されていると考えられる。彼のモデルは，1970年代のクオリティ評価運動や1980年代のTQM（Total Quality Management）運動，そして，各種機関が提供する業績評価システムに影響を与えている（Larson and Muller, 2002）。

　この医療の質を考える上で重要な概念が「患者中心医療」（patient-centerd careあるいはpatient-centerd medicine）である[1]。

　米国医療の質委員会は，21世紀の医療システムが達成すべき6つの改善目標を挙げているが，その中に「患者中心性（patient-centered）」が含まれている（Institute of Medicine, 2001）。患者中心性は，「個々の患者の好み，ニーズ，価値観を尊重して医療を提供し，すべての診療方針は患者の価値観に基づいて決定すること」と定義されている。これに加え，OECDの「医療の質指標プロジェクト」も，医療の質の概念を構成する3つの要素の1つとして「患

者主体性(患者ニーズに対する応答性)」を挙げている(OECD, 2006)。

このように患者中心医療は,医療システムや医療の質を高める上で欠かせない概念であるが,具体的にどのような内容が含まれるのだろうか。この点について,ゲルタイスら(Gerteis et al. 1993)は,次の7つを指摘している。

①患者の価値・好み・ニーズを尊重する
②医療,サポートサービス,現場のケアを調整・統合する
③治療やケアについての情報,コミュニケーション,教育を大切にする
④痛みの緩和や日常の活動サポートなどの快適性を確保する
⑤恐怖や不安など感情・情緒面をサポートする
⑥家族や友人を関与させ,支援する
⑦医療機関を離れた後も患者を支援する

以上を総合すると,「患者のニーズや価値観を尊重しながら,患者の身体的・精神的な快適性を高めるための診療・ケア・情報を提供すること」が患者中心医療であると考えられる。医療の質の構成要素である「医療の構造」「医療のプロセス」「医療の結果」を高めるためにも,患者中心医療は中心的な役割を果たすといえる。

2)患者志向と顧客志向

病院にとって患者は「顧客」である。この点を考慮すると,患者中心医療の概念は,マーケティング論における顧客志向(customer orientation)の概念と密接に関係する。従来のマーケティング研究では,顧客志向を次のように定義している。

- 顧客の関心を第一に考える一連の信念(Desphande et al., 1993)
- 顧客ニーズを分析・理解し,それに応えるための企業の意思や能力(Gatignon and Xuereb, 1997)
- 持続的に優れた価値を提供するために,顧客を十分理解すること(Narver

and Slater, 1990)

　つまり，顧客志向とは「顧客のニーズや関心を理解し，それに応えるために，優れた価値を持続的に提供する企業の意思と能力」である。顧客志向は，顧客を第一と考える「マーケティング・コンセプト（marketing concept）」に基づく概念であり（Han et al., 1998），顧客志向の高い企業ほど業績が高い傾向にあることが報告されている（Donavan et al., 2004; Gatignon and Xuereb, 1997; Han et al., 1998; 川上, 2005; Kennedy et al., 2003; Lukas and Ferrell, 2000)[2]。

　上記の定義を見ると，顧客志向と患者中心医療の考え方はともに，顧客（患者）のニーズや関心を理解し，それに応えるために，優れた価値（診療・ケア・情報）を提供する意思や能力を意味する概念である。したがって，本書は，顧客志向と対応するものとして「患者志向（patient orientation）」という概念を用いる。

　ただ，ここで注意しなければならないことは，顧客（患者）志向の「意思」と「能力」を区別する必要があるという点である。冒頭で述べたように，理念としての患者志向が存在しても，それを実現する仕組みとしてのルーチンが伴っていなければ，患者の満足を高めることはできない。

　しかし，従来の顧客志向に関する研究は，顧客志向を含むより広い概念である市場志向（market orientation）に向けられ，顧客志向そのものの概念が検討されることは相対的に少なかった[3]。また，先行研究では，顧客志向を測定するための尺度が開発され，業績やイノベーションとの関係性が分析されてきたものの（e.g., Desphande et al., 1993; Matsuo, 2006; Narver and Slater, 1990; Zhu and Nakata, 2007），顧客志向がどのように実行されているかについては検討されてこなかった（Kennedy et al., 2003）。

　顧客志向の実行に関する数少ない研究の1つに，ケネディらの研究がある（Kennedy et al., 2003）。彼らは，学校組織が顧客志向を実行に移す過程をエスノグラフィーによって分析し，「上級管理職のリーダーシップ，職能部門間の調整，市場知の収集・普及」が重要な役割を果たしていることを示した。しかし，顧客志向が組織のルーチン（組織構造・制度・システム・行動規範・行

動パターン）の中にどのように実現化・構造化されているかという点は明確にされていない。

３）患者志向の理念と構造化

　本書は，顧客志向の理念がルーチンと結びついていく過程を検討するが，分析にあたり「患者志向の理念が存在する状態」と「患者志向の理念が構造化されている状態」を区別しておきたい。本書は，これまでの患者中心医療に関する研究（Gerteis et al. 1993; Institute of Medicine, 2001）を参考に，患者志向の理念を次のように定義した。

　患者のニーズや価値観を尊重しながら，患者の身体的・精神的な快適性を高めるために，診療・ケア・情報を提供しようとする意思。

　これに対し，患者志向の理念が構造化されている状態は次のように考えている。

　患者志向の理念を実現するためのルーチン（構造，制度，システム，行動規範，行動パターン）が存在している状態。

　つまり，患者志向の理念が強い病院であっても，必ずしも患者中心の医療サービスが提供されているとは限らない。患者中心の医療サービスが実際に提供されるためには，患者中心の理念を実現するための構造，制度，システム，行動規範，行動パターンといった，公式・非公式にプログラム化された仕組みを構築しなければならない[4]。
　ここで，冒頭で示した研究上の問いを確認したい。本書における第１の問いは次の通りである。

> **第1の問い**
> 　3つの病院組織では，患者志向の理念がいかにルーチンとして構造化されたのか。

4. 組織学習とリーダーシップ

　上述した第1の問いを検討する上で重要になるのが「組織学習」と「リーダーシップ」という概念である。患者志向の理念を仕組みとして構造化することは，病院組織が学習することを意味しており，そうした学習を促進するのは組織におけるリーダーの役割である。

　以下では，これら2つの概念が意味するところ，および，なぜこれら2つの概念を用いるかについて説明する。

1）組織学習とは何か

　個人の学習は「経験によって，知識，スキル，信念に変化が生じること」と定義できる[5]。では，個人学習と組織学習はどこに違いがあるのだろうか。冒頭でも述べたように，メンバーが入れ替わっても組織がそれまでの運営を維持できるのは，組織の記憶装置である「ルーチン（routine）」が存在するからである。

　例えば，カンファレンスのやり方，カルテ保存のシステム，医師と看護師のコミュニケーションの方法，会議における発言の自由度に関して，それぞれの病院特有の「仕組み」「プログラム」「慣習」が存在する。

　図表1-1は，これまでの研究に基づいて，組織学習プロセスを図式化したものである（Crossan et al., 1999; Kim, 1993; Hedberg, 1981; Huber, 1991; Miner and Mezias, 1996; Nevis et al., 1995; Tsang, 1997）。すなわち，①組織内における個人や集団によって新しい知識が獲得・導入され，②それが集団や組織全体で共有された後，③ルーチンとして制度化されることで，④組織メンバーの知識・信念・行動に変化が生じる，というプロセスが回ることによって，組織が学習すると考えられる。

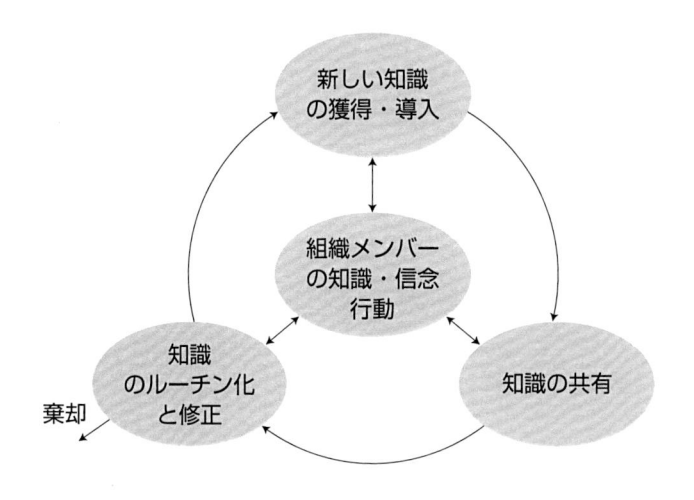

図表1-1　組織学習プロセス

(図：「新しい知識の獲得・導入」「組織メンバーの知識・信念・行動」「知識の共有」「知識のルーチン化と修正」「棄却」からなる循環図)

出所：Crossan et al.（1999），Kim（1993），Hedberg（1981），Huber（1991），Miner and Mezias（1996），Nevis et al.（1995），Tsang（1997）をもとに作成。

　ただし，このプロセスが回る過程において，制度化されたルーチンが修正されたり棄却されることが，組織が環境に適応する上で不可欠である。組織にとって時代遅れとなったり，有効性が失われた知識を棄却するプロセスをヘドバーグ（Hedberg, 1981）は，アンラーニング（unlearning）と呼んでいる。アンラーニングは，組織が硬直化することを防いだり，成功体験に囚われすぎることを防ぐ上で重要となる（Leonard-Barton, 1995; Levitt and March, 1988）。

　例えば，病院において「目標管理制度」が導入されるというケースを，組織学習モデルに沿って考えてみたい。ある管理職が「目標管理制度」の存在を知り，それを職場の上司や同僚に伝え，組織として目標管理制度を導入することは，「知識の獲得→共有→制度化」のプロセスによって説明できる。この制度の考え方や管理手法が広まるにつれ，組織メンバーの考え方や行動に変化が見られるだろう。また，導入した目標管理制度が当該組織にフィットしない場合には，当初の制度を修正し，自組織に合うようにカスタマイズする（独自に調整したり，改良する）必要がある。さらに，年月を経て時代に

合わなくなった場合には，陳腐化した制度を破棄し，新しい制度を導入することがあるかもしれない。

このように，さまざまな新しい知識が獲得→共有→ルーチン化→修正・棄却されることにより，組織は変わりゆく環境に適応するためのノウハウを蓄積し，発展していくのである。

なお，ここでいう知識はさまざまな形態をとる。デロングとフェイ（De Long and Fahey, 2000）によれば，「知識」は次の３つの形態に分類できる。すなわち，個人のスキル・専門知識・概念的知識としての「個人的知識」（human knowledge），個人間や集団内の関係性に関する知識としての「社会的知識」（social knowledge）（例：協働のスキル），組織のシステム，プロセス，ツールなど，明示的なルールをベースとする「構造的知識」（structured knowledge）である。社会的知識は非公式ルーチン，構造的知識は公式ルーチンに相当すると考えられる。

以上を踏まえ，本書は，組織学習モデルおよび，これまでの研究（Dyck et al., 2005; Hong et al., 2006; Huber, 1991）に基づいて，組織学習を次のように定義する。

> 個人や集団が獲得した知識が，集団や組織において共有され，ルーチンとして制度化されたり，棄却されることで，組織メンバーの知識・信念・行動に変化が生じること。

２）なぜ組織学習なのか

組織学習と密接に関係する概念として，組織イノベーション（organizational innovation）や組織変革（organizational change）を挙げることができる。ここで，これらの概念と組織学習を比較し，違いと共通点について説明したい。

組織イノベーションとは「当該組織にとって新しいアイデア，行動，装置，システム，政策，プログラム，プロセス，製品，サービスを採用すること」である（Daft, 1978; Damanpour, 1991; Damanpour, 1996; Damanpour et al., 1989; Dewar and Dutton, 1986; Zaltman et al., 1973）。一方，組織変革は，外部環境の

変化に組織を適応させるプロセスを指す（Michael, 1992）。これらの定義から，新しい何かを取り入れることを意味する組織イノベーションは，組織変革に含まれる概念であるといえる。

では，組織学習と組織変革の違いはどこにあるのだろうか。組織学習は2つの点で他の概念にない特徴を持っている。

第1に，組織学習は，新しいものを取り入れたり，制度やシステムを変えた際，それが組織内に定着することを重視する概念である。例えば，イノベーションが生じたときに，それが一過性のものとして組織に定着せず，メンバーの態度や行動に影響を及ぼさない場合には，組織学習が生じたとはいいにくい。また，成功体験があまりにも組織に定着しすぎた結果として，その後の変革が起こりにくくなってしまうことがあるが，これは過剰な組織学習が生じた結果である。つまり，「変わらない」ことも組織学習の一種である。

第2に，組織学習論は，組織の長期的な適応過程，すなわち長期にわたり継続する変革プロセスを対象としてきた（安藤, 2001）。これは，組織変革論，その中でも特に計画的組織変革（planned organizational change）や組織開発（organizational development）と呼ばれる研究が，比較的短期間における変革活動を分析の対象にしてきたことと対照的である。

図表1-1に示した組織学習サイクルで説明すると，知識の獲得→共有→ルーチン化というサイクルが一回転するプロセスに焦点を当てているのが組織変革論であるとしたら，組織学習論は，このサイクルが回り続けるプロセスを分析対象としている。本書は，3つの病院組織における30年以上の発展の歴史を分析することを目的としているがゆえに，組織学習という概念を用いるのである。

以上のことから，組織学習は，組織イノベーションや組織変革では扱うことのできない現象を説明できる。つまり，組織イノベーションや組織変革の結果が定着したかどうか，また，組織が長期的に環境に適応するかどうかを説明できる可能性を秘めているという点に，組織学習という概念を用いる利点がある。

ただし本書は，イノベーションや変革という概念を排除しない。新しい試

みを導入する際にはイノベーションという用語を使い，既存のルーチンを変更する際には変革という用語を使うことにする。なぜなら，組織のベーションや組織変革の積み重ねが組織学習になるからである。

3）公式ルーチンと非公式ルーチン

　すでに述べたように，本書は，組織の記憶装置としての仕組みやプログラムであるルーチンを，「公式ルーチン」と「非公式ルーチン」に区別する。情報システムに例えるなら，目に見えやすい構造，制度，システムなどの公式ルーチンは「ハードウェア」であり，目に見えにくい行動規範，行動パターンなどの非公式ルーチンは「ソフトウェア」にあたる。

　図表1-2は，組織文化に関する先行研究をもとに，公式ルーチンと非公式ルーチンの関係を図式化したものである。ホフステッドら（Hofstede et al., 1990）やルソー（Rousseau, 1990）は，組織内で共有されている価値観（value）を中心として，行動パターンや規範・慣習，人為的構成物（artifact）が取り囲む形で層状に構成されるものとして組織文化を概念化している。図表1-2も，中心にある価値観を，行動パターンや規範といった非公式のルーチン，および組織構造，制度，システム等の公式ルーチンが取り囲む形でモデル化している。ここでいう「価値観」とは，組織において重視されている考え方や理念を指す。

　図表1-2は，中心に向かうほど潜在的で目に見えない特性を持ち，外側に向かうほど顕在的で目に見えやすい特性を持つ要素であることを意味している。このモデルの中で最も重要であると思われるのが「非公式ルーチン」である。なぜなら，非公式ルーチンは，組織の価値観と公式ルーチンを接合する接着剤の役割を果たすと思われるからである。いくら新しい組織構造・制度・システムを導入しても，それが行動パターンや規範などの非公式なルーチンと結びつかなければ，組織構造・制度・システムに魂が入らず定着しないといえる。

　また，非公式ルーチンは，組織メンバーの行動に強い影響力を持ち，構築・形成に時間がかかることから他組織が模倣することが困難であるがゆえに，

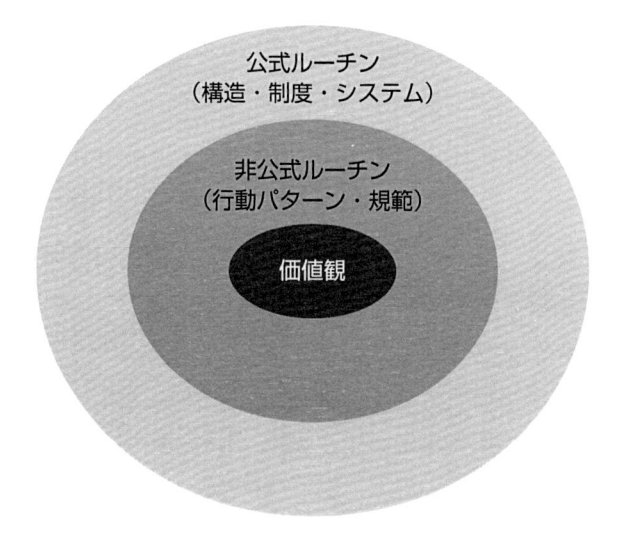

図表1-2　公式ルーチンと非公式ルーチンの関係

公式ルーチン
（構造・制度・システム）

非公式ルーチン
（行動パターン・規範）

価値観

出所：Hofstede et al.（1990）とRousseau（1990）をもとに作成。

市場における競争力の源泉になると考えられる。この点に関してイースタバイスミスら（Easterby-Smith et al., 2000）は，組織における学習を研究する上で，公式的・制度化された組織よりも，職場における活動（activities）や慣習（practices）に着目することが重要であると指摘している。

　例えば，品質管理の仕組みであるISOを病院に導入しても，品質を重視する考え方，職員が協力し合う雰囲気，粘り強く改善を続ける習慣がない場合には，ISOは組織に定着しないだろう。つまり，ISOという公式ルーチンを取り入れても，それを支える非公式ルーチンがなければ，公式ルーチンは機能しないのである。

　ブラウンとドゥグッド（Brown and Duguid, 1991）によれば，非公式な実践活動（noncanonical practice）を担う実践コミュニティ（community of practice）は，学習やイノベーションが生まれる場として重要な役割を果たしている。非公式ルーチンは，この実践コミュニティを形成し，機能させる働きをしていると考えられる。

4）誰が学習するのか

　本書は，ルーチンを中心に組織学習という概念を用いて分析を行うが，残念ながら組織学習の理論は発展途上にあるといわれている（Antal et al., 2001; Crossan et al., 1999; Gupta and Govindarajan, 2000）。特に問題点として指摘されているのは，個人学習のアナロジーとして組織学習の概念が用いられてきたため，学習の主体があいまいになりがちな点である（Maier et al., 2001）。すなわち，あたかも個人が学習するかのように，組織を擬人化しているところに問題があるといえる。

　本書は，組織学習を「個人が獲得した知識が，集団や組織において共有化され，ルーチンとして制度化されたり，棄却されることで，組織メンバーの知識，スキル，信念に変化が生じること」と定義したが，ここで問題となるのは「個人」とは誰を指すのか，という点である。従来の研究では，組織学習の担い手である「個人」があいまいなまま議論が進められてきた。この問題が，組織学習の理論化を遅らせてきた1つの要因であると思われる。

　この問題に対処するために，本書は，組織におけるトップレベルのリーダーである上級管理職に焦点を当て，彼らがどのような形でルーチンを構築し，組織の学習を促進してきたかを検討する。一般的に，上級管理職を含むトップレベルのリーダーは，組織全体の学習に大きな影響を与えているという暗黙の前提がある（Lahteenmaki et al., 2001）。しかし，意外にも，トップレベルのリーダーシップが組織学習に及ぼす影響について検討した研究は不足している（Berson et al., 2006; Vera and Crossan, 2004）。

　本書は，院長，看護部長，事務部長といった病院の上級管理職に焦点を当て，これまでブラックボックスにされてきたリーダーシップと組織学習の関係を明らかにするところに研究としての特色がある。

5）どのようなリーダーシップが必要か

　次に考えなければいけないことは，リーダーシップの特性である。ユクル（Yukl, 2006）は，リーダーシップを「何を，どのようになすべきかについて，他者が理解・合意できるように影響を与え，共有された目標を達成するため

に，個人的・集合的な努力を促進するプロセス」と定義している (p.8)。

　一般に，リーダーシップという概念には，スーパーマンのようなリーダーが単独で組織や集団を率いているというイメージが根強く残っている。このように，あらゆるリーダーシップ機能を一個人が発揮することを前提とする考え方は「英雄型リーダー・パラダイム (heroic leader paradigm)」と呼ばれている (Yukl, 1999)。

　しかし，実際には，リーダーシップ機能は，グループにおける複数メンバーによって共有されることもある。知識創造が重視される環境へと変化するにしたがい，トップ経営者の英雄的なリーダーシップよりも，組織全体における協働的・分散的なリーダーシップが注目されるようになってきた (Bryman, 1996; Fletcher, 2004; Mehra et al., 2006)。

　こうしたリーダーシップ形態は，「共有型 (shared)」「分散型 (distributed)」「集合的 (collective)」リーダーシップ (Denis et al., 2001) と呼ばれ，「ポスト英雄型リーダーシップ (postheroic leadership)」と総称されている (Fletcher, 2004)。

　ただし，共有型・分散型のリーダーシップ論にも問題がある。なぜなら，リーダーシップが組織全体に広がっていることを強調するあまり，トップレベルのリーダーの役割が軽視され，曖昧になりがちだからである。前述したように，トップレベルにおける戦略的リーダーシップに関する実証研究は少なく，実態が明らかにされていない。本書は，各病院組織の学習を促進してきたのは単独指導者によるリーダーシップか，それとも複数指導者による共有型リーダーシップか，という点に着目して分析を行う。

　サービス組織は，しばしば「劇場」によって例えられる (Fisk et al., 2004)。医療サービスを提供する病院も，患者が，医師・看護師・検査技師・事務職と出会う劇場である。そこには，患者が見ることができる表舞台もあれば，患者からは見えない舞台裏もある。病院組織における上級管理職は，劇場の舞台設定をする舞台監督として捉えることができるが，本書は，優れたクオリティの劇を創り上げた監督が，どのように舞台をデザインしたのかに着目する。

ここで，本書における第2の問いを確認したい。

> **第2の問い**
> 　3つの病院組織では，患者志向の理念がルーチンとして構造化される際，どのようなリーダーシップ形態が見られたか。

5．理論的位置づけ

　図表1-3に示すように，本書は，マーケティング論と組織論の境界領域の研究として位置づけることができる。すなわち，患者志向や医療サービスのマネジメントを研究しているという点で，マーケティング論における顧客志向やサービス・マーケティングと関係しており，医師や看護師が働くプロフェッショナル組織の学習プロセスをリーダーシップの観点から分析していることから，組織論の研究としても位置づけられる。これらの分野における本書の貢献は次の2点である。

　第1に，マーケティングにおける顧客志向の先行研究は，顧客志向とパフォーマンスやイノベーションとの関係を分析することに力点を置いてきたが（e.g., Donavan et al., 2004; Gatignon and Xuereb, 1997; Han et al., 1998; 川上, 2005; Kennedy et al., 2003; Lukas and Ferrell, 2000），顧客志向の実行を支える仕組みや，その発展プロセスを検討する研究が不足している（Kennedy et al., 2003）。こうした現状に対し本書は，重要であるにもかかわらず十分に検討されてこなかった問題，すなわち「顧客志向の理念が構造化されるプロセス」を明らかにする。

　第2に，組織論では，「組織学習を促進するにあたり，トップレベルのリーダーが重要な役割を果たしている」という暗黙の前提があるにもかかわらず（Lahteenmaki et al., 2001; Senge, 1996），リーダーが学習を導く行動やメカニズムについては充分な研究が行われてこなかった（Berson et al., 2006; Vera and Crossan, 2004）。この問題は，従来の研究者が，個人学習のアナロジーとして組織学習を理論化したり，学習の主体を曖昧にしてきたためであると

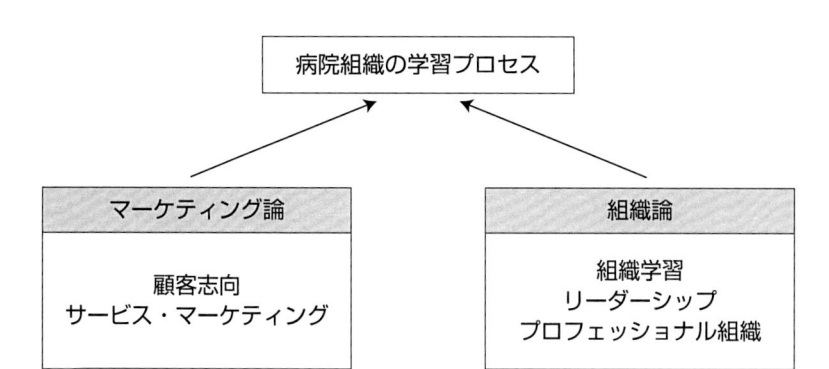

図表1-3　本書の理論的位置づけ

```
          病院組織の学習プロセス
              ↑        ↑
    ┌─────────────┐  ┌─────────────┐
    │ マーケティング論 │  │   組織論     │
    ├─────────────┤  ├─────────────┤
    │   顧客志向    │  │  組織学習    │
    │サービス・マーケティング│  │ リーダーシップ │
    │             │  │プロフェッショナル組織│
    └─────────────┘  └─────────────┘
```

思われる。

　本書は，患者（顧客）志向が構造化される学習プロセスにおいて，リーダーがどのような役割を果たしているかを検討することを通して，プロフェッショナル組織における学習とリーダーシップの関係を明らかにする。

　なお，本書は，グランデッド・セオリー・アプローチをとるために，分析の前に行われる先行研究のレビューは最低限に抑えている。組織学習，リーダーシップ，専門組織，顧客志向，サービス・マーケティングに関する先行研究の文献レビューは，補論という形で巻末に掲載した（補論A，補論Bを参照）。

6. 研究方法

　本節では，上述した2つの問いを検討するにあたり，どのような研究方法を採用したかについて説明する。

1）3組織の事例と一般化問題

　本書は「淀川キリスト教病院」「聖隷浜松病院」「医療生協さいたま」が発展してきた歴史を分析する。これら3組織に着目した第1の理由は，3組織とも設立当初から強い患者志向の理念を有していたものの，規模を拡大する

過程で経営危機に直面し，それを乗り越えることで患者志向の理念を支える仕組みを整備してきたからである。第2の理由として，現在，3組織は質の高い医療サービスを提供しながら，良好な経営状態を維持している点を挙げることができる。

　これら3組織の事例を分析することを通して，理念としての患者志向を仕組みとして構造化したプロセスを理論化することが本書の目的である。

　ただし，ここで取り上げる3組織のうち，「淀川キリスト教病院」と「聖隷浜松病院」はキリスト教を基盤とするミッション系の病院であり，「医療生協さいたま」は生協組織である。そのため，「事例としての特殊性が高く，本書の発見を他の事例へ一般化することが難しい」という批判の声が上がることが予想される。

　こうした一般化の問題は，事例研究や定性的研究においてしばしば指摘されるが，事例研究法の権威であるイン（Yin, 1994）はこの問題について次のように述べている。すなわち，事例研究は，理論を拡張し一般化する「分析的一般化（analytic generalization）」を目指すものであり，母集団に対して一般化する「統計的一般化（statistical generalization）」を目的とするわけではない。つまり，事例研究の目的は，研究対象となった事例の実態を他の事例に一般化することにあるのではなく，事例から導き出された理論を一般化することにある。

　データに根差した理論構築を目指す「グラウンデッド・セオリー・アプローチ（grounded theory approach）」を提唱しているグレイザーとストラウス（Glaser and Strauss, 1967）も，事実と理論の関係について次のように述べている。

> たとえわれわれの集めてきた証拠の中に，全く正確とはいえないところがあったとしても，そのことはそれほど厄介なことにはならないはずだ。というのも，理論の算出においてわれわれが基礎とするのは事実そのものではなく，事実から生み出された概念的カテゴリー（もしくは，そのカテゴリーの概念的特性）なのだから。（邦訳, p.32）

同様に，木下（1999）も，グラウンデッド・セオリー・アプローチにおけるデータと概念の関係について次のように説明している。

> 個別的データそれ自体が残り続ける必要はまったくなく，重要なのはそのデータから生成された概念の方なのである。そうした概念を相互に関連づけていき，ひとつのコア・カテゴリーを中心にまとめあげたものが研究結果として提示されるグラウンデッド・セオリーとなる。データを重視し，データに密着（grounded）した分析を行うグラウンデッド・セオリー・アプローチにおいては，生成した分析概念を残して生のデータはその役割を終えるのである。(p.46)

本書も，グラウンデッド・セオリー・アプローチの考え方に沿って事例を分析する。すなわち，本書は，3つの事例から発見された事実を他の事例へ一般化するのではなく，発見事実から概念を抽出し，理論モデルへ一般化することに重きを置いている。したがって，取り上げる事例の特殊性は研究上大きな問題にはならないと考える。ただし，本書で提示される理論モデルは，他の研究によって検証・修正される必要があることはいうまでもない。

2）データから理論を生成する

本書は，グラウンデッド・セオリー・アプローチの考え方を重視するため，「先行研究の文献レビューを行い，仮説を立て，それを実証データによって検証する」という方法をとるのではなく，「実証データの中から浮かび上がってきた概念をもとに理論を生成し，その後で，先行研究の中に位置づける」というアプローチをとる。

上述した2つの問いも，データを収集し分析する中から浮かび上がってきたものである。筆者は，「患者志向の高い病院組織は，どのような形で学習してきたのか」という大まかな問題意識を持ちながらインタビュー調査を実施し，データを収集・分析する過程においてリサーチクエスチョンを洗練させていった。

後述する作業モデルも，研究を開始する前に設定していたわけではなく，データを収集・分析する中で形作られたものである。本来ならば，事例を分析する途中で研究モデルを提示すべきであるが，研究成果の説明をわかりやすくするために，本章において作業モデルを提示することにした。

3）時期の区分

本書は，3組織の歴史を分析する際，**図表1-4**に示すように，分析の時期を「ステージ1」「ステージ2」「ステージ3」に区分した。ステージ1は，各組織が設立された戦中・戦後から1960～1970年代の時期，ステージ2は，1970～1980年代，ステージ3は1990年代以降を指す。ステージ1とステージ2の時期が重複しているのは，組織によって発達段階に若干の違いがあるためである。この3区分は，各組織の学習プロセスを時系列で分析するための便宜的な枠組みであり，厳密なものではない。

ミラーとフリーセン（Miller and Friesen, 1984）は，組織のライフサイクルを誕生期（birth），成長期（growth），成熟期（maturity），再生期（revival），衰退期（decline）の5段階に分けているが，ステージ1は，誕生期から成長期の初期，ステージ2は成長期の中期，ステージ3は成長期の後期から成熟期に当たると考えられる。

筆者は3組織の設立時から現在までの経緯について聞き取り調査を実施したが，主に焦点を当てたのはステージ2とステージ3である。この時期に医

図表1-4　時期の区分

ステージ1	ステージ2	ステージ3
～1960・1970年代	1970～1980年代	1990年代以降

療政策が大きく変化したこともあり，各組織はさまざまな困難を乗り越えながら規模を拡大し，組織の基本的なルーチンを構築してきた。

現在，3組織は，組織の成熟期（または安定期）に入っていると思われる。成熟期における組織学習プロセスも興味深い研究テーマではあるが，本書はあくまでも成長期における組織学習プロセスの分析に主な焦点を当てている。

4）作業モデル

上述した2つの問いを検討するために，本書は**図表1-5**に示すような作業モデルを用いた。分析対象である3組織は，設立当初から強い患者志向の理念を持っていたが，その理念が十分に組織のルーチンとして構造化されていなかったため，さまざまな困難に直面してきた。本書は，患者志向が構造化する過程で，どのようなルーチンを作り上げてきたか，また，そうしたルーチンが構築される際にどのようなリーダーシップがとられたかを時系列的に分析する。なお，ここでいうリーダーは，病院組織を直接マネジメントし

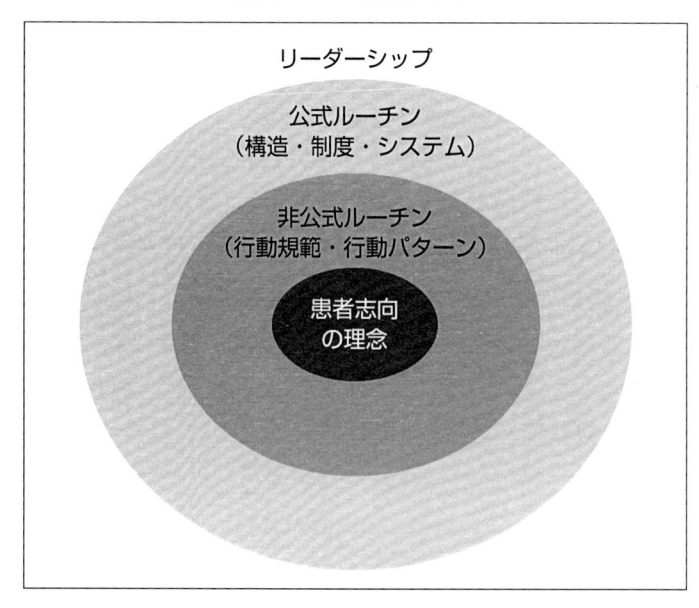

図表1-5　作業モデル

リーダーシップ
公式ルーチン
（構造・制度・システム）
非公式ルーチン
（行動規範・行動パターン）
患者志向
の理念

てきた院長，看護部長，事務部長クラスの上級管理職を指す。

　本書は，戦中・戦後に設立された3組織が成長する過程を分析するが，図表1-5の作業モデルには，時間的な軸が組み込まれていない。分析においては，このモデルを用いて，ステージ1からステージ3におけるルーチンやリーダーシップの実体を記述し，患者志向が構造化されていくプロセスを検討する。

　特に，本書は価値観と公式ルーチンを結びつける役割を果たす「非公式ルーチン」が，リーダーによってどのように構築されていったのかという点に着目して分析を行う。非公式ルーチンに焦点を当てた理由は，非公式ルーチンが組織メンバーの行動に対して強い影響力を持ち，他組織から模倣しにくいため競争優位の源泉となりうるからである。

　上述したように，この作業モデルは，フィールド調査を実施する前に設定したものではない。本書は，データから理論を産出することを重視するグラウンデッド・セオリー・アプローチをとるため，まずフィールドにおいてデータを収集し，そこから概念モデルを抽出した後に，先行研究における知見の中に発見事実を位置づけるという方法をとった。したがって，図表1-5に示した本書の作業モデルも，データを分析する中から浮かび上がってきたものである。

　なお，2～4章における各組織の事例分析では，「事実の記述」と「解釈・考察」を区分して表記した。事実の記述では，各組織の歴史的経緯およびマネジメントのあり方に関する事実のみを記述することを心がけた。その際，インタビュー対象者の「生の声」や「語り」を前面に出す方法を採用した。「考察」では，記述データをもとに概念をカテゴリー化することを通して理論的な分析を行った。

5）調査対象の選定

　調査対象となる病院を選定するにあたり，筆者は，医療経営学を専攻する2名の研究者からアドバイスを得た。具体的には，彼らに「急性期病院（医療法施行規則では一般病院に分類される病院で，急性状態もしくは急性疾患の患者を

対象に精密な検査・治療・手術などを行い、発症から症状が安定する段階までの医療提供を行う病院）として、医療の質（医療技術とケアサービス）が高く評価されており、かつ経営状態の良好な病院」を紹介してもらった[6]。その上で、医療技術やケアサービスに関する各種調査結果、および組織の規模、法人形態、地域を勘案し、「淀川キリスト教病院」「聖隷浜松病院」「医療生協さいたま」の3組織を調査対象として選択した。これらの組織に対しては、上記の2名の研究者を通して調査への協力を依頼し、承諾を得た。

なお、研究対象である3組織は、2つの理由から医療の質が高いと判断できる。第1に、3組織とも病院機能評価を早い時期（1997-1999）に取得しており、直近の審査においても高い評価を得ている[7]。第2に、3組織とも品質に関する積極的な取り組み姿勢が見られる。具体的には、淀川キリスト教病院と医療生協さいたまは早い時期にISOを取得し、聖隷浜松病院は医療の質奨励賞を受賞している。

3つの病院組織の特徴は**図表1-6**に示すとおりである。これらの組織は、地域の急性期病院としての役割を果たしており、規模（病床数）も600床以上という点で共通しているが、法人形態や活動地域の点で異なっている。

淀川キリスト教病院と聖隷浜松病院は、共にキリスト教系の病院である。ただし、聖隷浜松病院が所属する聖隷福祉事業団はキリスト教の精神である「隣人愛」を基盤としているものの、聖隷浜松病院では、組織運営において、宗教としてのキリスト教が強く意識されているわけではない。インタビューを実施する中でも、キリスト教に関係した発言が聞かれることはほとんどなかった。その点、キリスト教を強調している淀川キリスト教病院とは大きく異なる。

医療生協さいたまの開設年度は1992年であるが、これは6つの医療生協が合併した年である。合併前の各病院・診療所は、1954年から1967年までの間に医療生協へと移行している。このことから、調査対象となった3組織の開設年度について、大きな違いはないと考えることができる。

なお、聖隷浜松病院は聖隷福祉事業団に属する病院である。聖隷福祉事業団は、聖隷浜松病院を含め5つの病院を運営しているが、各病院の組織風土

図表1-6　調査対象組織の概要

	淀川キリスト教病院	聖隷浜松病院	医療生協さいたま
開設年度	1956年	1962年	1992年
法人形態	宗教法人	社会福祉法人	生活共同組合
所在地	大阪府大阪市	静岡県浜松市	埼玉県川口市
病床数	657床	744床	631床

はそれぞれ異なり，現場の運営は基本的に病院長・事務部長・看護部に任されている。したがって本書は，事業団全体ではなく，聖隷浜松病院のみを分析対象にした。

これに対し，医療生協さいたまも4病院を運営しているが，センター病院である埼玉協同病院（401床）以外は比較的小規模（50～105床）であり，かつ組合全体が一体となって運営されていることから，個別の病院ではなく，組合全体を分析対象にした。病床数から見た組織規模は，3組織とも大きな違いはないと考えられる。

また，医療生協さいたまは複数の病院や診療所を持つ組合であるが，分析対象である3つの医療組織（淀川キリスト教病院，聖隷浜松病院，医療生協さいたま）を総称する場合には，「3組織」という表現を用いた。

最後に，本書において「トップレベルのリーダー」「上級管理職」という用語を用いるとき，淀川キリスト教病院と聖隷浜松病院の場合には院長・看護部長・事務部長を指し，医療生協さいたまの場合には，医師・看護師・事務スタッフ・組合員を代表する理事を指すものとする。

淀川キリスト教病院と聖隷浜松病院の分析において，理事によるリーダーシップを含まなかったのは次の理由による。すなわち，両院におけるインタビュー調査を通し，院長，事務部長，看護部長に実質的なマネジメントの権限が委譲されていると判断したためである。

6）調査方法

2006年11月から2008年10月にかけて，筆者は「淀川キリスト教病院」「聖

隷浜松病院」「医療生協さいたま」の関係者に対してインタビュー調査を実施した。インタビュー対象者は，**図表1-7**に示すとおりである。本書は，各組織の歴史的経緯を分析していることから，現役のリーダーだけでなく，すでに退任しているリーダーに対してもインタビューを行った。また，情報を多角的に収集し比較検討するトライアンギュレーション（triangulation）（Yin, 1994）の考え方に基づき，次長・課長レベルの管理者に対してもインタビューを実施し，各組織の記念誌やホームページ等の資料もデータとして用いた。

各インタビューは，所属組織において実施したが，すでに退任した対象者については，現所属組織あるいは対象者の自宅にてインタビューを実施した。インタビューの所要時間は1～2時間であり，内容はフィールド・ノートに記録し，対象者の了解を得てICレコーダーに録音した。

なお，インタビュー内容を記述する際，読みにくい文章に関しては語尾や接続詞に限って多少の修正を加えている。

7）分析の方法

本書は，データに根ざした形で理論を形成することを重視するグラウンデッド・セオリー・アプローチ（Glaser and Strauss, 1967; Strauss and Corbin, 1990）の考え方に沿って，事例データを分析・解釈した。具体的には，次の手順にそって分析を行った。

まず，各組織の成長期において組織運営に携わったリーダー（院長・看護部長・事務部長等の上級管理職）に対してインタビュー調査を実施した。インタビューでは，各リーダーが把握している病院の設立の経緯，および各リーダーが就任してから退任するまでに，どのような出来事が生じ，どのようなアクションをとったかについて，時系列で自由に語ってもらった。

次に，インタビューデータをもとに，各組織で構築された「公式ルーチン」「非公式ルーチン」「リーダーシップ行動」についての概念カテゴリーを生成した。このときイン（Yin, 1994）が提唱する「トライアンギュレーション」の考え方に沿って，生成したカテゴリーは，ミドルマネジャーからの情報や記念誌などの各種文書データなど，複数のデータソースを用いて多角的に検

図表1-7 調査対象者の一覧

所属組織	氏 名	所　　属
淀川キリスト教病院	白方誠彌	元院長（現：淀川キリスト教病院名誉院長）
	畑實	元事務部長（現：大西脳神経外科病院顧問）
	梶田和子	元看護部長
	行本百合子	元クオリティ管理室長（現：第一東和会病院・事務次長）
	石田武	院長
	山田重信	分院院長
	斉藤一幸	事務部長
	長尾真由美	教育研修課長
	島津望	元企画調査課長（現：上智大学教授）
聖隷浜松病院	高嶋妙子	元総看護婦長（現：日本看護協会監事）
	山本敏博	聖隷福祉事業団理事長
	堺常雄	院長
	日下部行宏	事務長
	白井義隆	事務次長
	村木ゆかり	看護部次長
	野中みぎわ	看護部次長
	熊谷富子	看護部次長
医療生協さいたま	大野博	副理事長
	牛渡君江	理事（本部看護部長）
	飯嶋俊子	常務理事
	今井初枝	常務理事
	高石光雄	埼玉協同病院院長
	千葉妙子	埼玉協同病院総看護師長

注：敬称略（所属はインタビュー当時）

討した。

　ストラウスとコービン（Strauss and Corbin, 1990）は，3つのコーディングを通して理論化する方法を提唱している。すなわち，データを分解，検証，比較し，カテゴリー化を行う「オープン・コード化（open coding）」，新たな方法で諸カテゴリーを関係づけデータをまとめなおす「軸足コード化（axial coding）」，中核となるカテゴリーを選び，他のカテゴリーと体系的に関係づける「選択コード化（selective coding）」である。

　本書における分析では，オープン・コード化と軸足コード化を1つのプロセスで実施した。すなわち，第1段階として，データをもとにルーチンやリーダーシップに関するカテゴリー化を行い，第2段階として，それらのカテゴリーを体系的に関係づける作業を行った。なお，一連の分析は筆者一人で

実施した。

　クレスウェル（Creswell, 2003）は，質的研究において用いられる戦略を「エスノグラフィー」「グラウンデッド・セオリー」「事例研究（case study）」「現象学」「ナラティブ」に分けているが，本書が採用した研究アプローチは，グラウンデッド・セオリーと，イン（Yin, 1994）に代表される事例研究の方法を組み合わせたものであると考えられる。

　また，調査対象者の「語り」を全面に出して記述しているという意味では，ナラティブ・アプローチの要素も含まれているといえる[8]。この点に関し金井（2006）は，特定の人物のリーダーシップ行動にまつわる当事者による物語を「リーダーシップ・ナラティブ」と呼び，実践的な知識創造において果たす役割の重要性を指摘している。本書の事例記述部分は，医療分野のリーダーシップ・ナラティブとして捉えることができるだろう。

8）役職名について

　インタビューを実施する中で，役職の呼称が時代や組織によって異なることがわかった。本書では，以下の呼び名は同レベルの役職名を示すものとする。

- 「看護部長」「総看護婦長」「総看護師長」
- 「副看護部長」「看護次長」
- 「看護婦長」「看護師長」「看護課長」
- 「看護主任」「看護係長」
- 「看護師」「看護婦」

　同様に，「事務長」と「事務部長」も同等の役職を意味するものとして記述している。

　また，病院ごとに呼び名は異なっても，考察部分においては「看護部長」「事務部長」という肩書きを用いた。なお，過去の事実を記述するにあたり，すでに退任している対象者であっても，当時の役職名を用いた。その結果，

同じ章であっても，箇所によって呼び名が異なる場合もある。

7．事例の概要

　2～4章において3組織の詳しい事例を紹介する前に，まず各事例の概略について述べておきたい。

1）淀川キリスト教病院

　淀川キリスト教病院は，米国南長老教会から派遣された宣教医師によって1956年に設立された。当初は米国の教会から資金援助があったが，1973年に援助が打ち切られると同院は経営危機に陥る。これを救ったのが，1978年から1996年まで院長を務めた白方誠彌氏である。

　着任後に次々と打ち出される改革に対し激しい抵抗が起こったが，白方氏は個人的ネットワークを通して「技術・人格・意欲」の三拍子揃った医師をスカウトすることで人員を入れ替え，ホスピス，予防医学，リハビリテーション，NICU（Neonatal Intensive Care Unit：新生児集中治療室）といった時代を先取りした医療を導入した。白方氏のリーダーシップの下，規模が拡大し高機能化していった淀川キリスト教病院であるが，1990年以降，診療報酬が抑制されだしたため，徐々に経営が厳しくなった。

　この時期に事務部門を強化したのが1990年から1999年まで事務部長を務めた畑實氏である。畑氏は，定員管理や収益管理を徹底することで，職員のコスト意識を高め，研修や目標管理制度を導入することで職員の意識改革を行った。同時に，職員の精神的支柱となる考えが必要だとして，キリスト教精神をベースとした「全人医療」の理念をあらゆる機会で強調してきた。

　また，白方院長と畑事務部長の変革を，コミュニケーションの面からサポートしたのが梶田看護部長である。梶田氏は，白方氏や畑氏と緊密な連絡をとりながら，職種間のコミュニケーションを促進することで，両氏が進める変革を側面から支援した。

　なお，同院で行われる礼拝形式の朝礼は，全人医療の理念を共有化する場

として機能している。また，2000年に入ってからISO（品質管理の国際規格）を導入することで，同病院は医療品質のいっそうの向上に努めている。

2）聖隷浜松病院の事例

戦前，結核に冒された1人の若者を世話するために，クリスチャン青年たちが小さな病室を建てたことが，聖隷浜松病院の原点である。戦後，結核が不治の病ではなくなると，心臓病や自動車事故による頭部外傷が増加していることに対応して，聖隷浜松病院が設立された。

浜松市一帯の風土である「やらまいか（やってやろうじゃないか）精神」に基づき，心臓外科，脳神経外科，NICU等の分野において，最高水準を持つ医師を招聘し，高度医療機器を導入することで，同院は成長してきた。

しかし，積極的な投資の結果，1980年に赤字経営に陥ってしまう。聖隷浜松病院の現在の経営体制が確立されたのは，1980年からの10年間であるが，この時期の経営を支えたのが中山耕作院長，山本敏博事務長，高嶋妙子総看護婦長であった（役職はいずれも当時）。看護師の発言力やケアの質を教育によって鍛え上げ，医師と対等な関係を作ろうとした高嶋氏と，収益管理を徹底させ，先が読める戦略的な事務スタッフを育てた山本氏が連携し，それを院長である中山氏が擁護・サポートするという3人体制がとられた。

この体制の下，経営赤字は2年で解消し，それ以降，聖隷浜松病院は黒字経営を続けている。当初は，医師と看護師が対立した時期もあったが，徐々に異なる職種が協力して医療を進める体制が整っていった。なお，柔軟な人材登用も聖隷浜松病院の特徴である。高嶋氏は北里大学からスカウトされ，山本氏は薬剤師から事務職へ転進したという経緯があり，現在でもこうした形の人材の獲得・活用は続いている。

3）医療生協さいたま

医療生協さいたまの歴史は，第2次世界大戦後，埼玉における診療所群が民医連（民主医療機関連合会）運動によってまとまった時期にさかのぼる。1967年までにすべての診療所が生協となり，8つの医療生協が誕生した。当

時，埼玉民医連の理事会がリーダーシップをとり，組織運営に関しては事務職が中心となっていた。

その後，後継者や医師・看護師の確保に関する問題を解決するため，4つの地区の生協が合併し，埼玉協同病院というセンター病院が誕生した。これが第1次合併である。

埼玉協同病院は，高い技術を持つ大病院において若い医師が順番に研修を受けることで，徐々に医療水準を上げていった。1980年代に入ると小規模生協の経営が悪化したため，1992年に6生協が合併し，医療生協さいたまが誕生した。この時期，日本生協連医療部会において制定された「医療生協の患者の権利章典」は，医療生協さいたまにおける医療の精神的な支柱となっている。

同生協は，20万人以上の組合員を組織化し，組合員が理事や支部長として経営に参加している点に特徴がある。病院内部では，民主的な意思決定システムの導入により，医師・看護師・コメディカル・事務スタッフが協力するチーム医療体制が整い，目標管理制度やISOも早い時期から取り入れられている。

なお，医療生協さいたまの歴史の中で，強力な個人的リーダーが存在していたわけではない。民医連の理事会，生協の理事会が集団としてリーダーシップを発揮してきた点に同組合の特徴がある。

次章以降，これら3組織の事例を詳しく検討する。

注
（1）医師が生物医学的枠組みに基づいて患者を診断，処方することを「医師中心，疾患中心の医療」と呼ぶのに対し，患者の病いの体験を，置かれている文脈（生活歴，家族等）から全人的に理解して，医師が患者と共同で意思決定をしていく方法を「患者中心の医療（patient-centered medicine）」と呼ぶ（Stewart et al., 1995）。
（2）ただし，顧客志向が，新技術の採用を妨げる危険があることを指摘する研究者も存在する（Benett and Cooper, 1981; Christensen and Bower, 1996; Hamel and Prahalad, 1994; Leonard-Barton and Doyle, 1996）。また，高嶋（2002）は，

営業担当者が自分の顧客の満足のみを高めようとする「顧客志向」を追求するとき，組織全体における効率性や収益性が損なわれてしまう危険性を指摘している。
（3）市場志向は「顧客のみならず競合者を含めた市場についての優れた情報を生み出し，組織内に行きわたらせ，利用する能力」として捉えられており，顧客志向よりも広い意味を持つ概念である（Kohli and Jaworski, 1990; 南，2006）。
（4）仮に患者中心の理念を実現するための仕組みが整っていたとしても，それを維持するためのコストがあまりに高い場合には，組織は存続することはできない。病院のような非営利組織は，「社会的使命（social mission）」が強い点に特徴があるが（Mort et al., 2003），非営利組織も収益性（profitability）を無視することはできない。なぜなら，組織が存続するためには利益を得なければならないからである。

産業界においても，社会的使命（social mission）と財務的目標をうまく両立させた価値主導型企業（value-dirven company）や社会企業家（social entreprenur）が注目されている（Quarter and Richmond, 2001; Sagawa, and Segal, 2000; Waddock, 2008）。

社会的使命と財務的目標を両立する上で重要となるのが，有効性と効率性である。シモンズ（Simons, 2000）は，有効性を高めることで生み出された利益（もしくは損失）と，効率性を高めることによって生み出された利益（もしくは損失）を足し合わせたものが「収益性」であり，これが将来のための投資の源泉となると述べている。

有効性は「望む成果が得られた程度（目標が達成された程度）」を，効率性は「成果を得るのに要した資源のレベル（アウトプット÷インプット）」を意味する（Anthony et al., 2007; Simons, 2000）。すなわち，有効性は，主に市場における競争力に関係し，売上高としてあらわれ，効率性は業務を回すオペレーションにかかる費用に関係する（Simons, 2000）。

これを病院組織に当てはめて考えると次のようになる。まず，質の高い医療サービスを提供することは，病院の評判を高め，結果として多くの患者を集めることができるという意味で，有効性を高めることに寄与する。つまり，患者志向を高めることは，病院組織の有効性と密接につながっているといえる。一方，質の高い医療サービスを提供するのに要する業務の無駄を省き，低コストでオペレーションを回す体制を築くことは，効率性を高めることにつながる。たとえ医療の質が高くとも，それを提供するための仕組みにコストがかかりすぎると，効率性は高いとはいえず，結果として収益性も低くなってしまう。

以上の点から，有効性と効率性のバランスをとることは，患者志向の理念を構造化する上でも重要になる。
（5）認知心理学における知識は，「AはBである」というような言語化しやすい「事実としての知識（宣言的知識）」と，技術や技能のように言語化しにくい「やり方に関する知識（手続的知識）」に分類されることが多い（Anderson, 1983）。

ここでいうスキルは，手続的知識であるといえる。
（6）急性期病院の定義に関しては，札幌医科大学の正岡経子先生のアドバイスをいただいた。
（7）ただし，病院機能評価は主に「医療の構造とプロセス」を評価していることから，本研究における医療の質は「医療の結果」を把握しきれていない。
（8）質的方法を用いる研究者は，他の手法と組み合わせる形で，柔軟かつ選択的にグラウンデッド・セオリー・アプローチを用いている（Locke, 2001）。

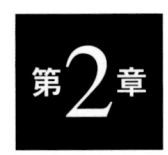

第2章 淀川キリスト教病院の事例
―カリスマ院長主導の意識改革―

からだと　こころと　たましいが一体である人間（全人）に，
キリストの愛をもって仕える医療

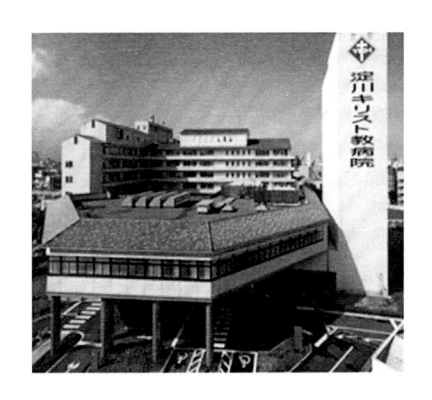

1. はじめに

1) 調査の目的

　上記の言葉は，淀川キリスト教病院が掲げる全人医療の理念である。現在，同院は，この理念に基づいて質の高い医療サービスを提供し，東淀川区の基幹病院として高い評価を受けている。しかし，そこに至るまでの道のりは平坦なものではなかった。淀川キリスト教病院は，設立時から患者中心医療の理念を持っていたものの，経営的に問題を抱え，1970年代後半には，倒産の危機に直面していた。本章は，経営危機に陥った淀川キリスト教病院を建て直した白方誠彌氏（元院長），畑實氏（元事務部長），梶田和子氏（元看護部長）のリーダーシップに焦点を当て，同院がどのように患者志向の理念を構造化していったかについて検討する。

2）調査について

 本章の内容は、2006年11月から2008年10月にかけて，淀川キリスト教病院の関係者に対して実施したインタビュー調査に基づくものである。主な調査対象者は，1978年から1996年まで院長を務めた白方誠彌氏（現，淀川キリスト教病院名誉院長，日本バプテスト病院前院長），1990年から1999年まで事務部長を勤めた畑實氏（現，大西脳神経外科病院顧問），1964年から淀川キリスト教病院に勤務し，1994年から2003年まで看護部長を務めた梶田和子氏である。

> **病院概要**[1]
> 名　　称：宗教法人在日本南プレスビテリアンミッション淀川キリスト教病院
> 場　　所：大阪市東淀川区淡路2－9－26
> 開設年度：1956年
> 病 床 数：657床（本院487床・分院120床・レディースホスピタル50床）
> 診療科目：内科（総合内科・神経内科・呼吸器内科・循環器内科・消化器内科・脳血管内科・腎臓内科・内分泌・免疫内科），小児科，小児外科，外科，心臓血管外科，整形外科，形成外科，脳神経外科，皮膚科，泌尿器科，産科・婦人科，眼科，耳鼻咽喉科，リハビリテーション科，リウマチ科，放射線科，麻酔科，精神・神経科，ホスピス（緩和ケア）
> 施　　設：本院，分院，レディースホスピタル，健康管理増進センター，訪問看護ステーション，ケアプランセンター，介護老人保健施設，腎クリニック，附属クリニック

（2009年3月現在）

 また，同院の現状を確認し，インタビュー・データを多角的に検証するために，淀川キリスト教院長の石田武氏，分院院長の山田重信氏，クオリティ管理部教育研修課・課長の長尾真由美氏，事業統轄本部次長・事務部長の斉藤一幸氏，元クオリティ管理室長の行本百合子氏（現，第一東和会病院・事務次長），淀川キリスト教病院の事務局に企画調査課長として勤務していた島

津望氏（現，上智大学教授）に対してもインタビューを行った（役職はインタビュー当時）。

なお，インタビュー・データの記述の中に出てくるYCHはYodogawa Christian Hospitalの略で，淀川キリスト教病院のことを意味している。

2. 米国ミッションによる設立と経営危機

淀川キリスト教病院の経営母体である在日本南プレスビテリアンミッションが日本における宣教活動を始めたのは明治時代にさかのぼる。米国の南長老教会から派遣された宣教師は1921年（大正10年）に58人を数えたが，戦争が始まると帰国を余儀なくされた。

終戦直後，日本の医療施設は約5分の1が破壊されたままで，十分な医療活動ができない状態にあった。こうした状況を受けて，在日本南プレスビテリアンミッションは，1948年に米国南長老教会外国伝道局に対して「キリスト教精神による医療活動の必要性」についての調査の許可を要請した。この要請を受けて派遣されたブラウン医師は調査を開始し，関西地方における医療活動の必要性を主旨とする医療事情の調査結果を報告した。この報告に基づき，在日本南プレスビテリアンミッションは米国南長老教会外国伝道局に100床を有する総合病院設立の許可を申請し，1950年8月に承認された[2]。

懸案であった病院建設の資金については，米国南長老教会婦人会が1955年の誕生日献金20万6000ドル（当時の日本円換算で7200万円）を全額寄付してくれたことで，病院建設の目処が立った。当初，病院名を「関西基督教病院」「大阪基督教病院」とする予定であったが，大阪府衛生部から「この名称では広域にわたって好ましくない」との意向が示され「淀川基督教病院」と命名された。

病院開設にあたっては，東淀川区医師会との折衝が難航し，土地購入後2年が経過しても病院設置許可が下りない状態が続いた。そこで，大阪府へ届出するだけで設置できる診療所からスタートすることとなり，1955年に「淀川基督教診療所」が開設された。その後，1956年，ブラウン医師の個人名義

で淀川基督教病院開設の許可がおり，1960年に「宗教法人在日本南プレスビテリアンミッション淀川基督教病院」が設立された。

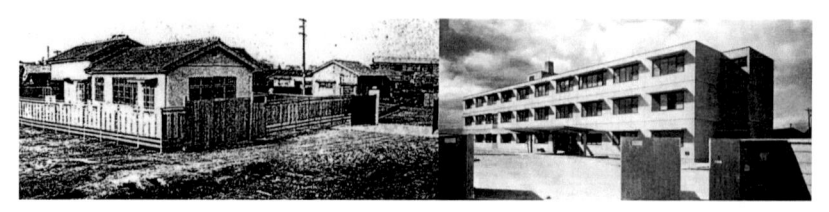

淀川基督教診療所　　　　　　淀川基督教病院本館（当時）

初代院長のフランク・A・ブラウン医師は，「創立のこころ」として次のように述べている。

> 淀川キリスト教病院は，いやしの奉仕により神の栄光と人の救いのためにささげられた病院です。この病院は，人がキリストの愛を通して神と健全な関係におかれたとき，はじめていやしの業が全うされるという信念に基づいて建てられた病院です。そして愛の力と現代の最高の知識と技術が，身体的，精神的，社会的，霊的必要を持った病める方々に向けられています。当病院はチーム医療を通じて，総合的全人医療を提供する非営利的病院であり，日本における一般病院のなしうる最高の医療で，近隣や他の地域社会の中で活動しています。開設当時は米国長老教会より援助を受けていましたが，現在では自立して運営されています。この病院を訪ねられるすべての方々に対して，健康な生涯を送っていただけるように支援するとともに，当病院の活動や職員によって示された愛と思いやりとわざを通して，キリストにある生きた信仰へと導かれるように願うものです[2]。

1964年に淀川キリスト教病院の職員となった元看護部長の梶田氏は，当時の病院やブラウン元院長について次のようにコメントしている。

献館の額の贈呈式　　　　　　　　　贈呈された額

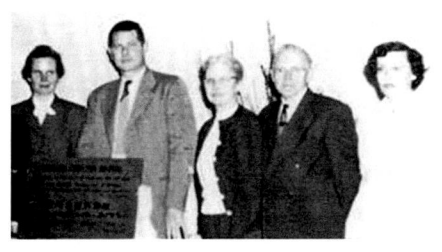

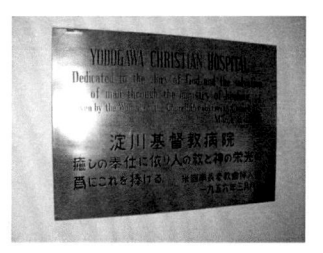

　私は5年間、大学病院に勤務していたのですが、その当時の大学病院は、医学の発展のために患者さんが存在するという雰囲気で、教授中心に回っていました。それに対し、淀川キリスト教病院は、患者さんの気持ちを大事にしているところが大学病院と違いました。大学病院だと、教授の回診がありますが、患者さんに2、3言声をかければいいほうで、声さえかけない場合もありました。淀川キリスト教病院では、医師が患者さんに一対一で対応しますから、その違いは大きかったです。私が入る前まで、淀川キリスト教病院の看護婦は100％クリスチャンでしたが、私が始めてのノンクリスチャンナースとしての採用でした。

　私が入ったときの院長はブラウン先生でした。先生は、アメリカのアトランタで医学部を卒業され、お父さんが宣教師だった関係で、医療宣教師になって日本に来られたようです。人柄は穏やかで、とってもフランクで、家族も大事にされる方でした。誰よりも早く病院に来て、いろいろな部署を回って話を聞いていました。日本語はいまひとつ上手ではなかったのですが、表情と行動で気持ちが通じるような、尊敬のできる先生でした。淀川キリスト教病院では、毎朝全職員が集まって15分の礼拝形式の朝礼がありますが、なかには参加しない人もいるわけです。あるとき、朝礼に来ないドクターに対してブラウン先生が「あなたが朝礼の場にいないことが私はとても悲しい。自分を15分間だけ空っぽにして、その時間を共にできたらうれしい。」とおっしゃったそうです。その先生は「ブラウン先生からこんなこと言われて」とおっしゃっていました

が，それから朝礼に出るようになったようです。

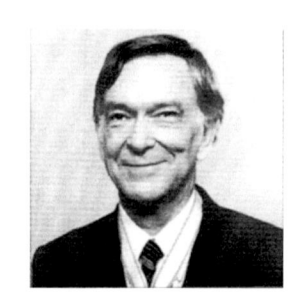

フランク・A・ブラウン初代院長

　淀川キリスト教病院は開設以来，1972年までのおよそ17年間にわたり，米国のミッション本部より病院運営補助金として支援を受けてきたが，1973年には援助が打ち切られ，独立採算となる[3]。米国からの援助が得られなくなった淀川キリスト教病院は，赤字経営が続き，存続の危機に立たされていた。また，ブラウン医師が米国に帰国後，代行の院長がいたものの，院長のなり手がいない状態が続いた。こうした中で，院長として赴任した白方氏は，次のように述懐している。

　　クリスチャンの先輩医師から，「君行ってくれないか？」と打診されたのです。しかし，その頃私は神戸大学の助教授で公務員志向があり，医療に専念したいと思っていました。それで断り続けていたところ「君はクリスチャンだろ」と言われて，引き受けざるを得なかったのです。私が47歳の時でした。しかし，赴任してみるとこんなに大変だとは思っていなかったのです。病院の総収入が約15億円ありましたが，毎年1億円以上の赤字が出ており，累積赤字は4億円程でした。赴任したのは，1978年4月でした。当時の淀川キリスト教病院（以下，YCH）は，国公立病院と同じく，親方日の丸的な感覚で，「アメリカのミッションからご飯をたべさせて貰っている」という雰囲気でした。日本経済が高度成長期に入っていたので，すでにミッションからの援助は1973年以降

はストップされていたのですが，職員には，まだ援助があるという気持ちが残っていたんですね。甘えがあったのです。

当時の同院は，病院の機能性を考えていなかったようである。例えば「手厚い看護が必要」という理由で，ベッドが空いているにもかかわらず，待っている患者さんを入院させないという状況にあった。「ベッドを埋めることは病院の責任」と主張する白方氏に対し，看護部や組合の幹部も抵抗を示した。医師は大学医局のいいなりになっている状態であった。白方氏は次のように述べている。

驚いたのは，ベッドが空いていることです。当時の病床利用率は70数パーセント程度で，患者が来ても来なくてもいいという感じでした。それと，救急患者をとっていませんでした。民間病院の場合，地域の救急を受け入れないとやっていけません。私は脳神経外科医でしたので，自分が働いて稼ぐしかないと思いましたね。当時はまだCTスキャンを設置している病院は少なかったのですが，思い切って8千万円の借金をして購入しました。そして，頭部外傷や脳卒中の患者などの救急を積極的に受け入れたのです。私は47歳と若かったので，とにかく一生懸命働きました。毎日，帰りは終電です。院長の私が頑張ると，職員がついてくるのですね。この年，神風（神様からのお恵み）が吹きました。1978年は，医療費が9.5％アップしましたが，これ程のアップはこの年が最後でした。現状のままでも9.5％アップすると，1億円以上の増収になるので，少し頑張れば何とかなると思いました。おかげで，赴任の年（1978年）は，約8千万円の黒字になりました。

当時，副看護部長だった梶田氏は次のように述懐している。

白方先生は，主任以上の役職者を全員集めて「今，キリスト教病院はこんな状態だ」「これ以上この状態が続けば身売りせんといかんよ」とい

うことをしっかり話されました。私たちは，それまで運営状況など全然知らなかったので，みんなびっくりしました。「経費を抑えて収入を増やす必要がある」ことを噛んで含めるように話をされました。入院が必要な患者さんには，入院していただこうということです。その頃の看護部にも問題がありました。看護師が疲れていたら患者さんにいいケアができないので「夜中の入院はとりません，救急はとりません」という姿勢でした。白方先生は「1ベッド空いていると1日3万円です。10ベッド空いていると30万円です。それを1ヶ月かけるといくらですか。」と，そういう話を懇々とされるわけです。しかし，「私たちはYCHの理念でもある良い看護をするためにそれはしません」という婦長もいました。理論的には確かにその通りなんですが，経営は火の車です。何回も夜遅くまで，こうした話し合いを持ちました。

3．抵抗勢力との戦いと人材の入れ替え

　1978年に赴任した白方氏であるが，その後の数年間は，さまざまな抵抗勢力と戦うバトル期となった。「部署のトップがしっかりしていればよい」「医者が働けば他の人はついてくる」という持論を持つ白方氏は，核となる人材をドラスティックに入れ替えた。まず，関係のあった大学の医局とは手を切り，自身の人脈を通じて，「技術，人柄，仕事への態度」が揃った人材を口説き落としてスカウトする活動を開始する。神戸大学時代に医局長をしていた氏は，大学の医局で人材のマネジメント能力を培ったのかもしれない。白方氏のコメントをみてみよう。

　　当時，私がやろうとすることを理解し，応援してくれるクリスチャンドクターがいました。所謂，私のシンパですね。同時に私が以前から良く知っていたクリスチャンのドクターを「是非来て欲しい」と，関西以外のところにも呼びかけました。病院運営の絶対的なキーはドクターです。実力のあるドクター，本当に患者に慕われるドクター，そして一生懸命

働くドクター，この３つを備えたドクターを集めたら鬼に金棒です。しかし，一般的には，これを実現することは至難の業ですね。幸いにもYCHでは成功したのです。これも神様のお恵みだったのでしょう。

私が着任後，大きな方向転換をしたものですから，従来から勤務していた医師や看護師が不平を言いました。看護部長は，「こんなに仕事量を増やすと，みんな辞めてしまいますよ」と言ってきました。そこで私は「実は，みなさんに払う給料がなくて困っているのです。本当は，みんなから辞表をもらって，その後でひとりひとり面接して，新たに採用し直したいのだが」と言うと，みんな黙りましたね。それでも，看護師が10数名辞めました。内科医師は１名を残し，６名が辞めました。それで，大学からクリスチャン医師の部長とその他に１名来て貰いました。ですから，従来７名だったところを３名で診療したので，部長の医師は，ふらふらになりながら仕事をしてくれました。内科以外の科でも，大学で一緒に聖書研究会をしていた医師など，「この人だったらやってくれる」という医師を集めたのです。中心となる医師をクリスチャンで固めました。クリスチャンの医師は「キリストのため」という使命感を持っていますので骨身を惜しまず働いてくれました。こうして医師が揃ってくると，当然ながら，患者が増えてきました。

梶田氏は，当時の様子を振り返り，次のように述べている。

白方先生が来られて，病院の多くの人が反発していました。白方先生が改革を始めてから，メンバーは，大方入れ替わりました。例えば内科では，クリスチャンドクター１名を残して，大学から派遣されている医師はすべて辞めました。また，３人いた脳外科の医師は１週間のうちに辞めました。白方先生は脳外科医ですから，外来に毎日出て，手術もして，病棟も回って，とにかく猛然と働かれていましたね。院長が率先して働いているのを見て「知らなかったとはいえ，私たちが原因で作った赤字

を解消するために働かれているんだ」という気持ちもポツポツと起こりました。また，病院は内科系が収益的にも大きなウエイトを占めているので，在院日数を短くして，夜間の救急もとり，病床も増やしましょうということになりました。そのときは，反発したナースが半分くらい辞めました。対策として，日勤だけしていた外来のナースも病棟を手伝うことにし，3交代勤務に入ってもらいました。そうした期間は白方先生が来られて3年くらい続きましたね。その頃，私は副看護部長になったばかりです。副看護部長は一般の意見を広く聞いて看護部長に進言する役割なのですが，労働組合からも突き上げを受けて大変でした。

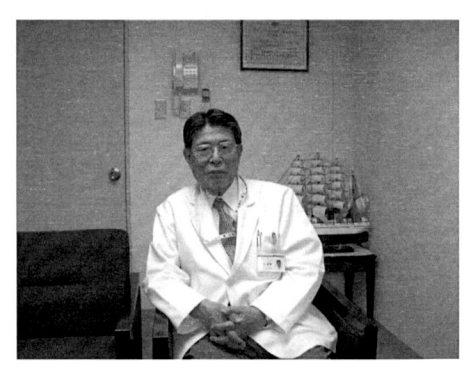

白方誠彌・元院長

4. 患者中心の理念に基づいた医療サービス

1) 先進医療の先取り

　経営危機を脱した淀川キリスト教病院の次なるステップは，病院としての中核機能を確立することにあった。その際の基本的な判断基準は「患者のためになるか」「住民にとって必要なものか」という視点である。例えば，医療機器についても，良いものを使わないと診断が狂うため，高額であっても最高の機器を購入する。すると患者の数も増える。投資額は大きいが，やがてそれを回収することができるのである。淀川キリスト教病院は，こうした

先行投資をしていくことで発展してきた。

　同院では，患者のためにはどうしたらいいかという発想で動き，その後，国が支援するというパターンが多くみられる。例えば，「給食時間の変更」である。その当時，一般的な病院は午後4時に夕食を出していた。組合は反発したが，白方氏は「4時から夕食はダメでしょ。6時にしようや。出勤を遅らせたりしてできるでしょ」となかば強引に実行した。その後，6時給食に対して国が補助を出すようになったという経緯がある。現在，淀川キリスト教病院の中核機能となっている「ホスピス，予防医学，リハビリテーション，母子センター，小児科」も，患者中心の理念から生まれたものである。以下，白方氏のコメントを中心に，こうした医療サービスの形成プロセスについて紹介する。

2）予防医学

　淀川キリスト教病院では，予防医学の考え方を先取りした人間ドック事業を開始し成功をおさめたが，これは白方氏のキャリアとも関係している。

> 一番成功したのは，人間ドックですね。私は九州大学卒なんですが，貧乏だったものですから，学生時代は家庭教師などしてアルバイトをしていました。卒業最後の年は，卒業試験が続きますのでアルバイトができず，最後の1年間はアルバイトを辞めたんです。とたんに生活できなくなった。困ったなあと思ったときに，大分県が「もし将来保健所に勤務してくれたら奨学金を出します」という医師の募集をしていたのです。さしあたり卒業しなければいけないということで，お金を借りました。インターンが終わってから，お礼奉公ということで大分県の保健所に勤めました。そこで実施していたのが予防医学なんです。昭和31年ですから，結核患者が多いわけで，あけてもくれても結核検診でした。そのとき，ふっと考えたんですね。現在は見られないような重症な結核がどんどんと見つかるわけですね。結核菌が入った初期に治療してしまわないといけない。これは予防医学が絶対必要だなと痛感しました。それが

ずっと頭にあり，YCHに着任して，人間ドックをはじめたわけです。

3）リハビリテーション

　同院では，人間ドックと並んでリハビリテーションにも力を入れた。これも脳神経外科という白方氏のキャリアと関係している。氏のコメントを見てみよう。

　　それと，リハビリです。私は脳神経外科医ですから，脳腫瘍や脳卒中の手術後には麻痺が来ることが多くありました。そうすると術後に麻痺を回復させるにはリハビリしかないんですね。私は，最終的に医学のゴールは，もちろん治療医学ですが，まず病気にならないこと，早く見つけること，これがキーだと思っています。2番目は，万が一，不幸にして病気になったときに，できるだけリハビリで身体的機能を回復してクオリティ・オブ・ライフを高めるべきだと。21世紀の医療は予防医学とリハビリだということが，私の体験から考えていたことです。それをYCHでやろうと思ったんです。予防医学を実施するときには体力増進が必要だということで，フィットネスを兼ねることができないかと，多くの施設を見学して，健康管理増進センターを作ったわけです。その後，国や自治体が，人間ドックや，体力増進を推進するようになったのです。今から考えると何十年前ですから，最先端を走っていたのだと思いますね。

4）NICU（新生児集中治療室）とホスピス

　淀川キリスト教病院が他の病院に先駆けて取り入れたのがNICU（新生児集中治療室）とホスピスであった。その経緯について，白方氏は次のようにのべている。

　　ホスピス，NICUにしても，患者のことを考えるとどれも必要なこと。NICUは〝金くい虫〟だったけれども絶対に必要なものです。それだっ

たらお産をどんどん増やして，それで得た収入でNICUを補填すればよいという考え方でした。そのため，産科専門のクリスチャン医師に，三顧の礼をもって東京から来て貰いました。

ホスピスに関しては，柏木という精神科の医師がいました。この医師は，1973年から，すでに，がん末期の患者に対して医師，看護師，ソーシャルワーカー，牧師などでチームを作り，ターミナルケアーを実践していたのです。また，欧米のホスピス施設の視察や研修に行っていたのです。彼は，「がん末期のケアは，一般の医療と混じって行ってはだめですよ。分けなければいけない。」また，「病院を建て替えるときにホスピス病棟を別に作ってくれませんか」ということを常々いっていました。それで，1984年に新築した際に，23床のホスピス専門病棟を作りました。

その当時は，現在のように保険診療が認められていないので大きな赤字を抱えていました。それで寄付を集めて運営していたのです。幸い，そうした努力が厚生省の目にとまったのでしょう。厚生省が，淀川キリスト教病院のホスピス運営の実態調査を実施して，6年後の1990年に「緩和ケア病棟」として，正式に保険診療としての特定医療費の点数をつけてくれました。それから経営が安定しました。このことによって，以後，全国的にホスピス病棟が建設されて160施設に増えました。これも，人がしないこと，「確かにお金にはならないけれど，これは絶対に必要なことだ」という発想がもとなんです。それを国が後から認めたわけです。それはやはりキリスト教の「患者中心の医療」と，「自分が病気になったらどういう医療を受けたいか」という発想でしたね。理念を実際に実行する戦略を立てて，それを本当に実行することは大変なことです。

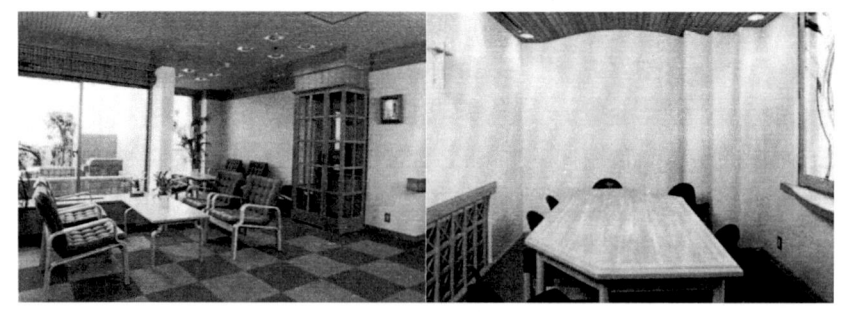

ホスピスのロビー　　　　　　　ホスピスのチャペル

5）患者中心の医療

　白方氏のコメントからわかるように，淀川キリスト教病院の成功は，まず患者にとっては何が大事かということを中心に考えていたことにある。この考え方は，初代院長であるブラウン氏の時代から存在していた。例えば，「患者さんは治ったら退院してもらう。その方が，患者さんのため」「早期退院が医療の役割」という方針が院内にあったという。当時は患者を長く入院させておいた方がお金になったが，あくまでも患者本位の方針に基づいて早期退院を促していたのである。

　なお，ホスピス誕生の経緯について元看護部長の梶田氏は，次のように述懐している。

　　あるとき，外科医の辻本先生が大腸がんの手術をしました。そのときの患者さんが，がんの転移のために「この痛みをどうにかできないものか」と訴えられたんです。どうしたものかとドクターとナースが話し合い「これは精神的なものも大きいので，精神科の柏木先生に相談しよう」ということになりました。淀川キリスト教病院は科と科の壁がなく連携が取りやすい病院ですから早速応援してもらうことになりました。柏木先生には精神安定剤などを投与してもらい，伝道部には魂の部分でのケアをしてもらいました。その連携がとてもうまくいきました。結局，その患者さんは亡くなられたのですが，それを機会に「もっと横のつながりを

持ちながら患者さんのことを考えよう」ということに気づきました。それがホスピスの始まりなんです。その後，柏木先生がコーディネーターの役割をされ，医師，ナース，ケースワーカー，伝道部職員も加わりOCDP勉強会（OCDP: The Organized Care of the Dying Patient）が始まりました。その勉強会は4，5年続けましたね。当時は，ホスピスという名前も知りませんでしたが，ホスピスというのがアメリカやイギリスにあることがわかりました。その頃，病院は大赤字でしたが，白方先生は4人の看護師をアメリカに派遣してくださって，5箇所のホスピスを見て回ることができたのです。

帰国後，内科病棟の一部屋をホスピスにしようということで始めました。1982年，南館建築のときに7階部分をホスピスにしようと計画しました。しかし，ホスピスとしての内装や調度品を整えるにはお金が足りません。そこで外部には寄付をお願いし，職員にも募金を募りました。3年間で2億円を集めようと計画しましたが，1年9ヶ月で達成しました。ホスピスだけは宗教的な後ろ盾が必要ですので，クリスチャンのナースが多く働くほうがよいと思っています。当時，ホスピスケアに対する診療報酬はまったくついてませんでした。伝道部や看護が患者さんの話を聞いても健康保険点数には算定されないのです。今は点数がついていますが，そこまでいくのに長い道のりがありました。

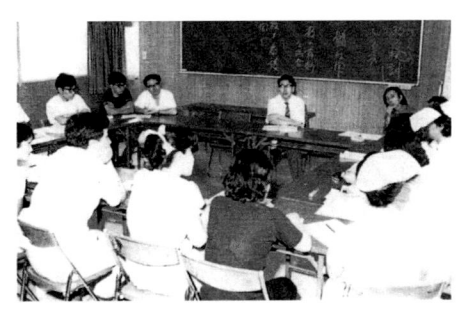

OCDP勉強会の様子

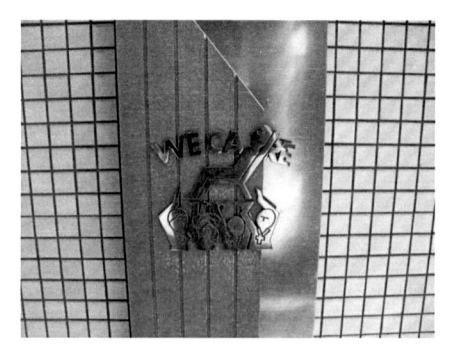

ホスピス棟に飾られている"We Care"の記念碑

　上述したように，淀川キリスト教病院が強化してきた医療サービスは，当初，収入に結びついていない。あくまでも「患者にとって必要な医療」という理由で導入され，その後，国が認めていったのである。白方氏をはじめとした「病む人に必要なことはする」という医師や看護師の先見性が，日本における新しい医療の導入を促進したといえる。

5. 施設の拡大と高機能化

　医療組織にとって，施設や機能の高度化は，質の高い医療サービスを提供する上で欠かすことのできない要素である。1980年に入り，淀川キリスト教病院においても，建物が古くなり建て替えの必要性が出てきた。1982年に全館の改築が始まり，1986年に中央館が完成し388床となった。さらに，1990年に西館の内科病棟が落成し607床に増床した。以下，同院がどのように施設の高機能化を推進したかについて，白方氏のコメントを中心に解説する。

1）神風が吹く

　病院を改築するにあたり，同院を取り巻く環境も追い風となった。当時の状況に関し，白方氏は次のように説明している。

病院施設を改築しなければいけないというときに神風が吹いたんですね。伊丹空港の騒音対策で国がお金を出すということになり，8億円の補助金が出ました。これに加えて，病院敷地内を通る計画道路に伴う移転費用を市から10億円頂きました。そして，土地の売却によって7億円が入り，約30億円の資金を得て，病院を全面改築することができたのです。さらに25億円を借りて，合計55億円で現在の本館が完成し388床となり，それからは，外来も1日1000人以上の患者が来るようになりました。

2）慢性期病棟の建設

規模が拡大した淀川キリスト教病院だが，慢性期病棟を建てるためにさらなる設備投資を行った。国の政策変更もあり，時代の流れを見据えた決定である。

YCHは急性期病院なので，入院が長くなると退院してもらわないといけない。そうなると患者から不満が出ます。388床では足りないので，慢性期の病棟（西館）を200床作り，人間ドックも併設する案を立てたのです。このために35億円の借金をする必要がありました。理事会では，「借金もまだ残っているのに大変である」ので，計画を先送りするようにいわれました。しかし，医療法（地域医療計画）によって，1987年までに着工しないと，それ以降は増床できない状態でした。そこで理事会で，次のような強い発言をしたわけです。「急性期病院には治療後の慢性期病棟が必要になります。慢性期病棟がないままでは患者の満足度が下がってしまい，巷では，YCHは救急では入院できるが，少し良くなると他の病院に追い出されるという悪評があります。もしこの案が通らなかったら，私は将来の病院経営に対して自信を持てないので，みなさんが責任を負ってください」と。当時の理事長は関西学院大学の元学長で金融専門の学者の方でしたが，最後には私の提案を了承して頂きました。西館が完成してからは，体制が整って軌道にのるまでの1年間は赤字でしたが，2年目からは経常利益が2億円出るようになりました。ほ

どなく，累積赤字も解消されていきました。その後，国が600床以上の病院を基幹病院にする方針を出しましたので，慢性期病棟も全部急性期病棟にせざるを得ませんでした。現在は，500床以上の病院が基幹病院になっていますから，先見性はあったのだと思います。

3）ギリギリの決断

　施設増築を決定する際，白方氏はある決断をしていた。コメントを見てみよう。

　　実は，本館建築の際，当初の計画は，古い建物を残して新築を加えるという案でした。私は工事現場を見ていて，本当にそれでよいのかと思い悩んでいたのです。古い建物もいずれは建て替えなくてはいけないですしね。ある日，看護部長室で話をしていたとき，設計担当者が「ある部屋が規制のために作れなくなった」ことを伝えに来ました。それは困るというので，いっそ全面的に新築にしたらどうかという話をしたところ，設計担当者も，その方が結局は有利であるとの意見でしたので，急遽方針を転換しました。建設会社はすでに，資材調達を始めていたのですが，幸い発注の2週間前だったので何とか間に合いました。あのとき古い建物を残していたら阪神淡路大震災で確実に倒壊していたと思います。古い建物を取り壊す際に，現場担当者が「コンクリの強度も弱く，ひどい建物だ」と言っていましたから，もし，古い建物をそのまま残していたら，震災によって大きな打撃を受けて，YCHも消滅したかもしれません。今でもあのときの決断が，私の人生における最大の決断だったと思っています。

　当時，決断の場にいた梶田氏は，次のように述べている。

　　病棟を建てるとき，私は副看護部長でしたが，白方先生が看護部長室に来られて話をしていました。白方先生が建物を上から見てたら「これじ

ゃ，いかんかなあ。やっぱり，借金してでも，全部建て替えましょ」ということになりました。即断でしたね。

6．組織マネジメント

　経営危機にあった病院を建て直し，経営を軌道に乗せた白方氏だが，組織はどのようにマネジメントしていたのだろうか。以下，白方氏の持論を紹介する。

1）モチベーションのマネジメント

　よく働いている人は，研修などに行かせました。例えば，部長の医師は3ヶ月間，看護師長は3週間程度アメリカに派遣しました。それと，常々職員に「ありがとう」を言うことが基本です。産科の医師には年間1600のお産をしてもらったので，廊下で会ったときには「いつもありがとうございます」と深々とお辞儀をしましたね。私は大学病院に23年間務め，医局長などもやっていたので，医者の扱い方はうまいのかもしれません。悪く言うと，医者をまるめこむのがうまいのでしょう。この医者が何を考えているのかということがすぐわかるようになりました。事務系やコメディカルについては，彼らの仕事の一部を外注化したり，コンピュータを使って負担やコストを削減してあげればいいわけです。

2）看護のマネジメント

　ただし，看護師は削減できません。ケアの鍵は看護師です。看護師を大事にしないとケアが落ちます。私は，ナースはいろいろな病院で働いていいと思うんですよ。彼女らは向上心が強いので，異動することで勉強するという側面がありますから。何がポイントかというと，看護の指導者です。ヘッドナース，セカンドナース，サードナース，この三層はひ

ととおり働いてきた中から実力者を選ばなければならない。この三者が若手のナースを教えればいい。これらの人がいないと駄目ですね。看護部長，師長，主任がしっかりしていればいい。待遇をよくしてあげればいい。あそこの主任は給与をたくさんくれるよとか，あそこの師長の給与は若手の医者よりもいいよとかね。それくらいすると，来てくれます。ナースは師長，主任がよければ大丈夫ですね。それとカリキュラムですね。卒後教育のカリキュラムがきっちりしてれば，若いナースは，ほどほどの給与であれば来ます。そして研修制度など，短期でもアメリカに出してやるとかですね。そういうインセンティブを与えればナースは集まります。ただ，そうするためには収益が必要なんです。

3）コミュニケーション

私は，院内をしょっちゅう回っていろいろな人とコミュニケーションをとりました。いろいろな職員，ボランティアの人と会うと，いいことを教えてくれます。「こういうクレームが来ている」「こうしたらどうか」と言ってくれるので，すぐにメモして改善する。末端からの吸い上げです。一見無駄なようだけど大事ですね。エンカレッジ（encourage）とインフォーメーション（information）。私も，診療・手術・会議と忙しかったけれど，息抜きという意味でも，院内をぶらぶら歩いていました。

4）先を見る，心配しない

院長は，病院にとってどういうことが必要か常に考えている必要があります。本を読んだり，人から聞いたりしながら，病院を将来どっちにもっていくかについてですね。そうすると，あるとき，ぱっとひらめく。いつも先を見越して夢を描くことです。しかし，YCHに赴任したばかりのときは，赤字経営でつぶれかけていたんで，毎日心配でしたね。しかし，1979年にブラウン先生のところに挨拶に行ったとき，「やるこ

とをやってダメだったら売ったらいいでしょう」といわれて気が楽になりました。それで頑張れました。YCHだって，ダメだったら売ればいいんです。買い手はいくらでもいる。

5）医師と看護の連携

　ここで，医師と看護の連携について，看護の観点からも検証してみたい。元看護部長の梶田氏によると，淀川キリスト教病院では，診療・看護・事務部門のトップが定期的に話し合い，信頼を醸成していたという。梶田氏は次のように述べている。

　　淀川キリスト教病院では，部門のトップ同士がよく話し合いをしました。トップ同士しっかりと理解していないといけません。婦長会では，白方先生や畑事務長にも来ていただき話してもらいました。すると，皆の気持ちが近づくんです。それが大事だと思います。一般的に看護は辛い仕事といわれていますが，それだけに，自分が満足して，自分が納得した仕事をしないと続けられません。納得するためには，信頼です。上司との信頼，同僚との信頼が必要です。それがあれば，仕事を続けられます。そして，患者さんの満足した顔があれば，私たちはやりがいをもって仕事ができるのです。

　　白方先生には，ときどき婦長会に来てもらって，「病院の方針に反対のメンバーもいるので，このことを話してください」とあらかじめお願いしておくのです。あるときには「じゃあ，あんたを怒ってもいいか？」と聞くので，私は「いつでも怒ってください」と答えたのです。そして婦長会で「あんたがしっかりせんから，皆がわからんのや」と私が怒られるわけです。すると，「かわいそう」という雰囲気になり皆が納得します。医務部と看護部のトップは通じあっていないと上手くいきません。大学病院にいるときには通じ合っているとは思っていませんでしたが，

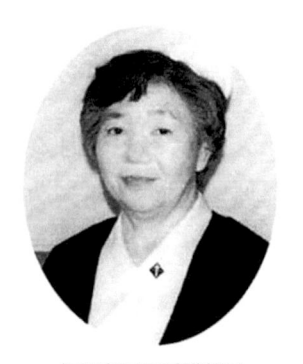

梶田和子元看護部長

　淀川キリスト教病院における看護部長の役割の1つに，患者さんからの声を集めて，医療の質を維持するという仕事がある。引き続き，梶田氏のコメントを見てみよう。

　淀川キリスト教病院は，アメリカのシステムを採用していたので，医師と看護師の関係もフラットでした。言いたいことがあれば自由に意見が言いやすい雰囲気でした。私は看護部をまとめて，患者さんからのクレームを受けていました。例えば，外来の患者さんから「あの先生と話しても全然聞いてくれない」という話があるわけです。そういうときには外来を見に行きます。普段からあちこち病院を回っていますので，診察室に入って「今日，ちょっと見せてくださいね」と言って観察します。見ていると，その先生は全然患者さんの顔を見ないで背中を丸めて下を向いてカルテを書いている。患者さんの言っていることを聞いていない。「ああ，このことか」と思って，診察が終わった後，「先生ね，患者さんの顔を見ないのは先生が忙しいからでしょうけど，患者さんは顔を見て話してほしいと思っていますよ。まず，背筋を伸ばしましょう！」と話したりします。けっして怒らず，やんわりと伝えます。すると，先生も「そうですかね」というふうに聞いてくれます。誰か言ってあげないといけないことですが，それは看護のヘッド（部長）の役割でしょう。部

署の責任者が言えればいいのですが，いつも顔を合わせているので言いにくいこともあります。私は，苦情を聞いたらすぐその場に行くことにしていました。そうしないと行き届いたケアはできないからです。ときには伝道部とも協力して患者さんの気持ちを聞くこともありました。事が起こったときに，双方の意見を充分に聞くと対処の方向も見えてきます。

7. 事務部門の強化

　1990年以降，診療報酬が抑制されだしたため，病院の経営は徐々に厳しくなってきた。この頃，淀川キリスト教病院では，事務部門に力のある人材が不在だったため，白方氏が院長兼事務部長のような状態が続いたという。病院経営における事務部門の重要性について，白方氏は次のように述べている。

> 業務プロセスをつかさどるのは事務系だと思うんですよ。理想的にいうと，事務系が，医師である院長や副院長に「こういう状況だからこうしなければいけませんよ」ということを指導すべきです。われわれは，事務系から情報をもらってから動くほうがいい。医者はあくまでも医療レベルを上げることに脳ミソをつかうべきです。私は院長ですから，どういうことを医者に命令したらいいのか，例えば，どのように病床占有率を上げていったらいいのかを事務系にサジェスチョンしてね，具体的にどうしたらいいのかを事務系が考えて実行するほうがいい。参謀のようなものです。ですから，事務長の実力がものをいうんです。経営をわかる気持ちを持っているかどうか，これで決まりますね。

　1990年に，淀川キリスト教病院の事務部長として赴任し，事務部門を強化したのが畑實氏である。同院の事務部門に勤務しながら神戸大学大学院で経営学博士を取得し，現在は上智大学の教授を務める島津望氏は畑氏を次のように評している。

事務部門の改革をした人です。データを整理して，何事も根拠を示しながら管理していた点に特徴があります。行政に対してもきっちりと主張するなど，筋が通った方でした。

　また，淀川キリスト教病院のクオリティ管理室室長であった行本百合子氏（現，第一東和会病院・事務次長）も，畑氏を高く評価している。

　畑事務長の力が大きかったですね。白方先生と一緒に淀キリ（注：淀川キリスト教病院）を引っ張った人でした。畑氏は，クリスチャンではないけどすごい人です。白方先生と畑さんのコンビになってから，全人医療を強調しだしました。目標管理を導入したのも畑さんです。私は畑さんの弟子のようなもので，鍛えらました。「事務はサーバントになってはいかん」「事務と医師が双璧になるべき。看護はついてくる。」「病院全体を考えることが大事」と言っていたのが印象に残っています。

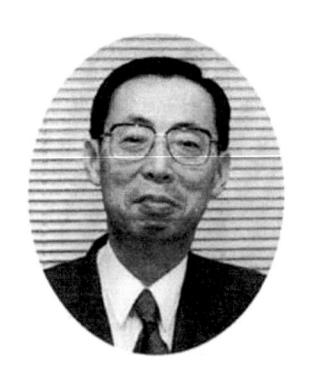

畑實・元事務部長

　長らく国立病院に勤務していた畑氏は1990年から1999年までの9年間，淀川キリスト教病院で事務部長として腕をふるった。畑氏は次のように振り返っている。

私の使命は，財政を再建し，基幹病院として安定させることでした。院長だった白方先生は，医師としてだけでなく，経営者としても有能な方でした。非常に前向きな人で話もうまい。医療の将来を真剣に考えている人です。当時の淀キリは東淀川区唯一の総合病院でしたが，1988年には300床くらいしかありませんでした。しかし，国から特定機能病院に指定されるためには600床が必要でした。そこで病棟を建て増して90年に607床になりました。自分は国立病院にいたので銀行にも行ったことがなかったんですが，淀キリに来て見るとすごい借金だった。金利が8％を超えている時代なので，50億借金したら年間4億の利息を払わないといけない。倒産寸前の状態です。当時の民間病院は，信用だけで持っている状態でしたね。

淀キリは，戦後，病気にかかっても医療が受けられない人が多く病床不足の淀川地区に，アメリカの教会の皆さんのご援助で診療所を開設したのが始まりなので，以前から理念を強調する病院です。全人医療。これはいいが，金銭感覚，経営感覚がない組織でしたね。白方先生は東淀川地区の医療を守るという信念を持っている方でしたが，金銭的にはそんなに深刻に考えているわけではなかったように思います。

8．事務部門の改革

　金銭感覚に欠ける病院組織を，畑氏はどのように改革していったのだろうか。以下，畑氏の言葉を借りて，具体的な改革のプロセスを振り返ることにする。

1）既存の文化を尊重

　私は組織の現状を見て，半分は淀キリのやり方を尊重したのがよかったと思います。全面否定してしまわなかったのがよかったのでしょう。国のルールをそのまま当てはめても事業体には合わない部分もあります。職員はこれまでのやり方がいいと思っている。そこで，国のルールを半分，いままでのやり方を半分残すやり方で改革をすることにしました。

2）収益の管理

　私の使命は，赤字の解消と，ルールがない状態の中での職員の意識改革です。収益を上げて経費を下げる。「入るを計って出ずるを制す」。これを徹底しました。費用は私がひとつひとつチェックします。抵抗もありましたね。毎月1回職員会議で，病院の経営状態について報告するのですが，身銭を切ることではないのでピンとこないんです。当時，病院では年に10回くらい送別会のようなものを病院の経費で行っていた。これを自腹にしました。名刺の作成も自腹。大義名分があったので大きな反対はありませんでしたけどね。職員に目を覚ましてもらう1つとして，赴任早々，改修・増築のあと蛍光灯が多すぎると感じましたので，電気手と2人で昼夜院内すべてを回り，不要不急と思われる蛍光灯をおよそ500本取り外しました。これには職員から「いつも厳しい話の上に，蛍光灯が少なくなって気持ちも暗くなった」と苦情がありましたが復活はしませんでした。

　組合との交渉も「一時金」をめぐって赴任早々激論になりました。「0円か10万円か，という選択肢があるが，病院がつぶれてもいいなら10万円払う」という提案をしたんです。「つぶれたら組合のせいだというぞ」といったのが効いたようです。ストライキをするという話にもなりましたが，「毎朝礼拝しているのに全人医療と矛盾する」と主張しました。

ただ、こうして話をしているうちに、「そこまで困っているのか」ということが職員も理解するようになったようです。収入増に関しては、各部ごとに収益目標を立てて管理しました。これと並行して、病床管理制度を導入し、副院長をヘッドにして10日に1度ミーティングを実施しました。医師も抵抗しましたが、やりました。各部のベッド数をチェックして、埋まっていないと削減します。つまり、50床あるのに30床しか埋まっていない場合、それを減床するという方式です。各部門で競わせます。こうして、3年で単年度黒字が出て、5年で累積赤字を解消できました。

3）職員の意識改革

職員の意識を改革する上で大切なことは、自分の位置づけや義務を理解することです。そのために、3年以上の経験がある主任以上に各自に業務マニュアルをつくらせました。厚さ1センチ程度のものです。まずはじめに専門業者に1日講習をしてもらい、その後、完成まで3ヶ月くらいかかりました。文書にすると、いかに自分では「やっているつもり」だったかがわかるんです。それと同時に、自分の貢献がわかり自信もついてくる。10年選手は、「この職場に俺がいなくなると病院は困るだろう」と言っていましたが、いざマニュアルをつくると、知識がないことに気づきます。彼らの多くは「やってるつもり」という思い込みが強く、新しいことをやる意欲に欠け、人の言うことを聞かない傾向にありました。ただ、業務マニュアルの作成目的はあくまでも意識改革だったので、改訂はしていません。

もう1つは、管理職になるための試験です。これも抵抗があった。各部ごとにテストをやり20数名受験して6、7名を合格させました。この他に研修を実施したり、目標管理制度を導入したりしました。ルールのなさ、意識の低さ、経営感覚のなさについては、話すだけではダメです。

感じてもらわないといけない。淀キリでは，「方針を示せばやってくれる人」「全部いわないとできない人」「注意しないといけない人」の3タイプに分けました。中には，きびしく注意した人もいました。そうでないと意識が変わらないんです。また，見込みのある若い人を育てることにも力を入れました。銀行などから新しい人を5，6人入れたらだいぶ雰囲気が変わりました。辞めた人もいますがね。

4）看護部の改革

看護に関してやったことは，定員制の導入です。当時は，赤字が出ていたのに看護師が多かった。看護師は，今まで院長に泣きついて人員を増やしてもらっていました。定員制を導入する際にも，「患者さんを玄関に送りに行くのに必要など」と抵抗がありました。国立病院を1つの基準として定員制を導入したのですが「国立病院のサービスの悪さ」を理由に大きな反対がありました。しかし，実際に看護師を国立病院に行って見学させると，次第に自分の感覚が時代にあっていないことに気づくんです。反対はありましたが「収益が出るようになるまで」という条件で譲りませんでした。

5）サーバントにならない

淀キリに赴任した当初は，事務部門はこづかいさん扱いでした。何か言うと「こづかいが何を言っとるか」と言われていましたね。しかし，病院の実情を伝えているうちに，だんだんと納得してもらえるようになった。淀キリの9年間は緊張の9年間でした。当時の理事長は関西学院の学長を勤めた方でしたが，よくサポートしていただきました。赴任したとき，「わたしはこれをやりたい」という五箇条を提出したら「やりなさい」と言ってもらったのが心強かったです。

6）全人医療の強調

　　職員を締めつけるだけではいけないと感じ，職員の支柱になる考えが必要だと思い，理念である「全人医療」を強調しました。明治維新のとき伊藤博文が海外を視察した際，欧米ではキリスト教が支柱となっていることを感じたという話があります。日本の仏教や神道は柱にならないので天皇を国民の支えとしましたよね。ですから，毎日朝の礼拝にもとりあげてもらいました。このように，何かにつけて全人医療を強調しました。当時，病院の伝道部には数名の牧師さんがいたんですが，この人たちがのんびりしていた。伝道部で本を読んだり話をしている。はじめは「伝道部をつぶせ」と主張しましたが，これはさすがに白方院長は反対しました。そこで，伝道部を活用する方向で動きました。つまり，抽象的な教えだけでなく，全人医療を具体的に実践するためには何をすべきかについて話してもらうことにしたんです。

　こうした一連の畑氏の改革について，元看護部長の梶田氏は次のように述べている。

　　全人医療という考え方はもともとあって，実践していたつもりでしたが，言葉自体はほこりをかぶっている状態でした。畑事務長が来られて「こんなにいいものがあるのに，なんできちっと言わないの」「看護部はこんなにいいことしているのにもっと発表しましょう」とおっしゃってくれました。あの方は頭脳明晰で，納得のいく説明をしてくれました。畑さんの改革に対しても反発がありましたが，話はいつも理にかなっていました。廊下の蛍光灯をはずしたりされていましたが，病室や仕事をする部屋は明るいわけです。必要のない経費をかけないこと，物品なども定数管理をしっかりしていて，説得力があるので皆ついていきました。病院全体の大きな方針は白方先生が決めますが，地固めは畑さんが行っていました。白方先生も自信を持った上でみんなに発表することができ

ますので，畑さんの役割は大きかったと思います。

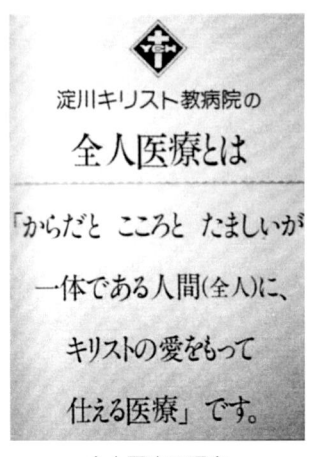

淀川キリスト教病院の
全人医療とは

「からだと こころと たましいが 一体である人間(全人)に，キリストの愛をもって 仕える医療」です。

全人医療の理念

9．クオリティ管理部門の設立

1）品質管理活動の強化

　淀川キリスト教病院では，1999年に日本医療機能評価機構による病院機能評価認定を，2003年にはISO9001の認証を受けている。ISOを取得したきっかけを，「淀川キリスト教病院50年史」から抜粋してみよう。

> 　当院グループがISO9001認証取得に関心を持ったのは，1999年（平成11年）である。この年の9月に台湾で大地震が発生し，大きな被害を受けた台湾中部の埔里基督教病院への支援の献金を送った。これがきっかけとなって当院と埔里基督教病院は姉妹病院となり，病院職員の交流が始まった。表敬訪問した辻本嘉助院長は，同病院の林麗雪副院長から意外な質問を受けた。「医療の質の評価はどうしているか？ ISOを取得しているか？」と。辻本は「病院機能評価を受け，第三者による医療の質の評価を受けている」と答えると，「それは日本だけの基準で国際的に通用する評価とはいえない」と応じてきた。当時，埔里基督教病院

は200床たらずの病院だが，ISO9002（1994年版）を認証取得していた。この台湾訪問ではじめて「ISO」という言葉にふれた辻本は，病院および医療の質の向上をめざす上で，国際的基準であるISOの重要性を知ることになり，ISOこそ全人医療の実践に生かすことができるシステムであると考えるようになった。医療でたとえるなら，病院機能評価は「基礎」，ISOは「その運用」であり，どちらも医療の質を向上させるために必要な評価基準と考えられた。（『淀川キリスト教病院50年史』p.185）

品質管理活動を中心的に進めてきたのは，畑氏の下で指導を受けた行本百合子氏である。2001年にクオリティ管理室が設立され，行本氏は，2000年に初代クオリティ管理室室長に就任し，2006年まで勤務している。院長であった白方氏は，行本氏を次のように評価している。

> 彼女はまず，データを収集するんです。仕組みを知っていますからね。データを提示して説得するので医者も納得するんですね。統計を示して「この働きでは，これだけの経費がかかっているから，収益がこれでは食えないんです。こうしていただくといいのですが」と説明されると，ドクターは「そうか」となるんです。医者を説得しうる事務系ですね。経験を積んで知っているからこそできるのです。

2003年まで看護部長を務めた梶田氏も，次のようにコメントしている。

> ISOは大変でした。いままでの医療界では，規定を決めてそれにのっとって評価するということがなかったのですが，それを部門ごとにやろうというシステムですから。病院としてISOや機能評価を取得していこうということは，辻本院長と畑事務長が決めました。行本さんがクオリティ管理室長になり変革を進めましたが，すべて畑事務長の指令です。病院内には「面倒くさい」とか「やるべきことはやっているのでいいじゃないか」といろいろな反発がありましたが，行本さんは頑張りました

ね。「やっていることを評価しないと,公にできない」ということでISOに取り組み始めたのです。

　以下クオリティ管理部門を立ち上げる際の苦労,病院組織におけるクオリティ管理部門の役割,事務部門のあり方について,行本氏のコメントを中心に振り返ってみたい。

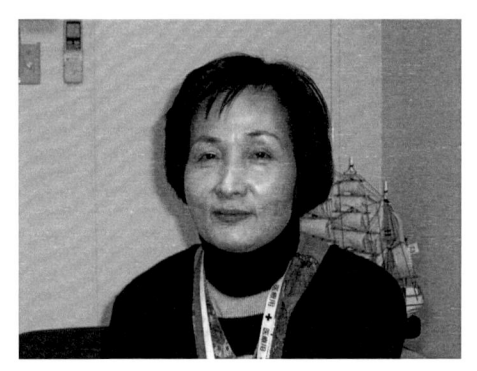

元クオリティ管理室長・行本百合子氏

2）立ち上げと反発

　2001年4月にクオリティ管理室が立ち上がりました。それまで,私は薬局→用度→入院係→用度施設課を経験して,収入・支出管理などを行ってきました。この期間に,ワシントンDCのプロビデンス病院に視察に行ったんです。クリティカルパスを見に行きましたが,当院のものと大差はなかった。でも,内部監査を実施していたのが印象に残ったんです。やるべきことを正しくやっているかどうかをチェックして,アドバイスを与えるということ。これをやりたいと思いましたね。ところが,クオリティ管理室でISO9001の取得に向けて動き出したとき,院内から猛反対にあいました。ISOの意義や重要性を半年かけて説得してやっと動き出したんです。

3）地の塩としてのISO

　私は，全人医療を実現するための幹を作らなければいけないと思っていました。ISOは，聖書的に言うと「塩」の役割です。全人医療の理念の幹は，患者第一主義を本当に実践しているかどうかが大切で，全人医療を「唱えているだけ」ではダメです。医療をしているとどうしても自分中心になってしまうので，危機感が必要になります。「これじゃダメ」と塩の役割をするのがISOであり内部監査です。塩は腐らせないためにあるものですから。院内を回ると「また内部監査？」と言われたりしますが，外部の評価機関の方が来るとクオリティ管理室は重宝します。病院職員は，外部の人の意見はよく聞く傾向がありますから。ISOは半年に1回入ってくるから定期的にチェックできるところが良いと思います。

4）理念の落とし込み

　理念の落とし込みをISOで行うとよいと思います。私は，目標を実現するためのフロー図をたくさん描きました。ただし，ISOを使いこなせる管理者が必要です。QM（品質マニュアル）は憲法のようなもので，枠組みとして使えます。トップが強い信念を持っていたらISOは1年以内に定着するでしょうね。診療所レベルであれば，発言権のある看護師長が理解していればISOは効果を発揮すると思います。

5）原因追求の大切さ

　ルールアウトを起こしたときに応急処置だけをしていては不十分で，「なぜ問題が生じたのか？」を追求する必要があります。つまり，PDCAサイクル（注：P（計画），D（実行），C（評価），A（改善））を回すことです。原因を深く探って，問題を解決する。そして，各システムをリン

クさせることが大事だと思います。葉っぱがたくさんあってもダメで，幹が大事です。行為には意図があり，手段には目的がある。意図や目的を知ることが幹です。PDCAで大事なことは原因を追求し，改善に結びつけることです。妥協しないことが大切です。その際，手順書が必要になります。何かが起こったとき，手順書どおりできているかをチェックして，できていなければ手順どおりやることです。できていれば，手順を修正する必要がでてきます。

6）評価指標と医師の実力

評価指標があると問題の所在がわかり，次の手が打てます。毎月定期的に報告書を先生に出していました。事務スタッフとして重要なことは，資料に物語性をもたせること。畑事務長から教わったことですが，資料にはストーリーがなければいけません。「これは私からの愛のメッセージです」と渡していました。客観的指標は部長クラスでないと出せませんけど。また，データだけではなく，常に現場を回ることも大切です。私は医師と話をすると，「この先生がどんな貢献をしてくれるのか」がなんとなくわかるようになりました。いろいろなスキルを持っているかどうかは話すとわかります。経験年数は当てにならないこともわかりました。

こうした活動を推進したところ，PDCAサイクルが有効に働き，継続的改善が行われるようになったという。医療事故もレベル3以上の大きな事故が減少するなどの成果を上げている[3]。

10. 人的資源のマネジメント

　白方院長と畑事務部長のリーダーシップによってマネジメント体制が確立された現在は，淀川キリスト教病院の安定期であるといえる。アメリカのミッションの支援を受けて設立されたこともあり，同院には自由な雰囲気が存在し，医師と看護師・コメディカル・事務の壁も低い。そうした風土の下，意欲の高い人材は大学院等で学び，有能な人材が数多く育っている。これまで，同院の職員のうち4名が大学の教授になっている。

　以下では，梶田氏（元看護部長），石田武氏（院長），山田重信氏（分院・院長），長尾真由美氏（クオリティ管理部教育研修課・課長），斉藤一幸氏（事業統括本部次長・事務部長）へのインタビューをもとに，淀川キリスト教病院における人的資源管のマネジメントについて説明する（役職はインタビュー当時）。

1）目標管理制度

　目標管理制度は，畑氏の旗振りによって，1993年12月から導入され，初めは事務スタッフから開始し，次に看護部，そして医師の順で実施された。導入の際には，人材コンサルティング会社の協力を得たものの，「彼らはしょせん傍観者なので，現場のことはわかっていない」という畑事務部長の考えに基づき，病院独自のやり方で改善してきた。目標管理制度には，個人や病院が向かっている方向が明確になり，意思統一がとれやすくなるというメリットがある。1998年からは「S，A，B，C，D」の段階を設けて管理を数値化している。評価結果はボーナスに反映するが，減点主義ではなく，あくまでも頑張った人を評価する加点方式をとっている点に特徴がある。

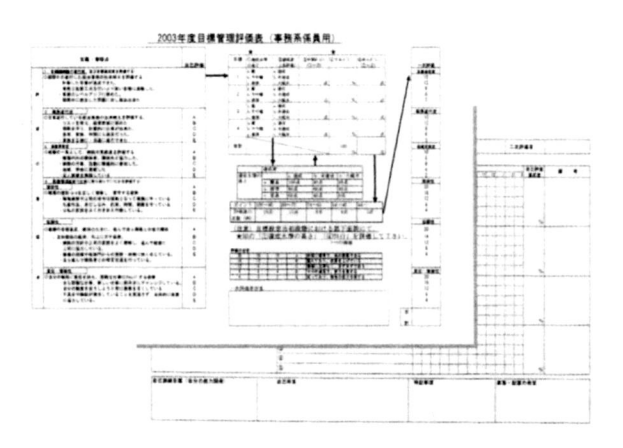

目標管理評価シート

2）教育体制

　淀川キリスト教病院の特徴は「理念教育」にある。病院は「人と人の関係」が大切になるため，理念が行動に現れる。同院では，全人医療という理念を「行動指針」に落とし，それを診療部・看護部・事務部門における理念に落とし，それをレベル別に必要とされる知識・スキルである「ラダー」に落としている。これを教育にリンクしていくという方式をとっている。

　伝道部には2人の牧師がおり，女性の伝道者を入れると5名体制で全人医療教育の支援をしている点も強みである。全人医療研修会のテーマは，患者の「魂のケア」を考えることである。なお，運営会議は祈りから始まるのが通例である。

　淀川キリスト教病院では，伝統的に接遇研修に力を入れている。その際，接遇という形だけでなく，理念をどう伝えるかが鍵となる。理念と行動がどう結びついているか，理念が意識化・言語化されているかが重要である。同院では，「魂をどう捉えるか」「人生の意味と目的」「生をどう捉えるか」といった点についても深く考える教育を実施している。また，患者には「病は罪の結果ではない」ことを伝え，患者の悩みを聞き，共にいることを重視している。

大学の医局の力が失われつつある現在，病院としては医師を採用して育成しなければならない。若い医師を集めるためには，「魅力のある病院」「教育してくれる病院」「キャリアアップをサポートしてくれる病院」になる必要がある。淀川キリスト教病院では1968年から研修医を受け入れているが，いろいろな科を経験してもらうスーパーローテート方式を採用している。淀川キリスト教病院の臨床研修は人気が高く，毎年多くの研修医が集まる。高度医療を促進するために，医師については研修費を支給し，学会等の研修目的で10日以内の公費出張が許されている。

　看護部では「Tender Loving Careを提供できるナースを育成する」というモットーの下，基礎（新人研修,StepⅠ,StepⅡ），中堅対象（StepⅢ,StepⅣ,Step up研修），教育指導者研修，他部署研修，管理者対象（教育委員研修，主任・係長研修，課長研修）といった階層別の教育体系の他に，基礎力向上勉強会，看護を考えるコース，実践能力向上コースといった専門看護能力を育成するためのプログラムが整備されている。また，専門看護師，認定看護師の取得も支援している。

3）伝道部と礼拝の役割

　淀川キリスト教病院では，毎朝8時30分から15分間，礼拝形式の朝礼を行っている。礼拝では，牧師がメッセージしたり，クリスチャン職員が話をする。クリスチャン職員は全体の十数パーセントにすぎないが，礼拝は，全人医療という理念を確認する場であり，すべての原点となる。仕事を始める前に礼拝形式の朝礼に参加することで「落ち着く」職員が多いという。白方氏は，「礼拝は全人医療の中心です。これがないと崩れてしまう。企業が朝礼で気合を入れるように，淀川キリスト教病院では，礼拝で気合を入れるのです。」と述べている。

　朝礼（礼拝）の役割について，梶田氏も次のようにコメントしている。

　　淀川キリスト教病院は「儲かるからやろうというのはなくて，患者さんのために良いことはやろう，お金は後からついてくる」という考えです。

いろいろと無理もありましたけど，それは職員が頑張ることで補ってきました。「後でこれはきっと良くなる」という信念を持ってやっていましたので我慢もできます。理念，ミッションです。朝礼が基本です。YCHの理念をきちんと話すことです。それがないと，収益重視の一般病院になってしまいます。気持ちの拠り所がないと，いろんなことがある仕事をやり続けられませんよ。私はクリスチャンではないですが，神様が見てらっしゃるという気持ちはありましたね。

半分くらいの人は，決まりごとだから義理で朝礼に出席しているのだと思います。でも，毎日毎日，メッセージを聞くうちに，何か心にひびくものが出てくるんです。毎日15分ですが，それが積み重っていきます。賛美歌を歌うのですが，賛美歌の歌詞っていいですよね。私，大好きなんです。病院の組織の中で決まりごとを守り続けることは必要だと思います。それがなくなったら何にも精神的な拠り所がないわけですから。ブラウン先生の7つのビジョンがありますが，その第1は「キリスト教的な気持ちを持って患者さんたちに仕える」という考え方です。朝礼がなかったらそれが失われてしまいます。人間が生きていくのを支えるのが医療の原点です。伝道部がなくなったら他の病院と一緒になってしまうでしょうね。そうした精神が失われたらキリスト教病院も売ろうかという話になります。そういう意味では，伝道部がしっかりする必要があると思います。

また，伝道部について，梶田氏は次のように説明している。

日本で伝道部として独立しているのは，淀川キリスト教病院だけだと思います。伝道部長がいて，職員が5人くらいいるはずです。白方先生が来てまもなく「伝道部が伝道部らしい働きをしないなら止めようか」とおっしゃってから，伝道部長が発奮して，病棟を回るようになりました。伝道部は，朝礼のアレンジと病棟の患者さんを回って魂のケアをします。

必要に応じて，受け持ちのナースから情報をもらい，魂に触れるような深い話をしてもらいます。ホスピスなどは特にドクターやナースだけでは限界があります。「何のために生きているのか」「死ぬのが怖い」と心を乱している患者さんがいらっしゃいますから，伝道部の人たちが上手に入ってケアをしています。その力は凄いですね。

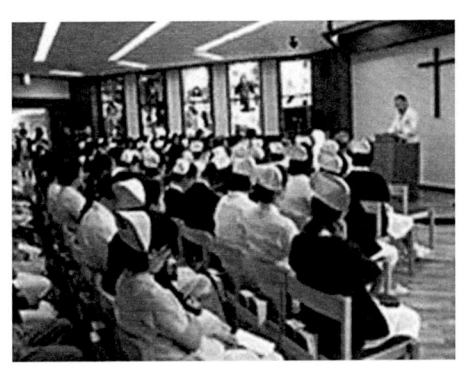

淀川キリスト教病院における礼拝の様子

全人医療への祈り[1]

神さま、きょうも、わたしたちを守り導いて、
キリストの愛によって人々に仕えさせてください。
わたしたちの全人医療のわざによって、
病める人のからだにはいやしが、こころには平安が、
たましいには救いが与えられますように。
イエス・キリストのみ名によって祈ります。　アーメン

---

11. 考察

最後に、非公式ルーチンの形成プロセスを中心に「患者志向の理念がどのように構造化されたのか」「その際、リーダーがどのような働きをしたのか」という観点から本章で紹介した事例を考察する。

1）病院の歩み

図表2-1は、淀川キリスト教病院の歩みをまとめたものである。米国南長老教会から派遣された宣教医師によって設立された同院は、1973年に米国からの援助が打ち切られると、経営危機に陥る。白方院長によるリーダーシップによってこの危機を乗り越え、中核メンバーを入れ替えることで、同病院は規模を拡大し高機能化していった。しかし、診療報酬が抑制された1980年代後半、徐々に経営が厳しくなっていく。この時期に事務部長を務めた畑實氏は、収益管理や目標管理を強化し、「全人医療」という理念を明文化することで、制度を整備していった。2000年に入ると、同院はISOを活用した品質管理体制に力を入れている。

図表2-1　淀川キリスト教病院の歩み

1950年代	1960年代	1970年代	1980年代	1990年代	2000年代
米国ミッションによる運営		経営危機	白方院長による変革 拡大と高機能化	赤字の拡大	畑事務部長による組織変革 理念の明示化と目標管理、収益管理制度の整備	ISOによる品質管理体制強化

2）非公式ルーチンの形成

さて、こうした歩みの中で、どのような非公式ルーチンが形成されていったのだろうか。図表2-2は、3つのステージに沿って、非公式ルーチンの形成プロセスを記述したものである。中央部分は、病院設立当初から「患者

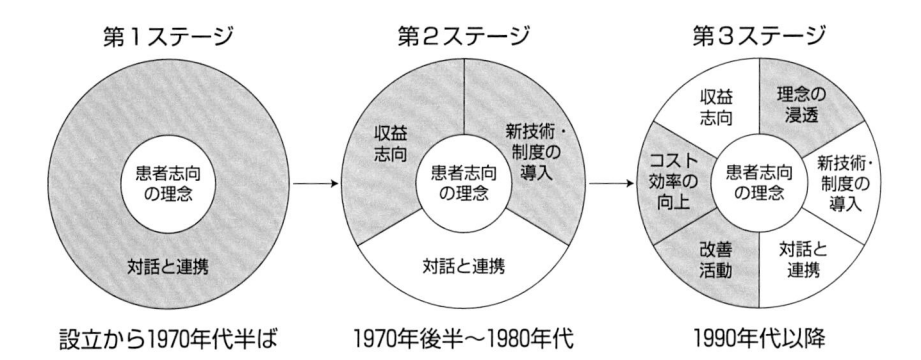

図表2-2 淀川キリスト教病院における非公式ルーチンの形成プロセス

第1ステージ
- 患者志向の理念
- 対話と連携（網掛け）

設立から1970年代半ば

第2ステージ
- 患者志向の理念
- 収益志向（網掛け）
- 新技術・制度の導入（網掛け）
- 対話と連携

1970年後半〜1980年代

第3ステージ
- 患者志向の理念
- 収益志向
- 理念の浸透（網掛け）
- 新技術・制度の導入
- 対話と連携
- 改善活動（網掛け）
- コスト効率の向上（網掛け）

1990年代以降

注：網掛け部分は，当該時期に形成された非公式ルーチンを示している。

図表2-3 非公式ルーチン，公式ルーチン，リーダーシップの関係

リーダーシップ特性		非公式ルーチン（行動規範，行動パターン）		公式ルーチン（構造，制度，システム）
		カテゴリー	内容	
ブラウン院長	全人医療の精神 民主的運営	対話と連携	職員間のフラットな関係と円滑なコミュニケーション	米国式の病院管理システム 米国人の医師・管理者
白方院長	危機感の醸成 断固とした姿勢 率先垂範	収益志向	病床利用率の向上 救急患者の受け入れ 病床利用率の競争	役職者会議での説明 病床管理制度
	中核人材との価値共有 インセンティブの付与 現場の巡回	新技術・制度の導入	時代を先取りした医療サービスの導入（ホスピス，NICU，予防医学） 管理制度の導入	中核人材の採用 医療機器・設備への投資 勉強会，海外視察 目標管理制度・品質管理制度の導入
畑事務部長	危機感の醸成 断固とした姿勢 カスタマイズ	コスト効率の向上	無駄な経費の削減	経費の見直し 看護師の定員制度
		改善活動	全人医療を実現するしくみづくり	品質管理制度の導入
	既存の組織文化の尊重	理念の浸透	さまざまな場面における全人医療の強調	伝道部の活動 礼拝の活用

注：「収益志向」については，白方院長だけでなく，畑事務部長も関与している。

志向の理念」が存在していたことを示している。網掛けの部分は，それぞれの時期に形成された非公式ルーチンのカテゴリーである。なお，非公式ルーチンの内容，およびリーダーシップ特性と公式ルーチンとの関係は，**図表2-3**に示した。

① 「対話と連携」

　米国のミッションが運営していた時期から1970年代半ばまでの第1ステージでは，「対話と連携」のルーチンが形成されている。これは，淀川キリスト教病院が米国の病院管理システムを採用していたことや，ブラウン院長が民主的な運営を重視していたことと関係していると考えられる。その結果，医師とその他職員は，フラットな関係性において自由にコミュニケーションすることができ，異なる職種が連携しやすい土壌が形成されたと思われる。

② 「収益志向」と「新技術・制度の導入」

　次に，1970年代後半から1980年代にかけての第2ステージでは，白方院長によるリーダーシップによって，「収益志向」と「新技術・制度の導入」のルーチンが形成されたといえる。

　まず，白方院長は，病床利用率を高め，救急患者を受け入れることで「収益を上げることの大切さ（収益志向）」を組織に広めていった。その際，病院内に危機感を醸成し，自らがロールモデルになりながら，断固とした態度で改革を実行した点に彼のリーダーシップ上の特徴がある。

　緊急事態から脱すると，白方院長の理念に共感する中核人材を採用し，勉強会や海外視察などの教育や高度医療に必要な建物・設備に投資することで，ホスピス，予防医学，リハビリテーション，NICU（新生児集中治療室）といった「新しい技術・制度を導入する気風」を育てている。このとき大切になるのは，中核人材と価値を共有し，現場情報を吸い上げつつ，職員にインセンティブを与え動機づけしたことである。

　1990年以降，他病院に先駆けて目標管理制度や品質管理制度が導入されたことからも，「新技術・制度の導入」のルーチンが根付いていると考えられる。

③ 「コスト効率の向上」「理念の浸透」「改善活動」

　1990年代以降の第3ステージは，白方院長の参謀役として畑事務部長が組織力を強化し，「コスト効率」を高め，「改善活動」を進め，「理念の浸透」をはかった時期である。

畑事務部長は，不必要な経費を削減したり，看護師の定員制度を定めるなど，無駄な経費を削減する「コスト意識」を組織内に植え付ける努力をしている。その際，病院内に危機感を醸成し，抵抗する職員に対しても断固とした態度で臨む姿勢は，白方院長と共通したリーダーシップ特性である。

　さらに，病床管理制度や目標管理制度を導入することで部門間の競争意識を高めるなど，「収益志向」をさらに強化している。このとき，外部から制度・システム（例えば，目標管理制度）を導入する際に，自組織に合うようにカスタマイズ（独自改良）している点に畑事務部長のリーダーシップの特徴がある。

　また，職員の精神的支柱とするため，伝道部の活動や礼拝を通じて，「全人医療」という病院の理念を，改めて浸透させる努力をしている点も注目すべきであろう。

　なお，品質管理制度が導入され「改善活動」のルーチンが本格的に形成されるのは2000年以降であり，そのきっかけをつくったのは白方院長の後任である辻本院長であった。ただし，梶田看護部長のコメントにあるように，体制づくりのリーダーシップをとったのは畑氏である。

④ルーチン間の関係

　これまで述べた複数の非公式ルーチンは，互いにどのような関係にあるのだろうか。以下，図表2−2の第3ステージのモデルに沿って説明していきたい。まず，「理念の浸透」は，淀川キリスト教病院が設立時から重視している「全人医療」の理念を再認識させ，この理念に照らしてメンバーが行動することを促すものである。したがって，「理念の浸透」は，他のルーチンの基盤となっていると思われる。

　次に重要になるのが，全人医療の理念に基づき「新しい医療技術や制度を導入する」ルーチンであろう。淀川キリスト教病院は，たとえすぐには収益につながらなくとも，世の中や地域で必要とされる診療科を設立し，目標管理制度や品質管理制度を早い時期から導入してきた。

　このとき，導入された新技術や制度がクオリティの高いものとして定着するためには，「対話と連携」と「改善活動」のルーチンが必要となる。なぜ

なら，さまざまな専門家が協力してサービスを提供する病院組織においては，職種間でコミュニケーションしながら改善活動を行うことが欠かせないからである。

しかし，いかにクオリティの高い医療サービスを提供していても，無駄なコストがかかりすぎていたり，病床利用率が低いと，病院組織が存続するために必要な最低限の収益を得ることができない。ゆえに，上述したルーチンを効率的なものにするためには，「コスト効率の向上」や「収益志向」のルーチンが必要となる。

以上のことから，図表2-2における第3ステージのモデルに示すように，各ルーチンは，変革の創始にかかわる「理念の浸透」「新技術・制度の導入」，変革の定着にかかわる「対話と連携」「改善活動」，変革の効率化にかかわる「コスト効率の向上」「収益志向」という順序で連動していると思われる。

ただし，事例を見てもわかるように，各ルーチンは，これらの順番で形成されたわけではない。その時々における外部環境，組織内部の状況，リーダー特性が異なるため，形成された非公式ルーチンの順序は異なるが，徐々に図表2-2における第3ステージのモデルへと近づき，患者志向の理念が構造化されていったと考えられる。

特に，1990年代に入って形成された「理念の浸透」は，患者志向の理念とさまざまな非公式ルーチンの結びつきを強くする働きをしていると解釈できる。何のためのルーチンかがわからなくなり，ルーチンが独り歩きしないためにも，理念を浸透させるためのルーチンは，病院組織において重要な役割を果たすといえる。

3）単独型から連携型のリーダーシップへ

次に，こうした非公式ルーチンを導いたリーダーシップ形態について考察する。淀川キリスト教病院が存続の危機に瀕していた第2ステージの初期には，白方院長が単独のリーダーシップを発揮して難局に対処した。その後，経営が落ち着いてからは，現場を取り仕切る梶田看護部長が白方院長を支援する形で組織は成長していった。そして1990年代の第3ステージに入ると，

畑事務部長が白方院長の参謀役として，コストや収益面で組織を強化するようになった。この第3ステージにおける同院のリーダーシップ形態を図示したものが**図表2-4**である。

本書は，3名のリーダーのうち，白方院長と畑事務部長を「変革主導リーダー」，梶田看護部長を「対話促進リーダー」と呼ぶことにする。白方院長と畑事務部長を変革主導リーダーとみなしたのは，彼らが病院のルーチンおよび非公式ルーチンを変革する中心的役割を果たしたからである。一方，梶田看護部長は，院長と事務部長と密接に連携しながら，看護師を中心とする医療現場のメンバーとのコミュニケーションを促進していたことから，対話促進リーダーと位置づけた。梶田氏の協力なしに，白方院長や畑事務部長は充分な変革活動ができなかったと思われる。なお，白方院長を三角形の上部に位置づけたのは，病院全体の方向性を決定する意思決定者であったためである。組織面において変革を主導した畑事務部長は，白方院長の参謀役であったと考えられる。

以上のことから，淀川キリスト教病院の長期的な学習を促進したのは，単独型のリーダーが組織を率いる「英雄型」のリーダーシップではなく，複数

図表2-4　淀川キリスト教病院（成長期）におけるリーダーシップ形態

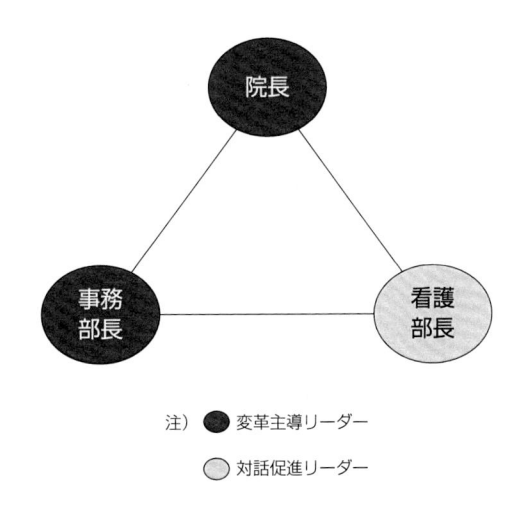

注）●　変革主導リーダー
　　○　対話促進リーダー

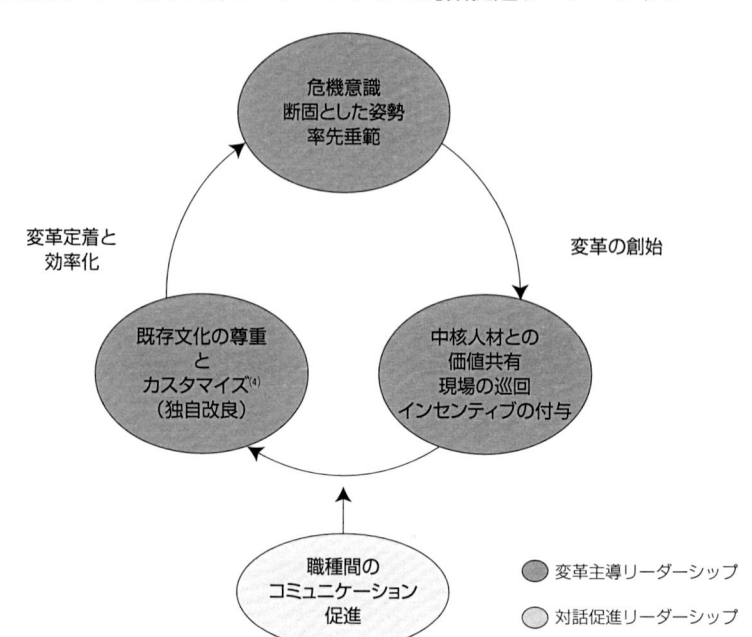

図表2-5　変革主導リーダーシップと対話促進リーダーシップ

- 危機意識　断固とした姿勢　率先垂範
- 中核人材との価値共有　現場の巡回　インセンティブの付与
- 既存文化の尊重とカスタマイズ[(4)]（独自改良）
- 職種間のコミュニケーション促進

変革の創始／変革定着と効率化

● 変革主導リーダーシップ
○ 対話促進リーダーシップ

のリーダーが協力しながら組織を率いる「連携型」のリーダーシップであったことがわかる。

　図表2-5は，変革主導リーダーシップと対話促進リーダーシップの内容をまとめたものである。変革主導リーダーである白方院長や畑事務部長は共に，「危機意識を醸成し」「断固とした姿勢」を持ちながら変革の必要性をメンバーに訴えていた点で共通していた。これに加え，白方院長は「率先して手本を見せ」「中核人材と価値を共有」し，「現場を巡回」しながら，メンバーに「インセンティブを付与」していた。また，畑事務部長は，「既存文化を尊重」しつつ，自組織にマッチするように変革内容を「カスタマイズ（改良）」することで，導入した制度・システムが病院に定着し，効率化することを促していた。

　一方，対話促進リーダーである梶田看護部長は，看護師，医師，事務スタ

ッフ間のコミュニケーションを促進することで，変革の創始・定着・効率化をサポートしていた。このように，淀川キリスト教病院では，２名の変革主導リーダーが，対話促進リーダーと連携することによって，病院組織の学習を促し，「理念の浸透」「新技術・制度の導入」「対話と連携」「改善活動」「コスト効率の向上」「収益志向」という非公式ルーチンの形成を促していたと考えられる。

注

（1）淀川キリスト教病院ホームページ（http://www.ych.or.jp/）
（2）淀川キリスト教病院グループのご案内「全人医療の理念を掲げて」宗教法人在日本南プレスビテリアンミッション・淀川キリスト教病院
（3）「全人医療への道」1955-2005　淀川キリスト教病院50年史
（4）本来は「カスタマイゼーション」とすべきところであるが，理解のしやすさ，および簡潔さを考慮して「カスタマイズ」というカテゴリー名を使用した。

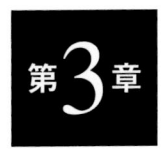

第3章 聖隷浜松病院の事例
―医師・看護・事務の連携強化―

私たちは
利用してくださる方ひとりひとりのために
最善を尽くすことに誇りを持つ

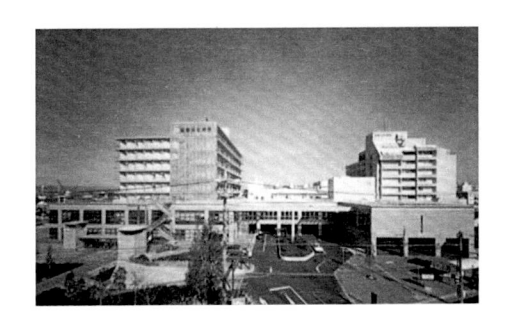

1．はじめに

1）調査の目的

　上記の言葉は，聖隷浜松病院が掲げる理念である。戦前，結核に冒された1人の若者のために，クリスチャン青年たちが小さな病室を立てて世話を始めたことが聖隷浜松病院の原点である。戦後，結核が不治の病ではなくなると，心臓病や自動車事故による頭部外傷が増加していたことに対応して，急性期医療を担うために聖隷浜松病院が開設された。たえず国の施策を先取りし，質の高い医療サービスを実現してきた同院であるが，そこへいたる道のりは決して平坦なものではなかった。本章では，聖隷浜松病院において，医師・看護師・事務スタッフが連携し，チーム医療の体制が構築されていくプロセスに着目しながら，上級管理職がいかに患者志向の理念を構造化してい

ったかを検討する。

> **病院概要**[(1)]
> 名　　称：総合病院 聖隷浜松病院
> 場　　所：静岡県浜松市中区住吉2－12－12
> 開設年度：1962年
> 病 床 数：744床
> 常勤職員：1,671名
> 標榜科目：内科，呼吸器科，消化器科，循環器科，小児科，外科，産婦人科，気管食道科，麻酔科，脳神経外科，整形外科，皮膚科，放射線科，眼科，耳鼻咽喉科，泌尿器科，リハビリテーション科，小児外科，心臓血管外科，呼吸器外科，形成外科，神経内科，病理診断科，臨床検査科，歯科

（2009年4月1日現在）

2）調査について

　本章の内容は，2007年8月から2008年5月にかけて，聖隷福祉事業団理事長の山本敏博理事長，聖隷浜松病院の堺常雄院長，日下部行宏事務長，白井義隆事務次長，高嶋妙子元総看護婦長（現．日本看護協会監事），村木ゆかり看護部次長，野中みぎわ看護部次長，熊谷富子看護部次長に対して実施したインタビュー調査に基づくものである（役職はインタビュー当時）。なお，聖隷福祉事業団の歴史に関しては，聖隷グループのホームページおよび「聖隷浜松病院・開設40周年記念誌」を参考にした。

2．聖隷浜松病院の歴史

1）長谷川保と聖隷保養農園[(1)～(5)]

　1926年4月，長谷川保，大野篁二ら10名ほどの青年クリスチャンたちは，社会福祉事業を行うことを目的として，聖隷社を創設した。「聖隷」とは，「聖

なる神さまの奴隷」を意味する言葉である。ヨハネによる福音書13章には，最後の晩餐のときに主イエスが弟子たちの足を洗ったことが記されている。他人の足を洗う仕事は奴隷の役割だった時代，イエス・キリストは自身の行動をもって弟子たちに教えたのである。長谷川らは，自分たちもキリストに倣い，聖なる神の奴隷となって神と世の人々に仕える生き方をしようと誓い合った。

　結核が不治の病として人々に忌み嫌われていた昭和初期，結核と貧しさに苦しむ桑原昇次郎という青年がいた。それを知った長谷川らクリスチャン青年は，協力し合い小さな病室を立てて彼をあたたかく迎え入れる。その後，貧しい結核患者の収容保護事業は，病者から求められるままに広がり，3度目の移転先であった粗末なバラックの病舎はベテルホーム（神の家）と名づけられた。報酬もなく患者の残飯を食べながら裸足で看護に専念する青年たちと，無償で結核患者を診療した渡辺兼四郎医師の働きにより，徐々に療養所としての形が整えられていった。しかし，病菌の伝播を恐れた地域住民から激しい反対運動が起こる。こうした迫害に会いながらも病舎を守り続けるクリスチャン青年たちの働きは，次第に周囲の人々に感動を与え，支援を受けるようになった。そして，1937年，クリスチャンの社会運動家である賀川豊彦氏らの資金援助によって土地の払い下げを受け，浜松市三方原に「聖隷保養農園」を開設するに至る。

　しかし，再び，施設が破壊される直前に至るほどの反対運動が地元住民から起こる。そして，100人近い患者と職員を抱えた聖隷保養園は，その日の食料を調達することも困難なほどの経営危機に陥った。1939年の12月24日，園長である長谷川保は，事業閉鎖の決意をする。しかし，翌25日のクリスマス，天皇陛下から多額の御下賜金を受け，事業は劇的に救われることになる。これによって10年にわたる地域住民からの迫害が終わりを告げた。

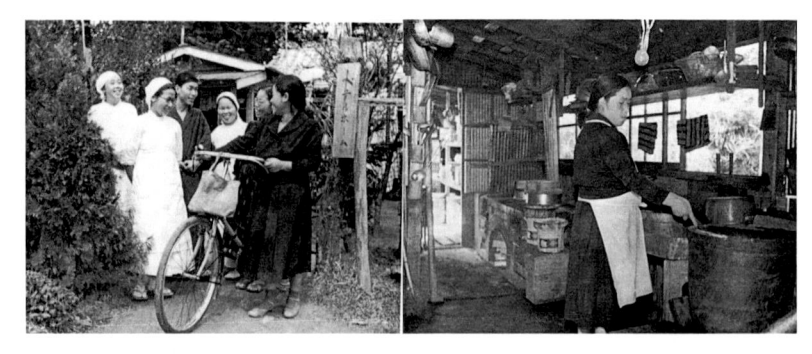

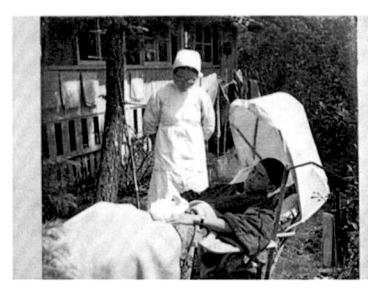

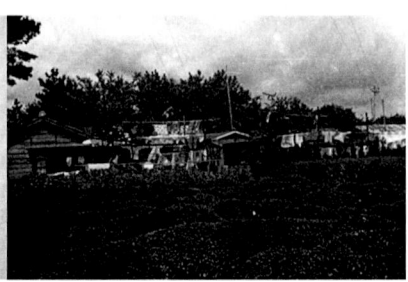

ベテルホームの様子

　この後，長谷川保は，1946年に第1回衆議院議員総選挙に社会党から出馬して当選する。以後，衆議院議員を7期務め，聖隷の経営に携わるかたわら，福祉に関する法律の制定に奔走した。なお，彼は生涯，病院敷地内のバラック小屋に住み，私的財産を持たないというポリシーを貫いた。現在，聖隷浜松病院の院長を務める堺常雄氏は，長谷川保を次のように評している。

　　当時，長谷川保がいろいろな事業をやるものですから，「聖隷は右手に聖書，左手にそろばんを持っている」と陰口をたたかれたようです。しかし，彼は「隣人愛のためにお金もうけることは悪いことではない。ただし自分のポケットに入れてはいけない。隣人愛を達成するためにさらに使うことはなんら悪いことはない。」というポリシーを持っていたようです。長谷川は20年先，30年先を見ていたんですね。昭和45年に聖隷医科大学を作ろうとしたときに「金儲けのためにやるんじゃないか」

「民間病院に医学部病院ができるはずがない」と反対されて，作れなかったことがあります。しかし，長谷川が考えていたのは，東南アジアの優秀で向学心に燃えている貧しい人を呼んで教育し，母国に帰すことでした。彼は，インドで福祉事業をしたり，ブラジルを援助したりしていますが，その一連の流れだと思います。彼は，先を行き過ぎていたのかもしれませんね。

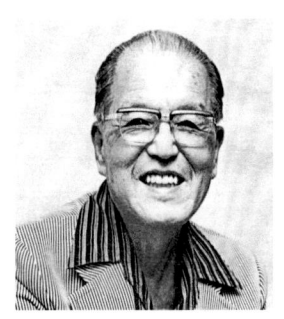

創設者・長谷川保氏

2）聖隷浜松病院の誕生

1949年，聖隷保養園は，聖隷三方原病院の前身である「聖隷保養農園附属病院」を開設し，肺結核治療をはじめ，胸部外科，小児医療，精神科医療など着実に体制を強化した。1973年，この施設は聖隷三方原病院となり，聖隷保養園も聖隷福祉事業団に改称している。

一方，結核回復者のアフターケアのために元目町に開設された附属診療所が，1959年に旧聖愛園敷地内に移転し，聖隷浜松診療所として新たに発足した。このとき，東京女子医大教授であった榊原仟氏を招聘し，心臓外科の診療が開始された。元副院長の猪俣和仁氏（現，猪俣クリニック院長）は，当時を振り返って次のように述べている。

> 昭和34年（1959年）のある日，義父の長谷川保に女子医大の日本心臓血圧研究所の榊原仟教授を紹介した。その時はまさか一年後に「浜松に

心臓センターを創設せよ」と教授命令が出るとは夢にも思わなかった。浜病（注：聖隷浜松病院）はまだ設計図もなく，小さな診療所があるだけ。（中略）仕方ないと保と私が生命保険に入り借入をしようと第一生命に申込をした。ところが，医療金融公庫の融資が出ることになり，この問題はぎりぎりの所で解決された。さて，病院はあってもボロボロのレントゲンしかない。悩んでいた所，新聞に日本リース設立と云う記事を見つけて直ちにとびついた。シーメンスのバイプレインアンギオグラフがこれで，心研より早く購入することが出来たのは新聞経済欄のお陰だったのだ。この事は殆ど知られていない。そしてこれから苦労が始まった。
（「聖隷浜松病院・開設40周年記念誌」p.12）

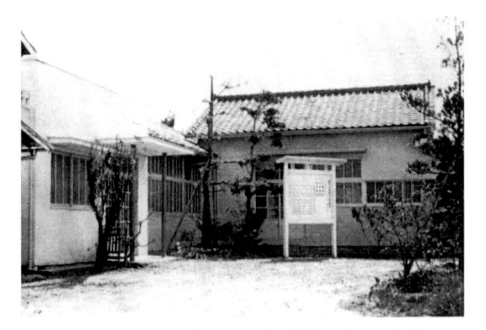

聖隷保養園浜松診療所の外観（1959年）

1962年，鉄筋コンクリート2階建ての新病棟が完成し，聖隷浜松病院が開設された（114床，職員68名）。診療科目は，内科，外科，循環器科，小児科，婦人科，消化器科，呼吸器科，気管食道科の8科である。病院開院式典の際，創設者の長谷川保氏は次のような挨拶をしている。

おかげ様で立派な病院ができましたけれども神様，もしあなたの御用に立てなかったら，いつでもつぶして下さい。

この当時，病院の管理体制は聖隷三方原病院と兼任であったが，東京女子

医大から中山耕作医師が病院長として赴任した1963年に，管理体制が両病院に分離された。中山氏は，次のように回想している。

> 何よりも地域にないものを作ろう，地域の方々が必要とするものをやろう，ということが考えられる最初の問題でございました。当時日本は心臓血管系の死亡率が第一位でした。今ひとつは，国道一号線における交通事故死が静岡県は日本一でした。そのために心臓血管外科と脳神経外科，また，救急医療に精を出した次第です。(「聖隷浜松病院・開設40周年記念誌」p.3)

ただし，開設当初の病院の財政状態は苦しかったようだ。中山氏のコメントを見てみよう。

> 赴任した年の12月，当時の世間では半ば慣例化していた職員組合のボーナス闘争がありました。「ボーナスの増額を要求する。満足な回答がなければストライキを決行する。」との団体交渉がありました。赴任して2ヶ月目の私はびっくりして，今でも苦しい財政事情で経営しているので，ストをされたのでは患者さまに大変ご迷惑をかけることになり，病院の存続も危うくなるとの思いから，浜松病院の医師全員（8名）を集めて「このような事情だから諸君の12月の給与全額をあきらめてくれ。払える時がきたら支払うから。そして職員のボーナスに僅かであるがその分上乗せしようと思う。」とお願いしましたら，医師全員が「家計の赤字は何とか乗り切ろう。」と賛同してくれましたことは誠に感激の極みでした。翌日の団体交渉の時に，「医師たちの給与は誠に僅かであるが全額提出してもらい，職員諸君のボーナスに少しでも上乗せするから今回のストは思いとどまって欲しい。」と申しましたところ，執行部の方々は「院長がそう言うのであれば仕方がない。結構です。」ということでボーナスも増額せず，ストも思いとどまってくれました。この事も私にとっては忘れられない感激でございました。(「聖隷浜松病院・開設40周年

記念誌」p.3)

　苦しい財政状況の中でも，長谷川保氏による支援があったようである。中山氏は，次のように振り返っている。

> 病院長の経験はなく何をしていいかわからなかったけれど，故長谷川保会長が「韋駄天を先生はご存知ですか，仏法守護神の一人ですが，私が韋駄天となって必要なものを集めてきますから，先生は，思うようにやってください」と仰言って，手術用の器機を入れたり，救急車を備えたり，不足しているものを作って頂きました。(「聖隷浜松病院・開設40周年記念誌」p.14)

3）やらまいか精神[4]

　「やらまいか」とは，静岡県西部で使われている「やろうじゃないか」「チャレンジしてみよう」という意味の方言である。浜松市一帯の地域では，スズキ自動車，ヤマハ発動機，本田技研といった企業が生まれているが，こうした企業にも「やらまいか精神」が関係しているといわれている。聖隷浜松病院も例外ではなく，同院は，新しい医療にチャレンジしてきた。以下，聖隷浜松病院の主要な活動を紹介する。

　1962年，新築の聖隷浜松病院にて，顧問として招聘した東京女子医大の榊原仟教授が，人工心肺を用いた最初の手術を行い，成功する。この当時，心臓手術は東京か大阪でしか対応できなかったが，静岡県下で唯一の心臓外科と名医榊原教授の組み合わせがマスコミに取り上げられ，聖隷浜松病院の名が全国に広まった。

　1965年，急増する頭部外傷に対して，外科スタッフの考案による頭部冷却救急車を設置し，救急医療活動に威力を発揮した。同じ外傷でも，低体温のほうが傷害を抑えることができるという発想である。世界で最初の頭部冷却用の救急車であった。ただし，救急車の台数も増え，時間もかからずに病院に運搬することができるようになったため，3年間使用した後に中止するこ

とになった。

　同年，オートバイの生産量が多い静岡県が交通事故全国一になったのを機に，東海地方ではじめて脳神経外科センターが開設された。病院横に4階建ての病棟（105床）を増設し，脳波形，脳手術の機器，脳内血管を調べる特殊レントゲン装置，超音波計が備えられた。脳神経外科センターは，年々増加する交通事故や労災事故による頭部外傷の治療に大きな成果を上げた。

　1977年，日本の未熟児新生児学の創設者である名古屋市立大の小川次郎教授を招聘し，日本における最高水準の設備を誇る「未熟児センター（NICU）」が開設された。未熟児センターと同じ機器を搭載した日本初の未熟児専用救急車を配備し，24時間体制でハイリスク児の入院依頼に対応できる体制をとった。その結果，浜松市の新生児死亡率は千人につき1.8人まで低下し，世界最高水準となった（全国平均6.1人）。こうした試みは，当時の厚生省が日本全国に未熟児センターを作る際の模範となる。

　1980年，聖隷浜松病院の5人の職員が，カンボジア難民キャンプで，諸外国医療グループと共に救済医療に従事した。NGOが世界中どこでもすぐ飛び出していく現在と違い，当時はまだ日本から難民救済のために外国に出かけることは全く行われていなかった。5人の職員を3ヶ月外国へ派遣することには反対も多かったが，長谷川理事長の鶴の一声で派遣が実現できたという経緯がある。

　1985年から開始した不妊外来において，徐々に難治性の不妊患者が増えてきたため，ギフト法（配偶者卵管内移植術）と体外受精を，外部の医療機関の指導を受けながら開始した。そして，1989年，ギフト法，体外受精ともに，静岡県では最初の妊娠に成功する。

　また日本は，新生児死亡や周産期死亡は世界一低率であるにもかかわらず，産科救急体制の不備と貧弱さが原因となり母体死亡率が高かった。こうした状況に対応するため，国の拠点病院構想の5年前から周産期母子センター設立を計画していたものの，予算化が難しいという理由で認められないでいた。その後，厚生省が全国に総合周産期母子医療センターの構想を出してきたのを受け，1997年，聖隷浜松病院も周産期母子センターを開設した。

1997年，聖隷浜松病院は，日本で2番目に日本医療評価機構の認定を受け，2004年，「地域医療支援病院」に承認され，2005年には，地域がん診療拠点病院（現，地域がん診療連携拠点病院）に指定されている。そして，2006年，同院は，注目すべき成果をあげている医療機関を表彰する「医療の質奨励賞」を受賞している。

4）患者に必要なことはやる
　聖隷浜松病院のこれまでの歴史を振り返って，堺院長は次のように述べている。

>　初代院長である中山先生が始めたときには114床しかなかった。周りには立派な病院があったので，「どうやったらああなれるか」「病院の存在理由は何か」「地域の皆さんは何を求めているか」を考えました。中山先生は20年前から在宅医療を重視していました。脳外科を退院した患者さんが家に帰るわけですが，病棟の有志がボランティアで訪問看護をしました。その後，専門部署ができて，別事業になり病院の外に出しましたが，そうした活動が後に制度として訪問看護・在宅医療となっていったのです。未熟児医療や周産期医療など，認められるまで20年以上かかりました。救急ヘリコプターも三方原病院で始めましたが，必要だと思ったらめげないでやってしまう。そういう風土が当院にはあります。

　聖隷浜松病院の日下部事務長も，同院の経営姿勢について次のように語っている。

>　歴代この病院を作ってこられた人たちの姿勢がカラーとして残っていると思います。うちは常に先取りでやってきて，そういう成功体験が風土として根付いているのでしょうね。未熟児センターを作ったときにも，乳幼児の死亡率が高かったので，何とかしないといけないというのが長

谷川保の考えでした。東洋一の規模を誇る未熟児センターを計画していたとき，「診療報酬も厚くない時代に，こんなの作ったら病院がつぶれちゃうぞ」という話があって，10人中9人が反対していました。しかし，長谷川保が「そうじゃない，世の中が必要としていることをすればお金は後からついてくる。心配するな，聖隷はお金があってやった事業は一つもないじゃないか」と言って実行したと聞いています。現在は診療報酬的にも評価され，病院経営にもプラスになっていますし，県内で唯一総合周産期母子医療センターに認定され，「ハイリスク妊娠，未熟児の医療は聖隷しかない」ということで患者さんから信頼されていると思います。

未熟児センターを設立した当時を振り返り，聖隷福祉事業団の山本敏博理事長も次のように振り返っている。

東洋ではじめて，昭和52年に周産期センターを立ち上げたとき，経営はひどい赤字でした。「どうせやるなら先頭を走れ」というのが聖隷のアイデンティティであり，世間からは「聖隷には未熟児センターがあるので安心してお産ができる」という評価をいただきましたが，実際収益は大幅なマイナスでした。これをどうしたかというと，分娩は自由価格だったので，それで未熟児センターの赤字を補ったわけです。その時から現在まで，お産の数は日本の中でも5本の指に入っています。当時の事業団は，聖隷浜松病院以外はすべて赤字でした。三方原は昭和53年までずっと赤字だった。聖隷浜松病院の収益によって，事業団全体を支えていたのです。収益的にはマイナスであっても必要な事業があればやる，というのが聖隷の考え方です。聖隷はマイナスも背負っていますが，トータルで事業を考えます。収益が上がったところから，足りないところにお金を回しているわけです。

患者にとって良いと思われることはためらわずに実施する風土は，看護の

現場にも見られる。看護部の熊谷次長のコメントを見てみよう。

> 患者さんにとって良いと思われることはすぐ行動にうつし，その後，業務の中に取り入れて形になっていくということが多いです。訪問看護も，はじめはボランティア活動からでした。私は11年間神経内科を担当していました。この11年間は，毎日いろいろなことが起きてマンネリ化することなどありませんでした。以前は地域との連携が困難であったため，市役所の福祉科の担当者や，保健師さんと再三話し合いを行い，呼吸器を装着した在宅療養が難しい難病の患者さんの在宅を可能にしました。また，がんの末期の患者さんや，呼吸器を装着した患者さんが「桜を見たい」と言うと，何とかして桜を見せてあげたいと考え，救急の先生や栄養士，看護学生に協力してもらい散歩を可能にしました。患者さんが一言「桜を見に行きたい」と言ったのが始まりです。呼吸器をつけた患者さんを3名も連れて行くわけです。「そんなに無理しなくても」と思うのですが，患者さんの要望があればスタッフは頑張ってしまいます。スタッフが頑張れるのであれば頑張って次につなげられれば良い。スタッフが苦痛でやっているわけではないから。その後は，春の散歩，秋の散歩が病棟の年間業務に取り入れられ，継続されました。

村木次長も次のようなエピソードを話してくれた。

> お金がかかってもやらなければならないことがあります。以前，「閉鎖式輸液システム」を看護が中心になって，院内全体に導入したんですよ。業者さんを呼んで，先生方に説明を受けてもらいました。業者の方は「看護師さんが先生に積極的に声をかける病院は見たことありません」と言ってましたね。医師たちも使うものだから理解してもらわないといけないので，医師の協力は不可欠です。コストがアップするけど「ここで感染が起きたらアウトだ」ということで導入しました。はじめ稟議書を書いたんですけど，稟議が通らなかったんで，当時の総看護婦長の畠山さ

んの支援を受け，資料を再度添付してようやく稟議が通りました。

3．経営難と医師中心の体制

　革新的な医療を導入し続けた聖隷浜松病院であるが，当初は組織体制として問題もあった。現在の経営体制が確立した時期は，1980年からの10年間である。この10年の間で，当時の中山耕作院長（故人），山本敏博事務長（現，聖隷福祉事業団・理事長），高嶋妙子総看護婦長（現，日本看護協会監事）の3人体制によって，同院の組織体制が整備され，診療科，事務，看護の各部門が有機的に結びつくようになる。当時を知る聖隷浜松病院の堺院長は，次のように述べている。

　　聖隷浜松病院が高度経済期にこれだけ伸びたのは，中山前院長と山本事務長と高嶋総婦長の3人体制の力が大きかったでしょうね。医者はいい医療をやって，看護はケアをしっかりやって，きっちり前を合わせるのは事務長です。役割分担ができていたと思います。

　事務長であった山本敏博本理事長は，次のように赴任当時を振り返っている。

　　当時，4つのオペ室で年間6000件の手術を実施していましたが，感染や耐震の問題もあり，「施設を何とかしないといけない」ということになりました。それで，収入が50億のときに70億の投資をして，民間病院ではこれ以上のものはできないという新病棟を建てました。それまでずっと黒字経営でしたが，いきなり8億円のマイナスです。昭和55年，35歳のとき，私が事務長になり，経営の見直しを命じられました。当時は放漫経営だったので，検査等の外注費や薬品等の購入を徹底的に見直しました。外注していた検査の費用について交渉したところ経費が半額になり，薬品についても，それまで施設ごとに購入していたのを共同

購入に切り替えることで経費削減できました。その結果，2年後に2億の黒字になりました。ただし，削っただけではありません。投資をしながら経費を節減したのです。外注費と薬品購入の見直しで浮いたお金で，新しい機器を買って医療水準を上げたんです。そうしないと単なるリストラになりますから。新しい医療を導入することで，人材も集まります。それからずっと黒字です。投資効果を考えるようになったのは，この頃からですね。現在は，検査技師や看護師が何か購入するときには，かならずシミュレーションをして，導入のメリットや費用対効果を考えて提案します。問題があれば差し戻ししますが，今はほとんど差し戻しがなくなりました。現在は，効率的な経営が聖隷の中で出来上がっています。費用対効果を検討する近代経営が聖隷の原動力だと思っています。

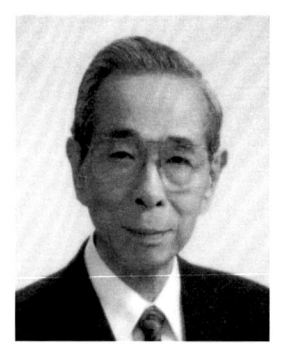

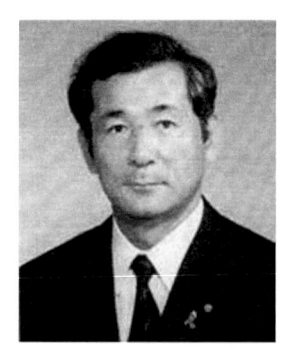

中山耕作元院長　　　　　　山本敏博元事務長
（現，聖隷福祉事業団理事長）

このコメントから，経営危機をきっかけに，経営効率の重要性が認識されるようになったことがわかる。ただし，この頃の聖隷浜松病院は，医師中心の組織であった。1980年に，北里大学病院から聖隷浜松病院の総看護婦長に赴任した高嶋妙子氏は，当時の組織と，中山・山本・高嶋の3人体制を振り返り，次のように述べている。

　看護やコメディカルが頑張っても医師がやりたいことをやっていて，皆

いいなりになっていました。「この機械じゃなきゃ手術できない」と，医師が買いたいものを買っていた状態です。医局をどうするかが問題で，そこに手をつけたわけです。赴任後，山本事務長と前代の院長の中山先生とは気持ちが通じました。10年間一緒だったこの3人は，すごい通じ合い方をしましたね。仲良しこよしではなかったけど「ツーツーツー」と全部通じた。医局に関しては，決してゆるせない医師の行動というのがあります。例えば，夜勤のとき，酒の匂いをさせて病棟の患者さんのところに診察に行ったということがあった。現場には阻止する力はなかったけど，翌日報告を聞いたときに，私は「その医師を病棟立ち入り禁止という命令をしてください」と院長にお願いしました。また，病棟の患者さんが痛みを訴えていたのに，診察に行かなかった当直の医師に対して，院長に叱責するように依頼しました。医師は，院長の言うことしか聞きませんから。私が院長に言うときには，さりげなく山本さんがバックアップしてくれるんです。絶妙のコンビネーションです。あれはすごかった。80年から90年くらいまででしょうか。それはそれはすごい戦いがありましたが，あのときに基盤ができましたね。でも，私，そういうの強いんです。くじけないんです。トップがぶれるといけません。こまめでいろいろなことができるより，どっしり構えるタイプです。結局，私は聖隷に19年3ヶ月いました。

3人体制の1人である山本理事長（元事務長）も，次のようにコメントしている。

毎朝，中山院長，高嶋総婦長，私が，管理会議と称して集まるわけです。毎朝ですよ。患者さんの動向やドクターの様子などの現場情報を一番良く知っているのは看護師さんですから，それを高嶋さんが知らせてくれる。高嶋さんは医局を仮想敵国としてチャンチャンバラバラやってました。「よくそこまで言うな」というくらい。しかし，敵ばっかりでは困るわけです。高嶋さんは，私を教育しながら，看護のサポート役にさせ

たんですね。私も納得したからサポートしました。もし，高嶋さんが単に根性が悪くて医者とケンカする人であれば，総婦長から外しましたが，そんな気はサラサラなかった。人の教育の仕方や経営を含めて，看護の重要性や人の見方などを教えられました。中山先生は自分がどうだとかあまりごちゃごちゃ言わない人です。自分で決定することもない。「あんたに任せた」というタイプ。そして「あんたがいると助かるな」と言うんです。そう言われると不思議と「この人についていこう」という気になります。院長が最高経営者ですけど，私に任せてくれたので，ちょうどいい組み合わせになりました。

このコメントにあるように，医師中心であった聖隷浜松病院の組織体制を変革する上で，高嶋氏が果たした役割は大きい。堺院長は次のように述べている。

高嶋さんは，看護の自立を大切に考えていました。彼女は，医者を仮想敵国として戦いを挑み，看護の自立と団結を成し遂げたのです。また，教育を重要と考え自立した組織を築き上げ，私が来る前にはすでに勝利宣言をしていました。高嶋さんが着任するまでは，旧体制で，医者が強くって，看護師は医者のオーダーに従うだけだったそうですが，高嶋さんは，誇りを持って自己実現していくことを強調したのです。看護は，研修もすばらしい。研修を通じて育った人がインストラクターを務めるのですが，インストラクターをやった人はなかなかしっかりしています。私は，看護が自立することは良いことだと思っています。私自身はアメリカで8年間研修を受けたので，向こうの病院の看護を見てきました。あちらはヒエラルキーが強いので，現場のことがあまりわからなくても問題ないのですね。私も当直やっていて，現場のことを知らない管理当直看護師が無意味な文句を言ってくる場面にしばしば遭遇し，やりあったことがあります。アメリカでは現場を知らなくても管理者になれるのですが，当院では幸い現場重視の看護です。

同様に、山本理事長も、次のように振り返っている。

> 私が事務長になった昭和55年に、高嶋妙子さんが赴任しました。基本的に、私はこの人から指導を受けたんです。私は薬剤師出身だったので、「看護師さんは一所懸命やってドクターを助けるドクターエイドの役割を果たせばよい」と考えていましたが、高嶋さんは「医師の言いなりになっていてはいけない。看護師ひとりひとりが自立しなければいけない」ということを強調していた。「病院は看護がしっかりしないとダメ」ということをいつのまにか叩き込まれました。院長は良い医療をして、良い医者を連れてくることが一番の役目です。病院の経営は事務部門。経営が悪くなったら事務長の責任です。

> 看護にも経営の重要性を理解してもらう必要があるので、事務は看護と情報交換をしていました。例えば、病院は1万種類くらいの物品があって一番使っているのは看護師です。「この薬品がいくらか」というのを婦長室の前でプライスクイズをやって、当たったら商品を出します。高嶋さんから「事務長、何か景品になるようなもの持って来て」と言われたりしてね。私と高嶋さんで一緒に取り組んだ結果、看護師は徐々に物品の値段を理解し、しっかりと分析してから物品を購入するようになりました。

4. 看護を中心とした組織強化

1）ケアの伝統

上述したように、以前の聖隷浜松病院は、医師の力が強く、ときに医師が看護の人事異動にも口を出すこともあった。ただし、看護部門は、組織力は弱かったものの、患者中心の考えは伝統的に強かったという。当時を知る熊谷次長は次のように述べている。

私が就職した当時より，患者さんのケアに関しては力を入れていたように思います。青いバケツにお湯を入れて患者さんの体を拭くというケアは今でも変わっていません。改築をきっかけに，病棟ごとに介助浴槽を設置し，ケアに関しては最大限力を入れています。その当時，病棟ごとに介助浴槽を設置していることはすごいと思います。ボランティアで行っていた訪問看護なども「勤務だから行く」のではなくて，「行かないといけない」と思って自分の時間を使って訪問していたのです。それだったら勤務にした方が良いということになったようです。また，入院患者さんが多くて大変な病棟には，余裕がある職場が応援の看護師を出していました。「今日は一人出せます」といって当たり前のように応援にいくわけです。他の病院では「他の病棟に行くなんてとんでもない」という話を聞きます。でも，当院はそれがあたりまえになっています。アルバイトさんでも，ヘルパーさんでも「1時間来てほしい」という依頼があれば応援に行きます。

高嶋氏も，当初の看護部を次のように評している。

聖隷浜松病院に来たときのナースたちの印象もまた，前任地と同様，やさしくて働き者でした。看護では患者さんに触れるさまざまな行為をケアといいますが，端的にいうと身体清拭があります。これは看護独自の領域なのですが，急激に進んだ高度医療においては注射や処置介助に追われて，気になっていても患者さんの身体を拭くことができない。聖隷ではこれを時間外に行っていたのです。ほとんどの病院では家族などの付添い者が身の回りの世話をしていたのですが，当院ではナースが持ち出し時間で行っていた。しかも，時間外を超過勤務として申請もしていませんでした。ときに苛立つこともありましたが，このやさしくて素直で，人が好い看護婦たちを，どうにかしてやりたくなるのですね。私の病気でしょうか。

2）北里大学病院から聖隷へ

40歳で北里大学病院から聖隷浜松病院の総看護婦長に就任した高嶋氏は，それまでの経験を次のように語っている。

> 私は看護には向いていないと思っています。自分にこだわる頑固な一面がありますから。知人にも「あなたは看護に向いていない」「人の世話ができるわけがない」と言われました。反対されると「よしやってやる」というところがあるんですね。看護師として7年間の実務経験を経て，北里大学病院の創設に携わり，管理の任務につきました。30代ちょっとで次長のポストですから，悩みながら仕事をしたのを覚えています。そのときに出会ったナースたちは，高度成長期のナースです。昔は学校にいけない人がナースになっていましたが，そのときのナースは恵まれた時代のナースです。自分の人生を人に役立てたいという人が多く，自分自身と比べてすごく優しい人たちです。こんな優しい人たちが苦しんで，高度医療に追いつかないんです。忙しくて，苦しみの中にいる部下たちをどのようにして助けたらいいのかばかりを考えていました。そういう優しい部下がかわいくてかわいくて，この仕事を選んだことを後悔させたくなかった。「どうしたら支援できるだろう」「この仕事に就いたことを悔いないようにしてあげられるだろうか」と思った。これが管理の仕事の出発点，私の管理の原点です。

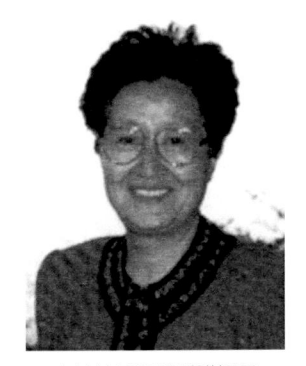

高嶋妙子元総看護婦長

北里大学病院の立ち上げ期ということもあり，高嶋氏は，病棟をゼロから立ち上げていくという経験を積む。在任中，7つの病棟を開くというハイペースで病棟を開いたという。しかし，高嶋氏の担当は教育担当の次長であったため，看護管理全般に関する業務については制限があった。「トップにならないと自分の考えることができない」ことを痛感し，悔しい思いをすることになる。そんなときに，聖隷浜松病院から総看護婦長就任要請の話が舞い込んだ。

3）看護師の確保
　当時の聖隷浜松病院における看護組織が弱かった原因のひとつに，看護師の年齢や経験の低さがあった。聖隷短大（現，聖隷クリストファー大学）は看護師養成に関しては伝統があり，着々と人材を育てていたが，地方出身の学生には奨学金を支給していた。奨学金を受け取っていた学生は，卒業後に2年間聖隷浜松病院で働いた後，郷里の病院に戻る人が多かった。その結果，看護師が定着しないという問題が生じていた。当時のことを，高嶋氏は次のように振り返っている。

> 当時，看護婦たちは弱かったですね。平均在勤年数は，ひどいときには2.8年でした。病棟は1，2年目の看護師ばかりで，3年目になると婦長代行をしていました。今思うと信じられない状況です。看護婦が足りなかったんですね。当時，総看護婦長は人集めのために全国を駆けずり回っている感じでした。でも，私はそれに反対だったんです。私たちが看護婦を連れて来るときには甘いことを言ってしまいますが，来てみるとそんなに甘くない。厳しいわけです。私は，そうしたやり方はイヤでした。そこで，人事課が看護婦を集めてきて，ここに来たら私たちが「厳しいよ」と言う形にしました。外から人を確保してくるのは総務課の人事係に担当させる。その人の工夫に任せて，看護はタッチしない。そうするとその担当者はすごく燃えるんです。あらゆることをやってくれる。

いろんなことを発想するわけです。それで，80人確保という目標を立てて，「50人になったら教えてね」と言っておいて，達成したら担当者と一緒に食事に行きました。そして，後は任せるんです。ちゃんと分担できましたね。

4）3年目研究で質を改善

　看護の体制を強化するためには，人材を確保すると同時に，看護師の定着を図り，看護の質も高める必要がある。若い看護師が多い中で，どのような方法をとったのだろうか。高嶋氏は，次のように述べている。

　3年目の看護婦に居てもらいたいので，3年目で研究課題に取り組ませました。はじめは悩んで，悩んでね。「こんなことしたら，辞める人を増やすんじゃないか」という意見があって婦長会で揉めました。婦長が14人いたけど7人が賛成で後は反対です。私は「質に対することなしに量ばかりやっていてもだめだ」という意見を持っていたので，「最後は私が1票を入れるからいい？」ということで，やることにしたんです。3年目の看護婦に面接するわけですが「ただ残ってください」という面接をしてもしょうがない。そのときの素朴な疑問，2年間実務をやってきて気になることを解明する活動を支援することにしました。「どうしてそう思ったの？」「何がやりたいの？」ということを丁寧に面接しました。それを10年以上続けたけど，結果的に人は辞めなかった。看護婦は「どうせ2年間やったので3年目もやろう」という気持ちになったんです。

　みんながやったことをまとめて論文集を作りました。発表会に先立ち，婦長と主任が徹底的に読みます。「ちゃんと思いをわかって読もうね」「何がやりたかったんだろう」「ここまでわかったんだ」というのを読み取ろうとしました。この活動はどんどん広がっていった。3年目の看護婦が「こうしたらどうか」と思ってやってみて成功したとなると，次の年

は病棟の目標にして確実にものにしていったんです。看護の質を上げるためにね。そうすると彼女たちは嬉しくって「私はつらかったけど，私がやったことが病棟に定着した」と思う。みんなが大切にしたことが当たったんです。聖隷浜松病院の看護は3年目看護婦の研究で質を上げていきました。

3年目研究について，看護部の村木次長は次のようにコメントしている。

3年目の看護研究が業務改善につながることがあります。看護研究がきっかけで現場が動くんです。

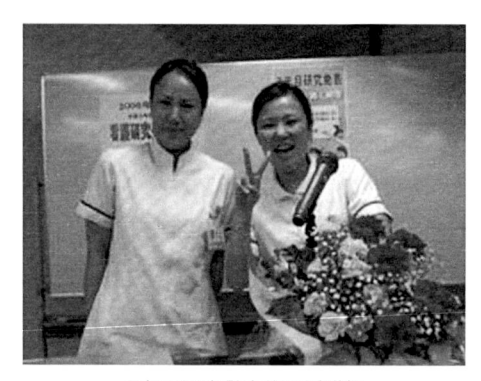

3年目研究発表後の看護師

5）研修による発言力の強化
　聖隷浜松病院の特徴は「自分の意見をはっきり述べる」という点にある。この風土は，高嶋氏が赴任してから強まったものである。次のコメントを見てみよう。

組織の文化として，例えば「発言の大切さ」といったものを定着させるためには，職位の上の者がその文化を自分のものにしなければならないと考えています。30年近い年月の中でその文化が培われていきましたが，

> 始まりは私と婦長たちとの間で，その価値を共有したことだと思います。具体的には，管理の任にあたる者が管理技法として最優先して身に着けなけれならないと私が考える「教育のプロセス」と「問題解決の10段階」を1年かけて学びました。ファシリテーターは私がしましたが，ワークショップもどきで展開しました。

当時を知る村木次長も次のように語っている。

> 私が入ったときは，落ち着かなくて人が定着しませんでした。それから高嶋さんが来て，高嶋さんと畠中さんの家でワークショップを開いて，みんなで話をしましたね。テーマは何でもいいんです。自分たちの時間を持ち出しでやっていました。病棟会や中堅会だけじゃ時間がたりないので，職場の問題をワークショップで話し合うんです。

こうしたワークショップ以外に，自分の言いたいことを言える文化を組織全体に広めるためにとられた方法は「徹底的な教育」である。当初は外部の機関に外注していた教育研修を，聖隷浜松病院が独自で作り上げるようになった。手作りの研修を通して，発言することの大切さが看護部から病院全体に浸透していくことになる。高嶋氏の考えを聞いてみよう。

> 私は聖隷の看護部に19年3ヶ月の間トップでいたけど，定年退職する3年位前まではすべての集合研修に出ていました。ここの集合研修は特徴があって，研修がスタートするときに参加者が「私は最近こういうことを考えています」ということを言います。そして，研修の最後に「こうしたことを学んだ」ということを言ってもらい，それを原稿用紙1枚に書かせる。これを読んでコメントをつけます。私はその中で気に入った1行を生の言葉で引き抜いてきて，1枚のシートにまとめるんです。すべての研修についてやりました。毎年やっていると，微妙に違うことが浮かび上がってきます。そして，「私のしたい看護」というのができ

ました。「自分がしたいことをやればいい」「自分が今思うことを発言する」ということが，この病院のひとつのキーワードになったんです。普段話していても「私のしたい看護がぼやけちゃった」という発言が出るようになりました。自分自身も含めて，まず出発点は「意思」です。「自分はこうしたい」ということを発言できる人材を育てたいんです。マイナス的なことでもいいんです。「私はやる気がなくなった」ということでもいい。「何でやる気がなくなったんだろう」「どうしてだろう」と話していけば，その原因がわかってきます。自分の力で見つけることができます。「よしわかった，こうすればいい」ということに気づくのです。「力の看護部」と言われてきましたが「力とは発言力」です。発言した結果がどうだったかとかではなく，まず発言できることが力になります。こういうことを，ずっと地道に積み重ねているわけですよね。発言力が高まるまではそんなに長くかかっていません。せいぜい5年です。

熊谷次長は，当時の教育を振り返って次のように述べている。

私が就職した当時は，外部の人に来てもらって教育をしていました。受身の研修でした。自分たちの手作り研修に変わってからは，その研修が現場に生かせるものになっていきました。

手作りの研修を通して発言力を強化するにあたって，インストラクターは大きな役割を果たしている。研修を受けることだけではなく，研修を企画したり，サポートすることを通して職員を訓練しているのである。研修のインストラクターが管理職として育っていくというパターンが聖隷浜松病院の特徴である。この点について高嶋氏は，次のように述べている。

グループ討議をしているときにインストラクターがいて，議論をチェックするという指導法が一般的にもとられていますが，発言に修正かけてしまうことがあります。しかし，発言は中身ではありません。まずは発

言することです。「そんなのズレている」というのはダメです。まず発言すること。それがひとつの分かれ目です。「どんなこと言ってもしかられない」という安心感があることが大切です。発言の中身で評価するというのが多いですが，中身は次でいいんです。外から言わなくたって，自分の中で「こういう言い方すると聞いてもらえない」ということに気づきます。周りからどうのこうのは言う必要はありません。そうした点はしつこく言いました。インストラクターをする人には徹底的に教えました。ときには「なんていうことをしたの！」と指導層にきつく言ったこともあります。各職種からインストラクターを選んで徹底的に教育した。泣けてくるというほどの厳しさで，インストラクターたちからは「鬼」と呼ばれました。インストラクターが30分程度の小さな講義をした後にフィードバックするのは私です。「さっきの言葉はどういうつもりで使ったの」とか「心がこもっていない」とか「中身わかって使ったの」とか，フィードバックします。

インストラクターは主任以上の人で，いろいろな職種から選ばれます。今の部長級は皆インストラクター経験者で，そこを通過してきた人です。インストラクター出身者が指導力を発揮するには10年くらいかかったでしょうか。以前は，院内全体の事業計画を立てるとき，ほとんどが事務長の作文だったけど，私が引退する３年ほど前に「みんなで検討してやろう」という体制になった。インストラクター経験者が力を発揮しだしたんです。次長や師長以上が合宿して練りました。次の年度計画は，宿泊なしでやりました。動き出したらトントンと広がりましたね。

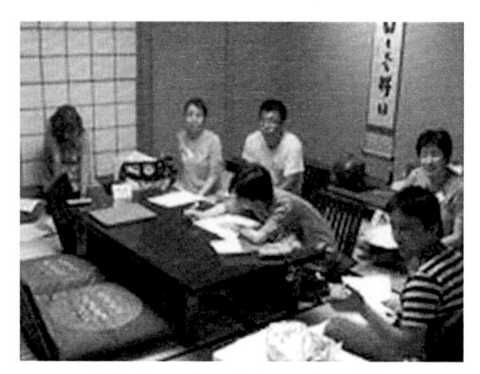

研修インストラクターの振り返り

　このコメントから，発言の中身よりも発言そのものを引き出すこと，発言に対してフィードバックすることが重要であることがわかる。教育研修の場で鍛えられた人材は，医療の現場においても発言するようになる。この点に関して，看護部の野中次長は次のように述べている。

　「発言しなさい」といって育てられてきた私たちなので，会議等の場で発言を求められれば，内容はともかく，必ずしゃべります。だれかと同じ意見であることとか感想であるとか，そのような表現しかできないこともありますが。以前は，一部の職種の人はほとんど発言しませんでしたが，チームで行う仕事が増えてきたからか，その人たちも発言するようになってきました。話し合いの場で大切なのは，同じ土俵で話し合うことだと思います。私自身，ときどき部門間や上下間のしがらみに縛られて発言を差し控えたくなってしまうことがありますが，有機的な話し合いをするためには決して良いことだとは思っていません。ジョハリの窓ではないですが，話し合いの場でお互いが自由に発言できるようになることによって，お互いに気づかなかった部分に気づくだけでなく，未知の可能性を拡げることになるのだと思います。

院長，副院長，事務長が中心の管理会議に，私たち次長がオブザーバーとして参加していますが，振られたときには積極的に発言します。私は今年から次長になったので物怖じしてしまうところもあるけど，現場が考えていることを伝えなければ，現場を踏まえた議論にならないと思うのです。タイミングは悪くなるかもしれないけれど伝えるようにしています。自分の担当している現場の状況を今伝えていかないと，議論が流れてしまいますから。私は，高嶋さんがトップで畠中さんが次長でいるときに，新人で入ってきたのですが，カンファレンスのときに1年生はなかなか発言できない。情報は持っているけど，自分では「たいしたことない」と思ってしまうのです。そういうときに「あなたの意見は大事だから言いなさい。その情報は大事なことよ。それがヒントになって次のことができるようになるんだから」と言われました。職場会のときにも「この場で言うことが大事。たとえ他の人と同じ意見でもいいの。あなたがどう感じているかを伝えることは大切よ」と先輩からも言われました。研修の場でも最初に言われるのは「発言すること」です。

同様に，村木次長も次のように回想している。

私たちが係長になったときに，高嶋さんに言われたのは，発言すること。そうそうたるメンバー40人くらいの中で新参者は発言しにくいんですけど，どの場でも「発言しなさい」と言われる。私たちも，同じことを新人スタッフに言います。病棟会では言えなくてもグループ会で言うとか。面接しながらどの場で発言するかを目標とします。会議のときにあんまり静かだと「あなたたちは職場の代表として来ているのよ。公的時間で勤務中なのだから，自分たちの意見を言いなさい」と時々説明します。発言しようと思うと，人の意見を聞かないといけないし，自分の意見をまとめる必要もありますから。

高嶋氏は，看護師からの発言の持つ重要性を管理職が見極めることが大事であると指摘する。

> 　私が率先したことはたかがしれています。自然発生的に出てきたものが多いんです。「これは使える」という見抜き方が大事です。いろんな人の言った言葉が「すごい」と感じます。皆，発言できたら強くなるんですよ。「発言しなさい」と働きかけます。ある研修が終わって，感想文にすごいことを書いた人がいました。「私には発言などできないと思ったけど，集中してそこにいたら自然に手が上がっていた」って。これも真理でしょ。「何を言っていいかわからない人は集中しろ」ということです。職員には，すごいことを考える人がいます。そのとき，「これはどこに使えるか」を見抜くことが管理職に求められます。そういうことに関心を持つ，ということです。

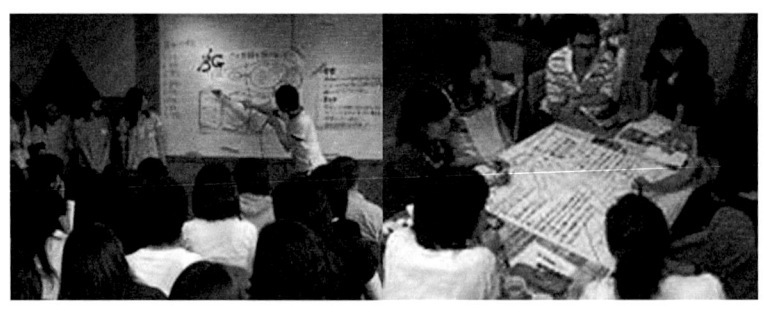

研修の様子
（左は新人研修，右は2年目研修）

6）チームによる問題解決

　なぜ発言することが大切になるのだろうか。それは，チームで問題を解決する際に「発言」による情報やアイデアが欠かせないからである。聖隷浜松病院では，医療の現場で問題が生じたときにワークショップを開くことが多いが，その際に大切なことは率直なディスカッションである。具体的な事例

について，村木次長は次のように語っている。

> チームができないと看護に向かえないし，お互い何でも言い合えるような関係でないと問題解決はできません。ある本の中で，チームの成長発達過程について書いてありましたが，それによるとチームの第1段階は様子見，第2段階は軋轢と不平不満で，自分たちの意見を出さなければ第3段階にいけない。それを読んだとき，本当にそうだと思いましたね。私が初めて課長になったときは，80床の整形の婦長でした。その前は脳外と救急でした。30人のスタッフと話しているときに，皆，歯がういたような話をしていて，とても違和感があったんです。「問題解決の場になっていないな」「建前ばかりで自由に言えない雰囲気があるな」と思った。それで中堅メンバーと土曜日の午後にワークショップを開きました。
>
> 最初に，メンバーの「いいところ探し」をして雰囲気を和らげて，「ワークショップを開いたのは自由に意見が言えないようなので」という話をしました。話し合っているうちに，「苦手な人がいる」「自分が意見を言っても聞いてくれないのではないか」と感じて言えなくなることがわかりました。半日のワークショップの後から，中堅メンバーが活発に意見を言えるようになりましたね。新人が入ったときとか，問題があるときに問題解決のワークショップを開催します。病棟に合ったテーマでワークショップをしています。相手を批判するのではなく「相手に対して自分はこういう思いをもっている」というフィードバックをすることが大事です。言えたということも自信につながります。職場長として異動したらまずはチームづくりだと感じました。1年かけてもいいから「私がどう考えるか」ということと「問題はないか」ということについて，私のことも話しながら相手のことも知る機会として面接を実施しています。

7）自分で自分を育てること，任せること

　これまで紹介してきた人材育成の基本的な哲学について，高嶋氏は次のように述べている。

> 　人材育成というのは，どうしても知識や理論を得ることに偏りがちです。ほとんどそう。でも，それより大事なことは「自分で自分を育てること」です。普通は自己啓発で終わってしまいますが，聖隷病院は違います。「自分自身をどう育てるか」という方法を，それだけやってきました。立場や役割を考えることが大切です。新人であろうと2年目であろうと，そのときの立場で感じたことをしっかり出していかないといけません。自分の立場がどうなるかをまず見ることです。自分がどこに行くかということを冷静に見て「さて私はこの職場にとって何をする必要があるか」を，自分にできることを考える。これを繰り返すことが自分を育てることにつながります。自分を自分で育てることを一番中心に据えて，堂々とやっている病院はないと思います。30年近くそれをやってきて，語り伝え，風土になっています。

　このコメントから，自分を自分で育てる上で，組織における自己の役割を意識することが重要であることがわかる。村木次長は次のように語っている。

> 　大切なのは，自分にできることを精一杯やるということだと思っています。うちの病院は役割で人を育てるということを重視していて，課長（注：師長）は孤独で大変なんですね。係長（注：主任）と一緒に働いているけど立場の違いがある。役職登用や，自分の役割をどうしたら果たせるかを考えていく必要があります。看護部では「よく働きよく遊べ」「任せることは任せる」ということを大切にしています。私も休暇や不在にすることがありますが，よっぽどのことがないかぎり，現場から電話がかかってくることはない。オフはオフで休んで，あとは現場に任されているひとが精一杯やって，何かあったら事後報告をすればいいわけです。

任せることは成長の機会ですから，課長は係長に任せることは任せます。そうやって係長は成長します。

与えられた役割の中で，自分で自分を育てること，また，自分を大切にすることの重要性について，高嶋氏は次のように述べている。

「自分で自分を育てる」ということは，その職についていて，自分で自分をなくてはならない存在にしなくてはいけない，ということです。人材育成のエキスは「自分をなくてはならない存在にする」という考えを，その人のなかに響くようにすることです。聖隷ではキリスト教色は薄れていて，私はカソリックで洗礼を受けたけど熱心に教会に通うクリスチャンじゃありません。でも看護の道を堂々と安心して歩ける。基本は，「自分を大切にすること」「自分を誇りに思うこと」「自分を愛すること」です。だから私生活は大事です。看護界は私生活を犠牲にする傾向にありますが，私たちは私生活から自分のエネルギーを得て，仕事に没頭できるんです。だから，患者さんを大事にすることと同じくらい，自分を生き生きさせることが大事です。患者さんから「看護婦さんが生き生きしてくれているから，私たちが病気と戦える」とよく言われました。私はこれをずっと言ってきました。最近になってワーク・ライフ・バランスや，私生活を大事にしなさいと言われるようになりましたが，時間がかかりましたね。私が30年間言ってきたことがようやく世の中に出てきたという感じです。

熊谷次長は，職員が大切にされていることが，患者さんを大切にすることにつながると述べている。そのためにも，職場長（注：課長・師長）を支援することが重要であるという。コメントを見てみよう。

職場長が管理しやすいように，やりたい事ができるように支援，協力する事を心がけています。新人の職場長に対しては，まず「考えてい

とを聞き」，その後で自分の気持ちを伝えています。2年目の職場長には，「まずは，自分で判断してやってほしい」「困ったときには相談に乗るから」と伝えます。相談の連絡が入ったときは，できる限り対応できるように調整しています。特に，1年目はしっかり目をかけます。職場長はいま一番大変です。医師，患者さん，家族，スタッフから多くの難問が寄せられます。何時でも支援できるように努めたいと思っています。

5．理念の制定と患者志向

聖隷浜松病院が，「私たちは，利用してくださる方々のために，最善を尽くすことに誇りを持つ」という理念を明確にしたのは1996年のことである。その後，方々を「ひとりひとり」という文言に変え「私たちは，利用してくださる方ひとりひとりのために，最善を尽くすことに誇りを持つ」という現在の理念が確立された。それまで，同院には明文化された理念は存在しなかった。聖隷浜松病院の理念について，堺院長は次のように述べている。

聖隷事業団は1930年に，数人のクリスチャンの青年が，当時治らない病であった結核で苦しんでいる青年の世話をしたのが始まりなんですね。医者でもないし，医療の知識もない。ただ苦しがっていた患者の背中をさすってあげたり，食事を作ったり，洗濯をしたり，そういうことしかできなかった。だから，聖隷事業団の原点はケアですよね。医者でない人がやっていた。日本の一般の医療機関の原点とは違っていて，当院はどちらかというとヨーロッパ的です。ヨーロッパは，教会が中心となって傷ついた人を世話したところから病院が始まりました。日本の病院は，陸軍病院や大学，あるいは開業医が大きくなって発達した。その点，ずいぶん違うと思います。長谷川保が強調した隣人愛の考え方がベースになっていると思いますが，彼が理事長を辞めたのが昭和55年（1980年）で，今は長谷川保を知っている人の方が少ない。聖隷浜松病院は，キリスト教を前面に出していなくて，私自身もクリスチャンじゃないのです

が，当院の理念は隣人愛と同じだと思っています。私自身もこの理念が追求できなくなったら，この病院は必要ないと思います。私はそういう環境の中で育ってきています。長谷川保さんのように「それは神さまが決めることだ」とまで言えませんが。

理念を策定することになった経緯について，高嶋氏は次のように説明している。

1995年にみんなで次年度の計画を立てようというとき，毎年まっさらで考えていたことに気づきました。そのとき「これは理念や方針が必要だ」と思ったんです。管理論では，理念があってその理念に向かうための方針があって，その方針を柱にしますが，そうすればまっさらの状態で計画を立てなくてもよいわけです。気づいたときに行動することが大事だということで，96年にみんなで理念を作ったんです。拡大管理会議のメンバーなので，医局は院長，副院長，ほかは次長以上です。みんなでああだこうだと壁に言葉を張ったりして。理念ができたときには，みんな喜びました。みんな，ぴょんぴょん跳ねたくなるくらい喜んだんです。気に入ったんですね，職員も。「あれしなさいこれしなさい」という内容じゃなくて「自分はどんな人材になろうか」ということをシンプルに表してると思いました。他の病院は「地域の中で何をしましょう」という高度な内容ですけど，うちの場合には「自分はこうしたい」というので「らしい」な，と。それで，100万円かけて事務部がパネルをつくってくれたんです。

日下部事務長も，理念策定の経緯について次のように述懐している。

今の理念は堺院長，高嶋さんの時代のときに作ったものです。理念を拡大管理会議で決めた後，1，2年経ったとき，当初「利用してくださる方」としていたのですが，利用者を「マス」として捉えるのではなくひ

とりひとりを個別の存在として捉えていく事が大切という意見が出て，それで「利用してくださる方」の後に「ひとりひとり」という文言を加えました。このように理念の検討も含め常に自分たちの立ち位置の確認をするところが聖隷浜松病院の特徴です。歴代リーダーの影響が大きいと思っています。

理念の変更について，看護部の熊谷次長は次のようにコメントしている。

理念のプレートに，ふうせんみたいなものがついていますが，あれは後で修正したんです。普通は全部修正しますが，カッコウよくするのではなく，変えたことをありのままに示して，そのまま残していくのが聖隷のいいところだと思います。以前は，理念をきちんと表現していなかったのですが，自分の中で違和感はないですね。誇りをもってやるということが好きなので。自分の仕事が好きだからうんぬんではないけど，これがあたりまえで，自然と自分の生活のひとつになっている。そういう意味では，すごく誇りになるのかあなと思っています。うちは，キリスト教を前面に出していないんですね。淀キリでは9時になると礼拝しているけど，聖隷はそうではない。クリスチャンもいるけどそうでない人もいますしね。

聖隷浜松病院の理念プレート

山本理事長も，聖隷浜松病院の理念について，次のように語っている。

> 医療，福祉の基本的な考え方は「困っている人を助けよう」というものです。自分たちも感謝されて成長できる。こんなすごい仕事はありません。聖隷は，一等賞で頑張ることと，隣人愛，これだけは捨ててはいけない。正当なことを言わないと人はついてきません。経営でも金儲けだけではダメです。隣人愛は人間としての基本です。人間としてやらないといけないことは一緒でしょう。福祉の人は基本的にその考えを持っているけれど，日々の仕事をするうちに徐々に劣化してしまう。それをいかに防ぐかです。隣人愛とは「自分を愛するように他のひとのことも考えましょう」ということです。聖隷にはクリスチャンはそんなに多くありません。長谷川保も，クリスチャンとそうでない人が協同して働けばいいと言っていました。やっている仕事自体が隣人愛ですから，理念を大事にしないといけません。この理念を継承していくために，理事会など重要な会議の前には牧師に来てもらい10分くらい説教してもらいます。これは私がやりだしたことです。私はクリスチャンではありませんけど，考え方はわかります。

この理念は，現場においてはどのように受け止められているのだろうか。事務部の白井次長の考えを聞いてみよう。

> 仕事の判断に迷ったときに，「利用者の方々のために何をしようか」と理念に立ち返って考えると答えが見つかることが多いですね。医療専門家の方々の支援をしながら病院の理念を達成していくことは，事務という仕事のアイデンティティ，やりがいだと思っています。聖隷浜松病院が存続するためには経営にシビアにならないといけない。成長発展するための適正な利益を得なければいけないのですが，それは恥ずかしいことではありません。理念は，いろいろと変革するときに「本当にいいのかどうか」をジャッジするときの尺度にしています。

看護部では，病院の理念をベースにして，病棟ごとに理念を策定している。この点について野中次長は，次のように語っている。

　　病棟の理念はそれぞれの病棟で考えます。病棟理念は「仕事をしていく中で大事にしていること」を表しています。「私たちの役割はどういうところにあるのか」。それが理念だったり，使命だと思います。対象の患者層も，そこにいるスタッフの個性も違うので，病棟によって少しずつ違いが出てきますね。病棟ごとに理念を作ったのはずっと前からですが，理念を壁に貼り出したのはここ数年です。貼ると職場で意思統一ができます。何かあったとき，迷ったときにそこに戻れるし，気持ちの整理がつきやすいです。毎年，次年度の目標を出す宿泊研修のとき，夜の交流会で各職場が一発芸をやることになっているんですが，そこで，病棟が大事にしている看護のあり方が替え歌に出てきたりします。インフォーマルの場ではあるけど，各病棟の理念が色濃く出ますね。

　聖隷浜松病院では，毎年，各職場の管理職が集まり，次年度の目標を設定する宿泊研修が開かれるが，その場は，理念を確認する重要な場である。村木次長は次のように語っている。

　　２月の研修のときに，必ず看護部の変遷および大切にしていることについて説明します。「うちの病院はこういうことを大事にしている」という話を管理職は必ず１年に１回聞く機会がある。参加する機会が多い人は何十回も聞くわけです。

　事務部門の白井次長は，今後，同院の理念をいかに継承するかについて考えている。コメントを見てみよう。

われわれは迷ったときには理念を見て考えますので，理念を継承していくことが大切だと思います。事務部としては，先人たちの努力を，視覚的に感じ取ることができるような企画をしていきたい。例えば，職員が出退勤する道筋に歴史的なパネルディスプレーや病院理念の掲示があるといいかもしれません。例えば，聖隷のマークの外側の二重円は，イエスが最後の晩餐のときに弟子たちの足を洗ったたらいを意味しています。普段の仕事のなかで通りかかったときに，そういう情報を形で見ることで，理念に触れ，たくましく自立する精神が育まれるのではないでしょうか。

6. 医師と看護の協働

聖隷浜松病院では，中山院長，高嶋総看護婦長，山本事務長の3人体制の時代を経て理念が制定され，徐々に医師・看護師・事務の連携が強化されていった。赴任後，医師を仮想敵国として戦線布告した高嶋氏であったが，看護の力が強まり，後任の畠中氏の代になってからは，看護と医師の協力体制が整えられていく。高嶋氏のコメントを聞いてみよう。

私の頃，医局は私のことをどこかで目の敵にしていましたが，畠中さんの代になってからは融和しました。部長クラスの研修も3年前から始まり，臨床の医師が参加するようになって，みな燃えています。プログラムは講義ではなくて，全部ディスカッションです。「自分たちの組織のどこを，どうしたらいいか」というプログラムにしていますが，参加者は燃えますね。自分の遊びも捨ててそういう研修に参加している。医局もそういうことをやりだすと，発想は豊かです。あの人らは勉強するときには勉強しますから，力がつくんじゃないですかね。

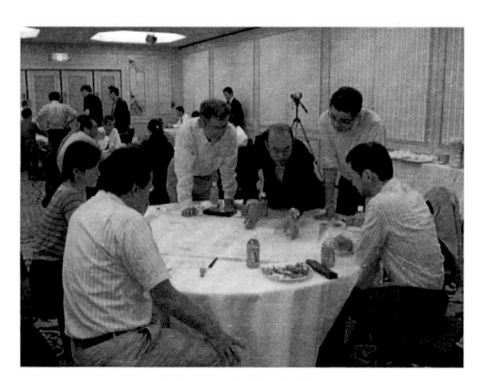

診療部長研修の様子

　医師との協力を進める上で，村木次長は，会議を用いて問題解決することの重要性を指摘している。

　　私たちも，医師を攻めたてようと思っているわけではなく，うまくやっていきたいんです。他職種が参加する会議では，看護が発言することが多いですが，これはそれぞれの職場を背負って会議に来ているからなんです。思っていることを言うだけで，相手を攻めているわけではありません。会議体はたくさんありますが，一番発言するのは看護でしょうね。うちは，会議で問題解決することになっていて，必ず議事録に残します。もちろん，日々，現場で問題解決することもありますけど，なるべく会議に乗っけることにしている。やるしかないと思ったことについてはスピードが速いですね。私が入った頃に比べると，看護の組織力は強くなっています。組織力を上げていかなければ病院の中で認めてもらえないですから。医師とは関係性を保っていくことが大切だと思います。文句ばっかり言っていたら，向こうだって嫌になっちゃいますよね。認めたり，ベッドコントロールについての苦労を話しながら理解を求めるなど，どうしたらこちらの意思を伝えることができるかを考えます。チームですから。もし何かに反対している医師がいても，会議で何も言わなかったら認めたことになります。もし反対意見があれば「何で会議で意見を

言わなかったんですか」ということになる。必要があれば会議に乗っけています。日々の行動と会議を使い分けてやっているんだと思います。

　看護部の力が強まったのは，発言することを重視する風土とともに，病院全体のベッドコントロールを看護管理室が実施している点が大きい。村木次長は次のように述べている。

　　看護のベッドコントロールが収益につながっていることは経営層もよくわかっていると思います。空いている病室に入院していただくことで収益があがりますが，看護の協力なしではベッドコントロールができません。病室がないときは他病棟に病室を借りるわけですが，入院が必要な患者さんがいるときには必要な病室を提供するわけです。看護管理室では，各病棟の空床状況を把握しながら中央でのベッドコントロールを実施しています。

　このように，看護部によるベッドコントロールを背景にしたパワーの獲得以外に，チーム医療の進展によって医師と看護師の協力が欠かせなくなっているという事情もある。この点について，熊谷次長は，次のようにコメントしている。

　　最近はドクターも，私たちと一緒にやろうという姿勢，チームでやりたい姿勢が見られます。近づきたいという意識が出てきているような気がします。昔は「医者なんだ」という意識が高かったように思いますが，今は「自分たちだけ頑張ってもできない」ということを意識して，看護に近づいている。患者さんの権利が強くなってきて，そういうところで医師の限界ってありますよね。この5，6年の間にかなり変わってきています。私がいた神経内科は，看護なしではやっていけない。だからドクターと一緒にやってきました。しかし，外科系の医師は違っていて「何で俺の言うことをきけないんだ」という意識があった。でも，今は，患

者さんとの面接のときにも「看護師さんに一緒にいてほしい」という依頼があります。

　看護師と医師との関係を融和する上で理念が重要な役割を果たしている。看護部の野中次長は次のようにコメントしている。

　最近は，医師と一緒に交わって仕事をすることが多くなったので，発言はするし，意見は戦わせますけど，昔ほど敵ということはなくなりました。もともとの病院の理念がありますよね。職種や身分は違うけど，ここで働いていると唯一共通のところです。やることも違うし，自分の大事にしていることでぶつかりはするけど，最終的に目指しているのは理念のところで共通しているから，一緒にやっていけます。苦しい状況の中で話し合いをしていても「自分たちはこれをしていこう」「患者さんが大事なんだ」というところは一致しています。何のためにやっているのか原点に立ち戻るところが理念です。

　高嶋氏は，患者からの視点を持つことによって，医師との協働が促進されると指摘している。

　私は医師を目の敵にしていたけど「患者さんにとってどうなのかという点で決めましょうよ」と言ってきました。ここが抜きになるとケンカになるけど，患者さんにとって何が大事かを考えれば，おのずと答えが出てくるんです。そのきっかけは，ずっと昔，20年以上前ですが，ある職場のヘルパーグループが互いの仕事の仕方について揉めたことがありました。しかし，オープンに揉めなかった。言いたいことが言えない人もいた。その時，メンバーの1人が「患者さんにとってどうかという視点さえあれば，お互い言いたいことを言っても問題ない」と発言してから，メンバー全員が楽に言えるようになったのです。それからずっと「患者さんにとってどうか」でものを決めることができるようになった。楽

ですよ。いくら揉めても当座の結論は出ますから。

看護師と医師の協力体制が進んでいるとはいえ，若い看護師の場合には，医師との協働には苦労も伴う。野中次長は，次のように語っている。

> だれと一緒に働くにしてもコミュニケーションがとれるかどうかが結果に大きく影響しますが，とくに医師との協働で困難さを感じるのはコミュニケーションの部分だと思います。患者さんが痛みを訴えているのに「そんなの気のせいだよと」と聞いてくれなかった医師がいたとして，もしもそのことを医師に意見したら「感情的になるのではないか」と不安になります。だから発言を差し控えてしまう。実際，すごい怒りを見せられるとひるんでしまうし，これ以上続けて良いものかと発言を躊躇してしまいます。こんなとき先輩たちが役割モデルを見せます。彼女一人では立ち向かえないときには，先輩や上司が傍にいてフォローしてあげることが大事なのです。自分にも発言できるのだということを実感してもらう。その体験を成功させてあげることです。「だいじょうぶだから行っておいで」と背中を押したり，私たちがその場に姿を見せる。結果的にうまくいかなかったこともあるかもしれませんが，そのときは一緒に振り返ります。

また，看護師にも医療秘書にも「とにかく現場で起きていることを知らせてほしい」と伝えています。知らせてもらった内容について，管理者としてアクションを起こしたとき，あるいは看護師として患者に看護介入を行ったとき，私に情報を入れてくれた人にその後の進捗状況や結果を報告します。例えば，看護師が医療秘書やヘルパーから患者の情報を教えてもらい，それをもとにアクションを起こす。そして「このあいだの情報をもとに看護計画を立てたよ」とか，「その後，患者さんはこのようにされているよ」と伝えてあげる。そうすると，医療秘書やヘルパーは次からどのようなことを看護師に伝えればいいのかわかるようにな

る。医療秘書もヘルパーも，だれでも「チームの一員として役に立ちたい」「いい仕事をしたい」と思っていますからしっかり情報を入れてくれるようになります。

7. 現場重視の改善活動

聖隷浜松病院は，業務の改善にあたり現場重視の姿勢が強い。その背後には，患者重視と職員重視の考えが存在する。看護部の熊谷次長は次のように語っている。

> 現場が第一です。誰かが休んでも病棟が困らないようにいろんな業務が代行できるようにしました。現場を大事にしたいという発想です。そのために業務を改善していく。業務を改善するときには，看護が患者さんのベッドサイドに居れるかという視点で考えます。管理職である自分もいつでも現場で仕事ができるように維持したいと思っています。

同様に，村木次長も次のように述べている。

> 新しいものを入れるときには，現場にとってメリットがあるかどうかという視点があります。トップダウンの改善が現場とズレていたら課長たちから意見があります。今現場に必要かどうか検討しながら，必要なことや物は導入する。現場のニーズを見て「これだったら現場も求めている」ということで入れます。私たち次長もできるだけ現場に行くように言われます。管理をする上で現場を知っておくということは重要なことで，現場と管理が遊離してしまってはいけないという考えは強いですね。

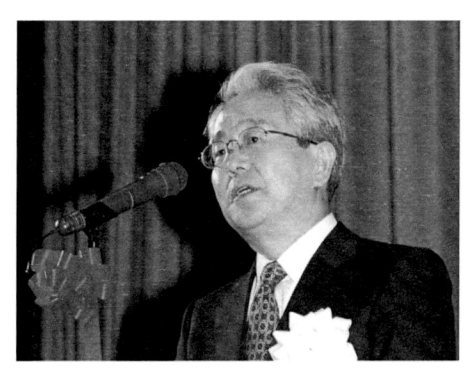

2006年度デミング賞・医療の質奨励賞式
において挨拶する堺院長

　聖隷浜松病院では,「必要を感じたら,やりたいところからやる」という,現場起点のボトムアップ方式で改善活動が実施され,有効性が確認された時点で全組織に広がるというパターンが見られるようである。なお,同院は,2006年度に,デミング賞の医療版である「医療の質奨励賞」を受賞しているほどクオリティマネジメントに力を入れているが,ISOは導入していない。この点について事務部の白井次長は次のように説明している。

　　ISOの導入は検討しましたが,取得には至りませんでした。費用とその効果の検証において,現時点で当院としてはメリットが見出しにくいという結果になりました。

　看護部の「質担当」である野中次長は,同院の品質管理のあり方について次のように語っている。

　　看護の質というところでは,業務だけでなく,どうしたらクオリティが高まっていくかを考えています。具体的に言いますと「看護を語ろう会」というのがあります。これは委員会とは違いますが,特定のテーマ,例えば「睡眠に対する援助」に対しての取り組みを職場の人にレポートしてもらい,看護を掘り下げて考えていきます。レポートしてもらった後

に，フロア全体でディスカッションします。「こんなところに看護があるね」ということを言語化していきます。月1回，定例で行っています。10年くらい続けているでしょうか。対象は限っていませんが，経験年数2〜4年目くらいの人が課長や係長に促されて参加しています。マンネリ化することはありません。テーマを考えるのが質担当の仕事なのですが，例えば，「病室の明るさをどう調節していくか」といったテーマを検討して，そこから「こういう取り組みをしてみようか」「こういうふうに連携していこう」ということが出ることもあります。語ることに意味があって，形式ばってやるのではなく，いっぱい質問をもらいながら模索していきます。モヤっとしていることでも「こういうのが看護の働きなんだね」ということを言語化していく。

看護のQC活動については，安全管理委員会，教育委員会，感染委員会など，いろいろな委員会の中で行われています。業務の中での安全に関することは安全管理委員会が中心となってやっています。うちはISOをやっていません。ISOって大変だっていいますよね。昨年，デミング賞をいただいたのですが，そこで指摘されたのは「やる気はあって実施しているが，評価し改善にむすびつけているかという点が課題である。その部分が見えるようにしたほうがいい」「とっかかりは良い。いろんな案は出るが，それを成果として評価して改善点が見えるように」ということです。うちの病院は，やらまいか精神はあって，案はいっぱい出てきます。「患者さんにとっていいこと，本人の成長にとっていいことはやろうよ」という思いは強く，それが手続き上のことで阻害されることはありません。比較的ゆるやかにやらせてもらえると思います。

8．事務部門の役割
1）事務部門の特性と他部門との関係
　長谷川保氏の影響もあり，聖隷浜松病院は伝統的に事務部門の力が強い。病院内において事務部門はどのような評価を得ているのだろうか。堺院長は次のように評している。

> 事務部門は頑張っています。ただ，聖隷の事務はしっかりしていると言われますが，他の病院が弱いんじゃないですかね。公立病院では事務のトップが2年位で変わるので，変革もしづらいのではないでしょうか。当院は，いかにして医者に働いてもらうかを考えています。そのためには事務が頑張るしかない。病院開設の頃は地方の病院でしたから「どうしたら良い医者に来てもらえるか」を考えて，医者をいろいろ支援してきたんです。最終的には利用者のためにいい医療をやって，患者さんに喜んでほしい。データを出すときにも，生データを持ってきても意味がありません。それを分析してはじめてデータ収集となります。今，目の前の問題解決にどうつながるかを考える必要があります。

看護部の熊谷次長は事務部門について次のように語っている。

> 私が就職してまもなく病院の経営が厳しい時期がありましたが，そのときはボールペンが使えなくなると，芯だけを替えるなど，徹底的に節約しました。また，鉛筆が短くなると2本をテープで合わせて使ったこともありました。物を大事に使うということは当院の資材課は徹底していたように思います。看護師は基本的に経営に頓着がなくて，弱いと思います。「お金より患者さんのためだったら」という意識が高いのですが最近は変わってきていると思います。

一方，村木次長は「この医師限定の薬品とかあって，少し医師には甘いと

ころがありますね。診療に必要だからといってしまえばそれまでですが」とも述べている。

事務部門の白井次長は，自部門の風土について次のようにコメントしている。

> たとえ忙しくても「忙しいからやめよう」ということをよしとしない風土があります。次々と実施していて「忙しいね」と言いながら，どんどん進んでいくところがあります。次々とやっていく。「次，次」というのは病院トップの影響があると思います。一番が好きというより「次にこういうことをやったらもっと良くなるね」というのが風土としてあるのでしょうね。例えば，稟議書にBSC（バランス・スコアカード）を導入しようと思っているのですが，これは誰に言われたわけではありません。忙しさが増しますが，それでいいと思って言っています。病院の中でそういう育てられ方をしたのかもしれません。

日下部事務長は，事務と他部門との関係について，次のように述べている。

> 当院の運営は事務が原動力になっていると思います。病院の現場を動かすのは医師，看護，医療技術ですが，当院の場合は看護部門がキーパーソンだと思っています。経営に関する情報提供は自分たち事務部門がしますが，それを現場で実行するのは看護部門です。看護は教育など進んでいるところがたくさんあるので，他部門はそれを見習っていくべきでしょうね。
>
> 医師についていえば，院長は経営者ですが，副院長クラスの中には経営的なマネジメントが得意でない先生もいます。さらに診療部長クラスになるとその数も増えますが，医師に経営的なマネジメントを強く要求するよりも，目指す医療の実現に向けて質と効率を上げていただくことに力を注いでいただきたいと考えています。事務は現場のやりたい医療の

実現に向け経営的な側面をしっかり支え，医師が医療の向上に集中できる環境を整えることが役割だと思っています。事業団の中では，事務部門は経営の専門職であるとの認識が確立しているので，事務部門と他部門の関係は，欲しい物や，やりたい医療に対する投資と経営的なバランスのとり方のように，緊張感のある関係の上に成り立っている面もあると思います。

　一方，聖隷福祉事業団と聖隷浜松病院との関係はどのようになっているのだろうか。日下部事務長のコメントを聞いてみよう。

　山本理事長が就任して8年ですが，その影響は大きいと思います。ハイスピードマネジメントを目指し執行役員制度の導入，月2回の役員会開催によるタイムリーな意思決定等，現場の動きを停滞させない仕組みにより，激変する医療環境の変化に追従する現場の助けとなっています。また，現場から役員会に稟申したものについて蹴られることはほとんど有りません。現場がやりたいことはやらせてくれます。権限委任がしっかりとなされていると感じています。

　ただし，本部の影響力について，看護部の熊谷次長は次のように述べている。

　本部は，次から次へと新しい事業を展開していますが，現場はかなり厳しい人材状況です。

2）経営の可視化

　聖隷浜松病院では，投資をする場合に，その根拠をデータで示すことが求められる。患者の満足度向上を重視する同院であるが，データによってその根拠を示さなければならない。看護部の野中次長は，次のように述べている。

> 私はこの病院は再就職ですが，患者さんにとって良いと思われることはやらせてもらえる病院です。採算重視の施設が多いと聞きますし，トップの考え方に左右される部分でもあります。ただし，うちの病院でも，ただ欲しいというだけではダメです。お金がかかる場合には，それなりの説得力をもたせないといけない。今までのデータを整理して効果を見せて，目に見える形に可視化しなさいということを言われます。

同様に，村木次長も，予算を要求する場合には，自部署の貢献度をデータで示す必要がある，と述べている。

> 通常，病棟の病床利用率，平均在院数，超勤時間，一人当たりの人件費といったデータが出るんですよ。そういう中で「人を増やしてほしい，物を買ってほしい」というときに，自分たちがどのくらい経営に貢献しているかを示さないといけません。大変大変と言ってもわからないので，数字で表します。例えば，小児科病棟では「呼吸器が何台動いていた」「吸引を30分しなければいけない患者さんが何人いる」とか，ただ「大変大変」と言っても事務の方々にはわかってもらえません。何が大変なのか見えないときに，第三者にわかるように見せないといけないのです。必要があれば説明に必要なデータをまとめ，「実際はこうですよ」と説明します。

聖隷浜松病院では，BSC（バランス・スコアカード：従来の財務分析による業績評価に加えて，顧客，業務プロセス，成長と学習の視点を加味して，総合的に組織の業績を評価する経営手法）を導入中であるが，この試みも経営の可視化に関係している。堺院長は，BSCを導入した理由を次のように説明している。

> PDCAをしっかり回さないといけないということを考えています。聖隷浜松病院はせっかちなので，スタートは早いのですが，半分やったらできあがったと思う傾向があるんです。そのためにBSCを導入して評

価することにしました。部門によっては，見える形で数値目標を設定できます。ただ，医療界でBSCを導入して成功しているところは少ないんですね。生身の患者さんを相手にしているとデータとしてまとめにくいからだと思います。取り掛かるとでき上がったと思ってしまう。目標参画制度（注：目標管理制度の事業団での呼称）はなかなか医療現場ではむずかしいのですが，それにBSCをドッキングしていこうと思っています。まだトップダウンなので現場に定着するまでは4，5年かかるでしょう。いろんなマネジメント・ツールがあって，BSCは医療には合わないという人がいますが，そんなことはないと思います。できるところから初めて積み重ねて，それを職員に提示していくことが大切です。大切なことは病院が何を考え，どこに向かっているのかを可視化して職員に示すことだと思っています。最終的には利用者の皆さんにも提示して情報を共有する必要があります。

BSCの効果や導入経緯について，日下部事務長も次のように述べている。

BSCは，管理するときに数値で捉えることができるので，現状把握と振り返りをするときに役立っています。病院経営を財務・人材・顧客・業務プロセスの4つの視点で捉えバランスよく管理しようと考えています。今まではやりっぱなしで，どこまでできたかという評価もあまりできていませんでしたが，BSCを導入することで現在の立ち位置が把握できるようになりました。導入に際しては堺院長のトップダウンで決めましたが，病院マネジメントツールとして導入して良かったと思っています。導入後3年を経過していますが，今も試行錯誤しながら当院独自の方法で運用しています。導入に際してコンサルティング会社は入れていません。BSCの勉強会に行ったり本を買って読んだりはしましたが，当院独自で作っています。

BSCはどのような使われ方をしているのだろうか。白井次長のコメント

を見てみよう。

> 以前から院長は可視化ということをおっしゃっていました。目に見えるものでないと評価できないし，評価できないと管理できないからです。BSCもそのひとつです。当院は，先駆的に取り組むことを常に考えてきましたが，そのあまりプランを立て実行し，評価の前に次が動いている傾向があります。PDCAで言い換えればPDは良く動くのですが，CAが疎かになることも無い訳ではない。立ち上げたプロジェクトを評価して，目標と違うようであれば修正していかないといけません。投資活動を行うとき「プランは何で，何をして，どういう評価をして，次にどのようなアクションをするか」を経営陣と約束する必要があります。稟議書にBSCマップを添付し，「どういう戦略マップでこのプロジェクトをするのか」「その評価指標は何か」を明確にして評価をしています。

3）プロセスの改善

　事務部門では，医療プロセスの改善においても支援を行っている。この点について，事務部の白井次長のコメントを中心に紹介したい。

> 当院は手術件数が年々増加しています。件数の伸びに比例して部屋稼動率が向上し，ナースによる手術室内での外回り業務や器械出し等の手術対応業務の時間が増加します。ナースは，手術室内での直接業務が増加すると，間接的な業務である物品の準備業務時間に歪みが起こり，時間外にその業務を行わなければなりません。ナースのワークバランスに変化が生じるわけです。その問題解決をするためにナースを増員することは難しい。そこで「ナースの業務を分析させてください」とお願いします。私たちが観察して，物品を準備するのに8000時間かかっていることがわかり，「準備にかかる時間を手術対応業務に時間の中身を変えましょう」「その準備のための手術物品キットを揃えましょう」と提案します。そうやって，時間の有効利用をするために供給プロセスに踏み込

んで，アウトカムを高めています。供給体制のプロセスに踏み込んで改善することに事務が参画しているのです。現実を見せてもらって，見える形にして，一緒に考えて改善する。そういう会議をすることに何の違和感もありません。各職種の皆さんに意見できる雰囲気があって，壁を感じることはないです。チームで動くことは，以前からやっていますし。

こうしたプロセス改善の手法を導入したきっかけは，外部との共同研究であったという。

「プロセスの中に見るべき数字が埋まっている」ということを言い始めたきっかけがあります。院長が，東京の医療経済学の先生と交流があり，2年ほど前に，当院が現場のデータを提供し，共同研究をしたことがあります。そのときコンサルティング会社の人も来て，手術室の改善プログラムを考えました。そのときに，プロセスを管理することで需要側に対応できる供給能力を作ることが重要であることを教えられたんです。プロセスの改善は伝統的に行っていましたが，能動的に検索すると現場にはまだまだ改善する為に良質なデータが沢山あることを教えられました。

改善活動を実施する上で，外部環境を見ることも欠かせない。白井次長のコメントを見てみよう。

経営的にやらないといけないことは，患者数，一人当たりの診療報酬の点数，平均在院数など医業活動を月ごとに集計し検討することです。しかし，それはあくまでも結果です。結果をみることで次の対策が検討できますが，それは現在の医業活動についての対策になります。今当院で患者さまが増えている状況の中，浜松市内の人口構造も変わってきています。流出，流入もあり，そうしたマクロな動態を予測して「10年後のために何をしておくべきか」を考える必要があると思います。平均在

院数を短縮しておかないと744床のベッドに患者数の需要過多が起きるかもしれません。そのために，患者さんが今後どのくらい増えるかということを予測しないといけません。事務部としては，10年後のために今やっておくべきことを判断することも大切だと思います。入院患者さまの約半分が手術をするとしたら，その手術室をいかに効率的に使うかを考えます。現在の稼働率が何％で，CTの稼動や手術待ちはどの程度かなど，需要を見ながら供給体制を考える必要があります。広報的なことについては，外部に対しても重要ですが，職員のモチベーションを高めるために，職員や求職者にどのようなニーズが存在するかも考えています。先駆的に頑張っている人が頑張っていることを，わかりやすく患者さんに表現してあげるのは私たちの役目です。そうすることで，さらに優秀な人材も集まるし，選ばれ続ける病院になると思います。

4）事務部門の人選

　聖隷浜松病院における事務部門は，人選の仕方に特徴がある。山本理事長は薬剤師出身，日下部事務長も放射線技師出身である。この点について，山本理事長は次のように述べている。

　聖隷は適材適所を重視します。医療のリーダーは現場を理解できない人はしてはいけない。公的病院は役所から事務長が来て，わかってきた頃に異動してしまうのが問題です。現場医療の理解という点では，コメディカルは勉強しなくてもできます。事務しか知らない人は，現場の技術や知識がないので，どこかで遠慮してしまい，自信を持って言えないところがある。一方，コメディカルは専門で固まる傾向があるので周りが見えないことが多い。ですから，周りが見えて，やらなければならないことを知っていて，感性が豊かな人には，コメディカルであっても事務に携わってもらいます。事務のリーダーは，みんなをまとめる能力があって，方向性を出せる人でなければいけません。

9．今後の課題

これまで，聖隷浜松病院の歴史および運営体制について述べてきた。ここで，同院が直面する課題について，堺院長と山本理事長のコメントをもとに紹介する。まず，将来のマネジメント体制について堺院長は次のように語っている。

> 私も平成8年から院長になって12年目ですが，次はどういういう人が院長としていいのかと考えています。医者が院長になるときには，良い臨床家であること，管理能力があることが条件になると思います。しかし，良い臨床家ほど「現場でもっとやりたい」ということで，病院全体の管理の仕事を嫌がる傾向にあります。その辺が非常に難しいところです。私はもともと，院長は医者じゃなくてもいいと思っています。でも日本でそういうことをいうとダメなんですね。「病院は医療の質を保証しなければいけないので医者じゃないといけない」と言うんですが，そんなことないと思う。医療の質を定義して評価すればいいのだから医者じゃなくてもいいのです。

看護部については，評価をしつつも，次のように述べている。

> 当院の看護部は自立していますが，一般的にいって看護は看護で固まる傾向にあります。看護師が他の部門に移ると，看護じゃないということになる。例えば，臨床研修センターを立ち上げたときに，現場を知っている看護師長を入れましたが，看護の現場から離れると心配になるらしい。キャリアパスを考えると，看護プロパーから外れた人をどのように扱うかが問題です。私は外れてもいいと思っています。例えば現在の事務長は放射線技師でしたが，管理能力があったので事務長にコンバートしました。力があれば看護師が院長になってもおかしくないのです。総看護部長の勝原さんが新しく副院長になりましたが，看護だけでなく病

院全体に視点を置いてマネジメントしてほしいですね。看護はそのへんすごく敏感です。たいがいの病院では部門間の壁は高いのですが，私はそれを取っ払いたい。1つの部門が強いと，他の部門がなかなか伸びないということもあると思います。

聖隷浜松病院における部門間の関係について，山本理事長は，次のような点を懸念している。

私と高嶋さんの時代と比べると，事務と看護の関係が変わってきたような気がします。事務と看護の協力関係が薄くなっているかもしれません。事務は経営的な点について命令しなければいけませんが，医療専門職に対して上から命令するのは無理です。協力関係を維持しながら，お互い歩み寄らないといけないわけです。看護部門から情報を収集しながらタイムリーに管理するために，事務はもう少し歩み寄る必要があると思います。逆に，事務とドクターとの関係は強くなっている。昔に比べて，ドクターは大きい存在ではなくなっています。昔は何でもかんでもやる医師が多かったのですが，今は，専門分化しています。こじんまりとまとまっている，まじめなドクターが多い。個々のドクターが事務と対応しています。どこの病院もそうだと思いますが。

医療をとりかこむ外部環境が変化している中，堺院長は次のように考えている。

とにかく職員には質のいい医療をしてもらうことです。そのために必要な診断・治療機器を購入して，ドクターにはあらゆる研修のチャンスを与えることですね。一番気にしているのは，医療がどういう方向に行くかについてです。やはり先を見なければいけない。今までは比較的わかりやすかった。厚生労働省も，医学的最適主義を重視してくれていましたが，最近は経済的最適性が優先されてきていて，先行きがわからない

ところがあります。日本の医療のリーダーシップをどこがとっていくのかも見えません。医療費を適正な範囲に抑えなければならないという問題がある中で，いろいろな状況が錯綜して先が見えにくくなっています。様子を見るしかありませんが，何があっても対応できるように，現場がしっかりすることが大事だと思います。

山本理事長は，外部評価に伴う会議の増加を懸念している。コメントを見てみよう。

今の病院は，機能評価などで義務づけられている委員会が多すぎると思います。たくさんの委員会があります。もちろん重要な会議もありますが，中には必要のない委員会もある。必要性の低い会議に上級管理職が参加し，議事録を作ってそれを確認して，ということをやると，貴重な労力を浪費していることになります。そういう流れが聖隷浜松病院の中にあるような気がしますね。みんなが意見も文句も言わないでやり過ごすというのは官庁のやりかたです。無駄を排除しなければいけません。

10. 考察

最後に，非公式ルーチンの形成プロセスを中心に，上級管理職が患者志向の理念をどのように構造化していったかという観点から，本章で紹介した事例を考察する。

1) 聖隷浜松病院の歩み

図表3-1は，聖隷浜松病院の歩みをまとめたものである。結核患者のための施設「聖隷保養農園」を原点とする聖隷浜松病院は1962年に設立され，心臓外科，脳神経外科，NICU等の分野を中心に，1970年代に大きく成長した。しかし，積極的な設備投資の結果，1980年に赤字経営に陥ってしまう。この経営危機を乗り越え，1980年からの10年間に病院の基盤を作ったのが中山耕

作院長，山本敏博事務長，高嶋妙子総看護婦長である。この３人体制のもとで組織力が強化され，同院は再び順調な成長を遂げている。そして，1996年には，理念を明示化し，2000年以降は，堺院長のもと，品質管理，収益管理，評価制度を整備することで磐石の体制を築きつつある。

図表３-１　聖隷浜松病院の歩み

1950年代	1960年代	1970年代	1980年代	1990年代	2000年代
聖隷保養園	聖隷浜松病院の設立と成長・拡大期		経営危機	中山・山本・高嶋氏の３人体制による組織体制強化	理念の明示化と品質管理，収益管理体制の強化

２）非公式ルーチンの形成

「設立から1970年代」「1980年代」「1990年代以降」という３つのステージに沿って，聖隷浜松病院における非公式ルーチンの形成プロセスを図示したものが図表３-２である。中央部分は同院において「患者志向の理念」が設立当初から存在していたことを示しており，網掛けの部分は，それぞれの時期に形成された非公式ルーチンを示している。なお，こうした非公式ルーチンの内容，およびリーダーシップ特性と公式ルーチンとの関係は図表３-３に示した通りである。

①「新技術・制度の導入」

病院が設立された1960年代から1970年代にかけての第１ステージでは，心臓外科，救急医療，未熟児センター等の分野において全国的にも最先端の医療技術が導入されている。これは，浜松地区における「やらまいか精神」（新しい試みを一番先に導入することを重視する考え方），ならびに理事長であった長谷川保氏の社会的使命感が影響していると思われる。この時期に培われた「新技術・制度の導入」に関するルーチンは，この後においても，聖隷浜松病院に脈々と受け継がれることになる。

第3章 聖隷浜松病院の事例

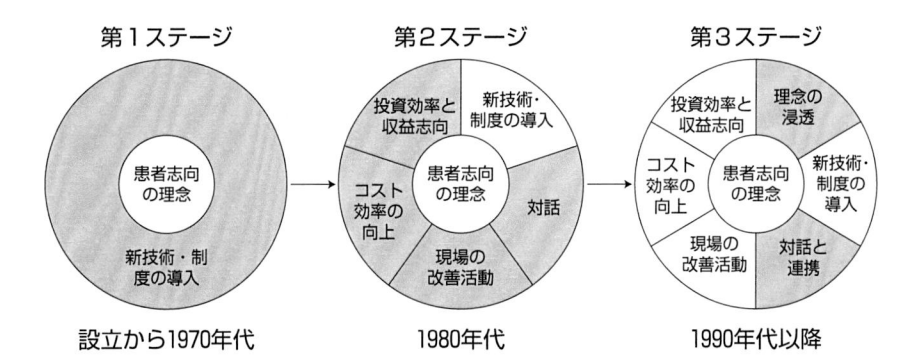

図表3-2 聖隷浜松病院における非公式ルーチンの形成プロセス

第1ステージ	第2ステージ	第3ステージ
患者志向の理念／新技術・制度の導入	投資効率と収益志向／新技術・制度の導入／対話／現場の改善活動／コスト効率の向上（中心：患者志向の理念）	理念の浸透／投資効率と収益志向／新技術・制度の導入／対話と連携／現場の改善活動／コスト効率の向上（中心：患者志向の理念）
設立から1970年代	1980年代	1990年代以降

注：網掛け部分は，当該時期に形成された非公式ルーチンを示している。

図表3-3 聖隷浜松病院における非公式ルーチン，公式ルーチン，リーダーシップの関係

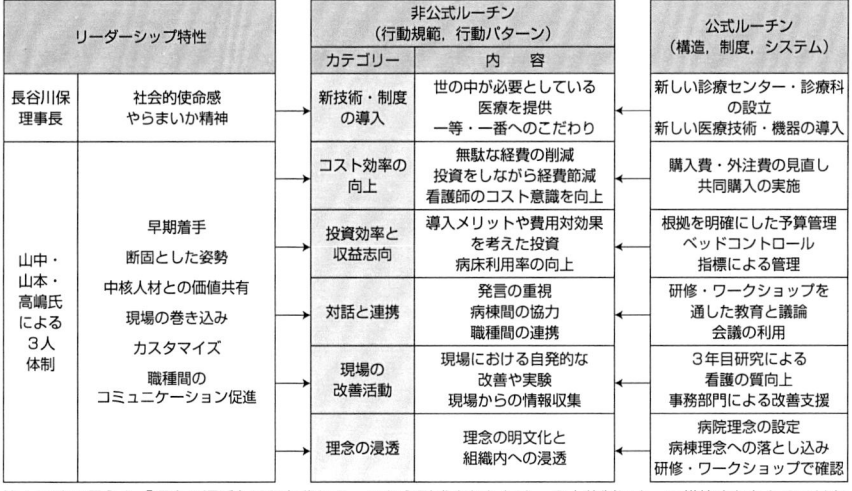

リーダーシップ特性		非公式ルーチン（行動規範，行動パターン）		公式ルーチン（構造，制度，システム）
		カテゴリー	内容	
長谷川保理事長	社会的使命感／やらまいか精神	新技術・制度の導入	世の中が必要としている医療を提供／一等・一番へのこだわり	新しい診療センター・診療科の設立／新しい医療技術・機器の導入
山中・山本・高嶋氏による3人体制	早期着手／断固とした姿勢／中核人材との価値共有／現場の巻き込み／カスタマイズ／職種間のコミュニケーション促進	コスト効率の向上	無駄な経費の削減／投資をしながら経費節減／看護師のコスト意識を向上	購入費・外注費の見直し／共同購入の実施
		投資効率と収益志向	導入メリットや費用対効果を考えた投資／病床利用率の向上	根拠を明確にした予算管理／ベッドコントロール／指標による管理
		対話と連携	発言の重視／病棟間の協力／職種間の連携	研修・ワークショップを通した教育と議論／会議の利用
		現場の改善活動	現場における自発的な改善や実験／現場からの情報収集	3年目研究による看護の質向上／事務部門による改善支援
		理念の浸透	理念の明文化と組織内への浸透	病院理念の設定／病棟理念への落とし込み／研修・ワークショップで確認

注：正確に言うと「理念の浸透」は90年代に入ってから形成されたため，3人体制によって構築されたものではない。

② 「コスト効率の向上」「投資効率と収益志向」「現場の改善活動」「対話」

中山院長，山本事務長，高嶋総看護婦長による3人によるリーダーシップが発揮された1980年代には，組織の基盤となる多くの非公式ルーチンが形成された。

まず，経営的な危機をきっかけとして，山本事務長を中心に「コスト効率の向上」「投資効率と収益志向」のルーチンが構築されている。具体的には，購入費・外注費を見直し，無駄な経費を削減するとともに，導入メリットや費用対効果を考えた投資を行う体制が築かれた。看護管理者によるベッドコントロールも，病床利用率を高める上で大きな貢献をしている。
　「現場の改善活動」と「対話」を形成する上で大きな役割を果たしたのが高嶋総看護婦長である。高嶋氏は，3年目看護師の研究をはじめとして，現場における自発的な改善や実験を促し，研修やワークショップを通して自らの考えを発言していく風土を形成している。ただし，当初は医師と看護師との間にコンフリクトがあったため，両者が連携するようになったのは1990年代に入ってからだと思われる。

③「対話と連携」「理念の浸透」

　1990年以降の第3ステージになると，発言力を鍛えられた看護師をはじめとするコメディカルは，医師と対等にコミュニケーションすることが可能となり，これをベースに職種間の連携が促進されるようになった。
　また，1990年代の半ばに，病院の理念が制定されると，病棟理念への落とし込みや，研修やワークショップでの確認を通して，理念が組織内に浸透していった。

④ルーチン間の関係

　これまで取り上げた非公式ルーチンのカテゴリーは，淀川キリスト教病院においてみられたルーチンと非常に類似していることがわかる。「投資効率」と「現場の改善活動」以外は，淀川キリスト教病院で抽出されたカテゴリーと同一であった。
　したがって，各ルーチンの関係は前章と同様に考えることができる。すなわち，図表3-2の第3ステージに示すように，変革の創始に関わる「理念の浸透」「新技術・制度の導入」，変革が組織に定着するために必要な「対話と連携」「現場の改善活動」，変革を効率的なものに変換する「コスト効率の

向上」「投資効率と収益志向」という順序でルーチンが連動していると考えられる。

ただし，カテゴリーは類似していたものの，非公式ルーチンが獲得される順序は両組織で異なっていた。淀川キリスト教病院では，第1ステージから見られた「対話と連携」は，聖隷浜松病院では第3ステージで獲得されている。逆に，淀川キリスト教病院において第2ステージで形成された「新技術・制度の導入」は，聖隷浜松病院の第1ステージですでに形成されていた。両組織で共通していたのは，「コスト効率の向上」や「収益志向」が第2ステージにおいて，「理念の浸透」が第3ステージで獲得されていた点である。

3）3人による連携型リーダーシップ

図表3-4は，成長期における聖隷浜松病院のリーダーシップ形態を図示したものである。聖隷浜松病院では，山本事務長と高嶋総看護婦長が変革主導リーダーとして位置づけられる。そして，対話促進リーダーとして彼らを支えていたのが中山院長である。

総看護婦長である高嶋氏は，医師を仮想敵として戦線布告し，看護師を徹

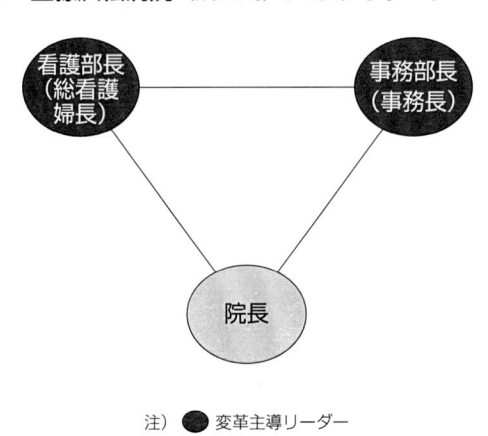

図表3-4 聖隷浜松病院（成長期）におけるリーダーシップ形態

注）● 変革主導リーダー
　　○ 対話促進リーダー

底的に教育することで能力を高め，医師と対等の関係を築き上げていった。また，事務長である山本氏も，事務部門を中心とした合理的な組織運営の基盤を作ったという点で，高嶋氏とともに，組織をラディカル（急進的）に変革したリーダーである。

　このとき，高嶋氏と山本氏のリーダーシップは，医師を束ねる院長の対話促進リーダーシップがあってこそ機能したといえる。なぜなら，医師は医師である院長の言うことしか聞かない傾向にあるからである。中山院長は，自ら旗を振って変革を推進することはなかったが，高嶋氏と山本氏の変革活動をサポートすることで病院組織の学習を支えていたのである。

　図表3-5は，聖隷浜松病院における変革主導リーダーシップと対話促進リーダーシップの内容をまとめたものである。変革主導リーダーである山本事務長と高嶋総看護婦長は共に，早い段階で変革に着手し，断固とした姿勢

図表3-5　聖隷浜松病院における変革主導リーダーシップと対話促進リーダーシップ

```
                    早期着手
                  断固とした姿勢
           ↗                    ↘
  変革定着と                        変革の創始
   効率化                              ↘
     ↑                           中核人材との
  カスタマイズ                      価値共有
  （独自改良）  ←                  現場の巻き込み
                    ↑
                  職種間の
               コミュニケーション
                    促進

              ● 変革主導リーダーシップ
              ○ 対話促進リーダーシップ
```

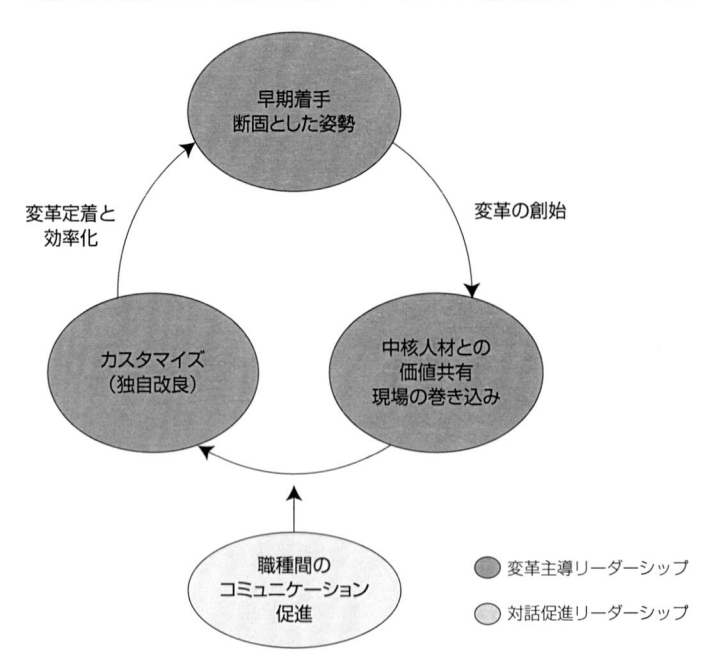

で変革を進めていた。また，両氏は，現場の中核となるミドルマネジャーと価値を共有し，現場を巻き込むことで，変革の創始段階をスムーズなものにしていた。さらに，外部の知識を導入する際には，自組織の実情に合わせてカスタマイズ（独自改良）することで，変革を定着させ効率化していた。一方，中山院長は，医師に対する情報提供やコミュニケーションを受け持つことで，山本事務長や高嶋総看護婦長が進める変革内容を支援していた。

　これらのリーダーシップ特性は，「断固とした姿勢」「中核人材との価値共有」「現場重視」「カスタマイズ」「職種間のコミュニケーション促進」の点で，淀川キリスト教病院におけるリーダーシップ特性と共通するものである。

注

（1）聖隷浜松病院ホームページ　http://www.seirei.or.jp/hamamatsu/
（2）聖隷三方原病院ホームページhttp://www.seirei.or.jp/mikatahara/default.asp
（3）聖隷クリストファー大学ホームページ　http://www.seirei.ac.jp/
（4）聖隷浜松病院・開設40周年記念誌
（5）聖隷浜松病院・勝原裕美子副院長による資料「聖隷浜松病院看護部の紹介」

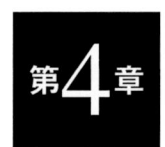

第4章 医療生協さいたまの事例
―患者参加型の組織構造改革―

人が人として大切にされる社会をめざし
保健・医療・介護の事業と運動をとおして様々な人たちと手をつなぎあい
平和とくらしを守り健康で笑顔あるまちをつくります

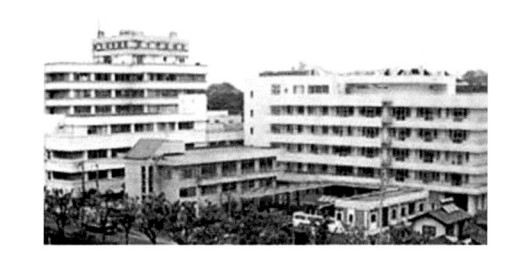

1．概略

1）はじめに

　上記の言葉は，医療生協さいたま生活協同組合が掲げる基本理念（私たちのこころ）である。同組合の起源は，戦中・戦後，地域医療に貢献するという理想に燃えた医師，看護師および地域住民によって設立された診療所にさかのぼる。その後，診療所群は生協組織となり，現在では埼玉県世帯数の約7.4％にあたる20万人以上が加入する日本最大の医療生協へと発展した。患者中心医療の必要性が叫ばれる中，医療生協さいたまは，患者にとどまらず地域住民を経営の中に取り込んだ組織体制を持ち，患者・住民とともに地域の医療を支えている点に特徴がある。本章では，戦後の民主医療機関連合会（民医連）運動から始まった診療所・病院が，二度の合併を経て医療生協とし

てまとまっていく過程を振り返る。その上で，医療生協さいたまが患者志向の理念をどのように構造化していったのか，その際，リーダーがどのような働きをしたかを検討する。

2）調査について

本章の内容は，2006年12月から2008年5月にかけて，医療生協さいたま副理事長の大野博氏，理事（本部看護部長）の牛渡君江氏，常務理事の飯嶋俊子氏と今井初枝氏，埼玉協同病院院長の高石光雄氏，総看護師長の千葉妙子氏に対して実施したインタビュー調査に基づくものである（役職はインタビュー当時）。

病院概要[1]

名　　称：医療生協さいたま生活協同組合
場　　所：埼玉県川口市木曽呂1317
発足年度：1992年
病 床 数：631床（一般472床・療養型159床）
組合員数：216,124人
支 部 数：155支部
地 区 数：18地区
職員総数：1,731人
事業所数：4病院（埼玉協同病院（401床），熊谷生協病院（105床），埼玉西協同病院（50床），秩父生協病院（75床），9診療所，2歯科診療所，2老人保健施設，21ケアセンター，5在宅介護支援センター，2包括支援センター

（2008年3月末日現在）

2. 医療生協さいたまの歴史

1）大島慶一郎と民医連運動

　医療生協さいたまの歴史は，60年以上前にさかのぼる。第2次世界大戦中，医師である大島慶一郎氏は，埼玉の大井村へ疎開に来ていた。その当時，無医村だった大井村の村長に頼まれた大島医師は診療を始め，1946年に健康保険連合会・大井医院が開設された。しかし，当時は民主的な医療に対する弾圧もあり，1949年，大井医院が封鎖されてしまう。困った村民は「なくさないでほしい」と裁判を起こし，農民170人が東京高等裁判所にムシロ旗を立てて押しかけるなど積極的に運動した結果，1951年，裁判に勝利する。その後，何百人という村民が資金を出し合って診療所施設を買い上げ，入間医療生協ができあがった。1954年のことである。

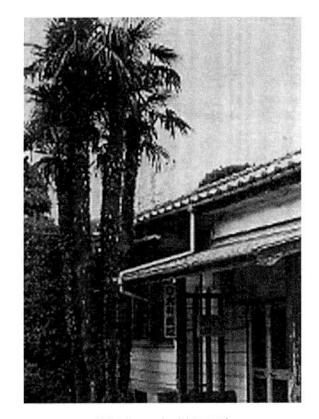

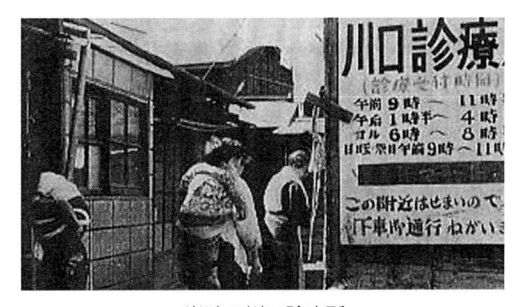

当時の大井医院　　　　　　　　当時の川口診療所

　こうした流れとは別に，埼玉県の他の市にも民主的医療を重視する診療所ができていた。熊谷市には中国から引き上げてきた小林医師が小児科をつくり，行田市では肥田医師が診療所を開設していた。こうした医師たちは，大島医師を中心に，地域の中で「患者の立場に立った医療を行う」という情熱で結ばれていた。そして，5つの診療所が民医連（民主医療機関連合会）運動

でまとまり，1953年に埼玉民医連が設立され，交流が活発化した。当時は健康保険が適用されない状況にあり，医師会が取り決めた診療報酬に応じて医療が行われていたが，健康保険で診療できる病院をめざすことが民医連の目標となっていた。

　医療生協さいたまの歴史について，牛渡理事は次のように述べている。

> 医療生協さいたまの一番の原点は60年前，戦後の動乱期に，埼玉の疎開先で始まっています。医療にかかることもできない，医療にかかってもお金が払えない，そういう状況にある人々の中で，私どもの先輩が，誰もが等しく医療を受ける権利を保障する医療をスタートさせています。医療をしてもお金を取らないという医師や看護師や事務の方たちがいまして，そこから患者を中心にした医療が生まれていきました。私たちが大事にしている「患者中心の医療」をしたいという専門家集団と住民が「どういう形が一番患者中心の医療ができる組織になり得るか」ということを考えて選択したのが医療生協なのです。医療生協とは，地域の方々が一口1000円（注：現在の金額）というお金を出し合って，その出資金をもとに病院を利用，運営，参加するという組織です。「金も出す，口も出す，知恵も出す，自らも動く」という感じの医療組織です。

　埼玉協同病院の10周年記念祭において，肥田舜太郎・元埼玉中央医療生協理事長（現，医療生協さいたま名誉理事長）は，民医連運動について次のように振り返っている。

> 戦争が終わって昔の日本では夢にも思いつかなかった，人間の命が何よりも大事なんだということを基本にした憲法ができました。しかし，憲法はできたけれども貧乏人はやっぱり病気を治すことができない。これが終戦をむかえた直後の姿でした。当時は保険というものがありませんでしたから，お医者さんに行くときは現金がないといけない来てもらえない。そこで私たちは〝あるとき払いの催促なし〟〝健康になってから

お金を払ってくれれば結構です、という看板をかかげて貧しい人、働く人のために役立つ病院・診療所をつくろうという運動をはじめました。大変きびしい、つらい道でした。待合室に入れない。表にゴザを敷いてすわるほど患者さんはきてくれるけれども、職員に月給がでない。お金がないんです。そういう患者と職員が本当にひとつになって血みどろになって病気を治す。健康を保つという運動が日本の国の方々でおきました。それが集まり集まって医療生活協同組合運動になり、民医連運動になり、いまでは日本全国に500に余る病院と診療所をもつほどの組織に成長してきました。（埼玉協同病院10周年記念誌「手作り10年地域と10年」p.40）

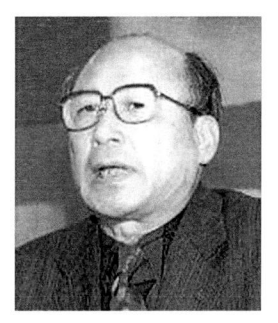

元埼玉中央医療生協理事長・肥田舜太郎氏
（現、医療生協さいたま名誉理事長）

民医連運動の中から生まれた組織だけあり、国や県の医療政策に対して提言することも医療生協さいたまの特徴である。医療生協の組合員は、単なる受療者ではなく、健康の主体であり、健康問題を持ち寄って解決を図るために医療生協が存在する。牛渡理事の言葉を聞いてみよう。

例えば、介護保険制度が利用者に不都合になり自己負担分が増えるときには、県や国に対してキチンとモノをいうことも必要です。国に向かってモノを言うというのは気が重いしエネルギーも使う上に、確信が持てるまでの勉強も必要ですが、そういうことに関してモノを言って行く立

場なのです。もちろん，20万人以上の組合員と一緒に，行政にモノを言っていく以上，それなりの医療水準に達している必要があるんです。そのためには，自分たちの体制も整えないといけないし，自立した組織でなければいけません。

2）生協化と集団的リーダーシップ

　大井裁判に勝利した後，住民が運営のための資金を出しているにもかかわらず，形態としては個人医院となっている実態をどうすべきかという問題が生じた。民医連に加入している診療所が法人格を取得することになったが，その際に，「医療法人」となるか「生協」となるかが議論された。入間医療生協の先例もあり，医療へ患者・住民が参加することが必要であるという理由で，1962年，すべての診療所が医療生協になることを決意し，1967年までに順次，医療生協化していった。

　当時，健康保険が行き渡っている時代に「生協という形態が必要なのか」「メンバーズクラブ化してしまうのではないか」という点についても全国的に議論された。民医連は「患者の立場に立ってよい医療をしよう」という理念に基づく結束力が硬い組織であるが，民主的とはいえ「多数決の意思決定」で組織が機能するかという疑念や躊躇があったのも事実である。しかし，あくまでも「住民が主体の医療」を目指すことに埼玉民医連はこだわった。民医連に加盟している診療所がすべて生協化したのは全国でも珍しいケースである。

　この当時，どのような人物がリーダーシップを発揮したのだろうか。この点について，大野副理事長は次のように述べている。

> 当時のリーダーシップは埼玉民医連の理事会がとっていました。事務長や医師がメンバーでしたが，特定の人物がリーダーシップをとったわけではありません。会長の肥田先生や事務長など力ある人たちがいましたが，「この人が」というわけではないのです。どちらかというと，集団的なリーダーシップだったように思います。

埼玉協同病院の高石院長は，医療生協さいたまにおけるリーダーシップについて次のようにコメントしている。

> 全体のリーダーシップに関しては，根幹に関わる組織運営や，総代会にかかる組織の方針の原案づくりなどは事務が圧倒的にリーダーシップを発揮します。一方，医療の現場で「5年計画でこの病院の医療をこの水準に持っていこう」といった構想を練るのは医者です。それぞれの専門的な分野で，それぞれが分担している。全体を寄せ集めなければならないので，医者や看護師や事務のトップが情報を共有していなければならないですね。生協としての組織運営のトップは通常，理事会ということになります。本部の中に役員会があり，執行機関としては一番上です。そこで，看護の代表，医師の代表，事務の代表が，10人に満たない集団で大きなことを決めていく。最初の頃はずっと事務職がリーダーシップをとってきました。今でもそういう場面はあると思います。医者はどこまでいっても医者でしかないけれども，われわれに欠けるのは，事務系の幹部が考えてくれるような大所高所から全体的なところをどうするかというところ。病院を離れて地域の予防活動に入り込めていないので，そういうところの状況はわからない。お互いの長所を出し合って欠点を補うために，いろんな分野の人間が集まってやっていかなければいけません。

3）医師・看護師の確保問題と第1次合併

　昭和42年にすべての診療所が生協となり，8つの医療生協が生まれた。その後，埼玉民医連というつながりの中で，それぞれ発展していくことになる。しかし，各組織は次第に，後継者の問題，それに伴う事業の継続性の問題，医師・看護師の確保の問題に直面する。民間の医療組織であれば，大学の医局に医師の派遣を依頼するか，自分の子供を医師にするという方法が考えられるが，こうした方法は民医連の理念に反する。結果的に，各組織は医師・看護師を自前で確保する道を選んだ。

そのためには研修が可能なセンター病院を作らなければならない。そこで，力を結集しやすい「浦和，川口，さいわい」地区の生協が合併し，1975年，埼玉中央医療生協が生まれ，埼玉協同病院というセンター病院が設立された。これが第1次合併である。その結果，8つの医療生協が6つとなった。
　医療生協のあり方が議論された1970年代の状況について，大野副理事長は次のように述べている。

> 　われわれが目指したのは，医療機関の側からの医療ではなく，患者・組合員が主体となった健康づくりです。その1つが保健大学です。医師や看護師が講師となって地域に出向き，血圧測定や尿チェックなど，さまざまな健康チェックを行いました。こうした動きが医療生協を活性化させたのです。保健大学によって，患者さんに対する見方が変わりました。これまでのように「夜中に病院に来たり，文句ばかり言う人」ばかりでなく，「励ましてくれたり，主体的に動いていく人」もいることが，われわれにもわかってきたのです。その結果，さまざまな住民参加のしくみができ上がりました。

　センター病院である埼玉協同病院について，高石院長は次のように振り返っている。

> 　私は1980年に埼玉協同病院に入りました。その頃は，100床ちょっとです。われわれの時代は病院ができたばかりなので，教えてくれる上の医者がいないんです。ですから，2，3年上の先輩医師8名くらいで「自分たちが病院を作っていこう」「将来，若い医者が来てくれるような病院づくりをしていこう」という雰囲気がありました。指導が受けれませんから，新しいことや水準が高い医療技術は外部研修を受けました。この病院に所属しながら，東京にある，日本で最高の病院に半年とか1年間出かけていったんです。その間は病院から給与をもらうわけで，「お金はいりませんから勉強だけさせてください」とお願いするとたいてい

の病院は受けてくれます。そのように順番に出て行って，医療水準を上げていきました。現在も外部研修をやっていますが，今は内部で研修ができるようになりました。私がこの病院を選んだのは「世の中で一番医者の少ないところに行こう」と思ったからです。埼玉県は，人口が急増しているのに，いろいろな政治のしがらみがあって大きな病院や国立の大学病院がなく，今でも人口あたりの医者の数は最下位です。

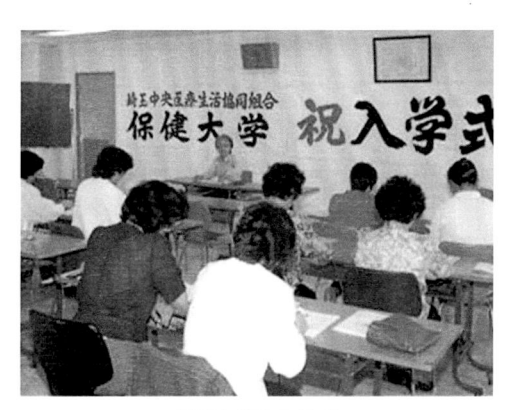

保健大学の入学式

4）第2次合併と支部運営の整備

　この頃，埼玉県内の医療生協はそれぞれに経営問題をかかえていた。最も大きい埼玉中央医療生協は年次では黒字の経営を維持していたが，設備投資のため累積赤字を抱え，その他の生協の多くも赤字経営に陥っていた。その結果，1980年代の末から，6生協の合併について議論されるようになる。1年間の議論の結果，「埼玉全域で医療生協の運動と事業を展開する」という方向性を確認し，合併に向けて動き出した。合併の理念は，県下すみずみに「健康づくりの運動」を広めること，経営の効率化や人材育成を促進することにあった。ただし，小規模生協の赤字救済のための合併ではないことも強調された。「合併してから変わるのではなく，変わってから合併する」という基準が打ち出され，1992年に第2次合併が行われた。この間の経緯について，牛渡理事は次のように述べている。

1980年代は，小さな診療所が赤字に陥り，医師不足も深刻でした。当時6つの生協がありましたが，医師を確保するためにも合併についての協議が進んだんです。しかし，合併する前に各生協の赤字を解消することが条件でした。そうでないと体質が変わらないし，甘えが生じるからです。そして，有床を無床にするなど各医療機関が赤字を解消し，1992年に合併しました。合併するにあたり，組合員全員を訪問し，説明し，合意を求めました。そして，投票を行って総代会で決定したのです。その後，早期から研修指定病院となっている埼玉協同病院をセンター病院として医療の質を客観的に確保できる体制にしてきました。ちなみに，医療生協さいたまは，日本生協連，全日本民医連とも関係はしていますが，基本的に独立的に運営されています。これらの団体からは埼玉協同病院を建設することに対して，「失敗するから止めといたほうがいい」と忠告を受けたくらいです。

合併後，住民の参加の度合いが増し，職員のモチベーションもアップした。すでに埼玉中央医療生協では支部づくりが行われていたが，統合後，総代会の決定や保健大学の運営も支部が中心となって行われるようになった。2008年3月末現在で155の支部，3,102班が活動している。そして，1990年代中ごろには，医療懇談会がスタートする。医療懇談会とは，医療従事者が支部を回り，組合員と直に話し合いを持つ場である。医療懇談会について，大野副理事長は次のようにコメントしている。

医療懇談会を実施するには負担はかかりますが，組合員の方のニーズを聞いたり，われわれが住民にアピールする場でもあります。組合員の方も文句を言うだけではなく，励ましてくださいますので，交流を通して医療従事者のストレスを低減する効果もあると思います。現在，埼玉協同病院の外来には1日1,000～1,200人の方が来院されますが，これはわれわれが地域に出て行っているからでしょう。

合併前後における支部の組織化について，組合員を代表する飯嶋常務理事は次のように述べている。

> 合併前，県中南部以外は，支部という組織が確立していませんでした。組合員組織も「合併してから変わるのではなくて変わってから合併しよう」という申し合わせがあって，かなり強力に全県を支部化しました。旧中央医療生協のシステムにあわせる形にしたようです。

同様に，組合員代表である今井常務理事も次のようにコメントしている。

> 私は合併前に組合に入って，その後，支部長になりました。合併するときには，総会に参加できない組合員の意思表示をもらうために，一軒一軒のお宅を回りました。全部で10万人以上いたと思います。会議のやり方についても，全県の統一レジメなどを作ってレベルアップを心がけました。合併当時には，職員の組織担当の力が大きく，職員に引っ張られて育っていったという感じですね。今は，支部の自立ということで，だいぶ自主的活動ができるところが多くなりました。組織は，支部と理事会があり，その間に，調整する機関として支部長会議というものがあります。18地区毎に支部長がいて，支部や組合員活動全般について話し合います。

医療生協さいたまでは，「Magねっと」「けんこうと平和」「ふれあい」といった機関紙を発行している。毎月10万部にのぼる機関紙を印刷するためのコストもかかるが，こうした機関紙は10,342ルートにも及ぶ組合員のネットワークで配布されている。医療生協さいたまの資産約170億円のうち約60億円が組合員からの無配当の出資金によってまかなわれており，これが金利負担を軽減させているという。

現在の病院経営に関して，埼玉協同病院の高石院長は次のように述べている。

収入を良くしようとすることと，患者の意向を大切にすることは真っ向から対立します。患者の意向を無視するのであれば病院経営は楽ですね。経営オンリーでやっている病院もありますが，そんなやり方であれば簡単ですよ。そうじゃなくて，患者を大事にしながら経営を良くすることに，われわれはずーっと挑戦し続けているんです。経営を左右する診療報酬は国が決めてしまう。自分たちで決めることができないわけですよね。ものすごく大変なことに挑戦し続けていることを実感しています。患者負担が増えることを取り入れなければいけないこともあります。そのときには，「なぜ負担が増えることが必要なのか」「結果的に組合員のためになるのか」といったことを確認して踏み出すという姿勢は貫いています。うちは差額ベッドをとっていまん。それを取ることができれば経営を良くすることはできるでしょう。しかし，そこは医療の水準の向上とか，安全性の向上とはぜんぜん結びつきません。そのことを提案する意義はそもそもない。差額ベッド代をとることは組合員にとって意義は何もないので，そういう方針は出てこないわけです。

5）「患者の権利章典」と患者中心の医療[2]

　医療生協さいたまは，設立以来，民医連運動をベースに，患者中心の医療を進めてきた。その姿勢がより明確になったきっかけが1991年に制定された「医療生協の患者の権利章典」である。「患者の権利章典」とは，医療における民主主義と住民参加を保障する，医療における人権宣言であり，日本生協連医療部会が中心となり，全国の医療生協で働く職員，組合員，学識経験者が議論を重ねて作り上げたものである。その内容は，組合員自身のいのちをはぐくみ，いとおしみ，そのために自らを律するものであり，同時に，組合員・地域住民すべてのいのちを，みんなで大切にし，支えあうことを強調している。

　「患者の権利章典」は，それまでに取り組んできた医療の精神が明文化されたものであり，医療生協さいたまの職員の精神的な支柱となっていく。図表4-1は，患者の権利章典の内容である。これによれば，患者には，闘病

の主体として，5つの権利（知る権利，自己決定権，プライバシーに関する権利，学習権，受療権）と1つの責任（参加と協同）がある。

患者中心医療の精神は，どのように現在の医療体制に生かされているのだろうか。医療生協さいたまの姿勢について，センター病院である埼玉協同病院の千葉総看護師長は次のように述べている。

> 何年も患者中心の医療をやってきていて，組合員さんが病院の中で大きな位置を占めているというのが医療生協なのです。「組合員さんが満足してくれる治療をしないと，自分達も医療提供者として満足できない」という考え方が基本にあるのではないかと思います。DPC（包括評価方式：医療費の定額支払い制度に使われる評価方法）が導入されて滞在日数が短くなって，障害が残ってもそのまま退院させるということが日本の医療の中で起きています。医療生協さいたまが，他の病院と一番違うのは，在院日数が短かったとしてもできるだけのことはすべてやるという医療をしたいという点だと思います。

> 例えば当院には，1病棟1人のケースワーカーがいて，全員で今10人いますが，こんな病院は他にはないと近隣では言われています。患者さんにどんな問題が起こり得るかということを，医師，看護師，職員が合同カンファレンスで共有して「自宅に早く帰るために入院中に一旦家屋調査に行かなくてはいけない」とか，「奥さんに介護指導のために泊まって頂かないといけないか」とか，そういう調整をしてから退院してもらっています。私たちは急性期医療もやっていかなければいけないのですが，この地域に住んでいらっしゃる在宅の患者様もたくさんいるので，規模が大きくなっても往診は止めていません。200人近く往診の患者さんがいらして，毎日往診に行っています。

ケースワーカーと往診の重要性について，高石院長は次のように説明している。

図表4-1　患者の権利章典の内容[3]

知る権利	病名，病状（検査の結果を含む），予後（病気の見込み），診療計画，処置や手術（選択の理由，その内容），薬の名前や作用・副作用，必要な費用などについて，納得できるまで説明を受ける権利。
自己決定権	納得できるまで説明を受けたのち，医療従事者の提案する診療計画などを自分で決定する権利。
プライバシーに関する権利	個人の秘密が守られる権利および私的なことに干渉されない権利。
学習権	病気やその療養方法および保健・予防等について学習する権利。
受療権	いつでも，必要かつ十分な医療サービスを，人としてふさわしいやり方で受ける権利。医療保障の改善を国と自治体に要求する権利。
参加と協同	患者みずからが，医療従事者とともに力をあわせて，これらの権利をまもり発展させる責任。

出所：日本生活協同組合連合会医療部会ホームページ。

　うちの病院はメディカルソーシャルワーカーが10人いて，この規模の病院としては格段に多い人数です。年間の相談件数は1万件を超えています。周辺の医療機関が対応できない患者さんは「協同病院に行きなさい」と紹介されることが多いのです。うちは，組合員でなくても相談があれば全部受けます。通常は，医療相談すれば診療報酬を請求できますが，うちは一切請求していません。ソーシャルワーカーの人件費は丸がかえです。医師たちも困った問題を抱えている人がいたら相談室に連絡していろいろな制度を活用しています。地域住民のために最大限努力するということは，ここにいると当たり前ですが，医師が外部研修に行くと，うちの病院とぜんぜん違うということがわかる，という話を聞きます。ふつうの病院は，医療費が払えないなら患者を帰してしまうこともありますが，うちの病院の場合，問題があれば相談室に連絡すればいい。医療生協や民医連の精神がわかるのは外に出てからです。相談室にノウハウはありますが，医療制度がどんどん改悪されているので，今まで使えた制度が使えなくなっています。地域住民がほったらかしにされて，昔はできたことができなくなり，無料でできたことが有料になっていま

す。

　往診については，この病院ができる前からやっています。往診というのは，入院や外来とは違う技量が医者に求められるんですね。在宅診療というのは，救急医療もできないといけないんです。レントゲンやその他の機器がない中で命を救う技術をもっていないといけない。検査ができませんから，聴診器1本で，見た目と触った感じと音だけで重症度を判断し，診断をして，方針を立てないといけない。外来や入院の場合には，検査を通して診断できますが，往診というのは真っ裸の状態で自分の技量がさらけだされますから，そういうことが嫌な医者が多いんですよ。検査ができるところで仕事をしている医師が往診に行くというときには，ものすごく不安になる。検査もできない中で，聞かれたことを判断しなければならないので，すごく厳しい。また，自分の専門分野以外の広い知識がないと対応できませんから，かなり特別です。

　往診の経験は病棟での治療に大いに役立ちます。病院で横になっている患者さんを診て「この患者は家に帰れるかどうか」「介護体制や生活環境はどうか」ということが瞬時に判断できます。「現状では無理」とか，「どんなことを変えれば家に帰れるか」とか，「家に帰れないならば，次にはどういう方法があるか」を考えるにはものすごく役立ちます。往診に行くといろんな制度を利用するじゃないですか。「この患者さんは身障者手帳を持っているだろうか」「持てば，身障者何級であればこういう医療が受けられる」とか，「この人介護の認定度はどうだろうか」「要介護2，それはおかしい，この患者さんだったら要介護4にはなる」ということがわかるわけですよ。そういうのをその場で判断して提案してやっていきますから，往診はかなり勉強になります。

　牛渡理事は，医療生協さいたまの基本的な考え方について以下のようにコメントしている。

医師も看護師も，基本的に儲け主義ではないのですよ。うちでは差額ベッド代を頂かないという方針をとっています。大学病院もそうだと思うのですが，病院の個室に入ればいくら，特別室いくら，大部屋は4人でいくらということで入院をすれば大体すべて金額がつきますね。3千，5千，1万，10万とか，私立の大学病院なら20万，30万という差額ベッド料というのがありますが，私たちは一切頂かないのです。お金をたくさん貰う医療していくと本当の意味の患者さん中心ではなくて，儲け主義的な形に変質すると思います。それを頂かないというところから，病院に一番かかりにくい「弱者」といわれる人達の立場に立って「仕事の仕組み，お金の入る仕組み，経営の仕組み」を考えています。

　経営と患者さん中心の考え方のバランスをどうとるかは，ずっと突きつけられてきている問題なのです。お金を貰った方が病院の収入は増え，赤字で苦しむことはないでしょうけど，その収入が一切無い中で黒字を生み出すのは大変です。かなりいろんなムリ・ムダを排除しなければなりません。医療の経営と患者中心の考え方とのせめぎ合いをしながら，患者の自己負担分を少なく，儲けも程々に頂きたいけれどもある程度の部分で我慢せざるを得ない。日々，戦いなのです。

　医療生協さいたまは，民医連と医療生協という2つの団体と関係を持っている。これら2つの団体とは，どのような関係にあり，どのような影響を受けているのだろうか。この点に関して，埼玉協同病院の高石院長は次のように説明している。

　民医連は，職員で構成されている連合会です。この連合会には綱領があって，それに賛成した医療機関単位で加盟しています。経営形態はばらばらで，いろんな法人形態が加盟しています。一方，医療生協は，生協法のもとで運営されていて，医療従事者だけでなく一般住民である組合員も加入しているのが特徴です。民医連は職員だけ，生協は職員と組合

員が加入しています。病院の経営方針は総代会で決まるので，民医連が病院の経営に物申すことはありません。ただ，医療生協さいたまにおいて，民医連の影響力が弱くなっているわけではありません。昔は，民医連が社会権，生存権など，社会的な権利を保障するための運動をかなり一生懸命やっていました。現在は，医療に対する意見は多様化していて，患者の権利は，多面的，多分野にひろがっています。医療の水準も高まっていろいろなことをやらないといけない。その点，昔の民医連は，限られた部分を先鋭的にやっていました。

精神的なバックボーンとしては，民医連綱領もありますが，患者の権利章典が一番身近に感じています。普通の医療機関では，「うちの病院にかかってくれた患者さんには知る権利，自己決定権がありますよ」というもので，自分の病院の患者にだけ適用されるものです。しかし，医療生協の場合には，自分の病院にかかっていない人，かかりたくてもかかれない人，今は健康だけど将来は医療サービスを受ける可能性のある人を対象として，患者の権限を考えています。言葉は違うけれども民医連も同じ考え方をしています。

3．医療生協さいたまのマネジメント・プロセス

1）組合員中心の組織

　合併後，医療生協さいたまは，日本の医療生活協同組合の中では最大規模となる。現在，病床数は，631床（一般472床・療養型159床），組合員数は216,124人であり，埼玉県人口（世帯）に占める割合は7.4％にまで達している（2008年3月末現在）。他の医療生協と比較して，医療生協さいたまはどのような特徴を持っているのだろうか。飯嶋常務理事は次のように説明している。

　医療生協が定款で全県にわたって地域を定めているところは他にもあるんですが，全県すべてが1つの医療生協になっていなくて，いくつかの

医療生協が共存しているようです。「自分のところはここまで」ということになり，他の医療生協と競合してしまう，という話を聞きます。医療生協さいたまは，1つですっきり運営されていて，埼玉県内どこでも医療生協さいたまの支部があるところが特徴です。

　医療生協さいたまの基本方針や活動は，年1回開催される「総代会」（総代数525名：組合員500名，職員25名），毎月1回開かれる地区支部長会議，支部運営委員会，理事会（33名中，組合員23名，職員10名）など，組合員が参加する会議において決定される。医療生協さいたまの意思決定システムについて，大野副理事長は次のように述べている。

　生協組織は，理事会で議決しなければならないので，意思決定に時間がかかるかもしれません。機器を購入するにも2ヶ月くらいかかることもあります。ただし，常勤理事で構成する会議を2週間に1回，事務長会議を月に1回実施することで，日常の業務改善は現場で行っています。なるべくフラットな組織づくりを心がけて，スピードを重視しています。

　理事会について，牛渡理事も次のようにコメントしている。

　理事会には，地区代表の組合員の方が18人，全県代表が5人，組合員監事が6人入っています。常勤理事は9〜10名ですから，職員の割合は半分以下ですね。業務レベルの意思決定は，他の会議で決定していますが，重要な案件は理事会にかけます。組合員の方からも経営に対する意見がいろいろと出ますが，理事として経営に責任を負っているという意識が醸成されます。例えば，なぜ赤字になるのか，執行責任はどうなっているのかについて議論しますし，高額の医療機器の購入の承認や，その稼働状況も理事会で確認されます。

常務理事である飯嶋氏は，組合員の経営参加について，次のように述べている。

> 私が生協にどっぷり関わるようになったきっかけは，秩父生協病院の建設です。どのような病院を建てるかを検討するために建設委員会を立ち上げました。支部から組合員が建設委員として選ばれて職員と一緒にワークショップを開き，建設のイメージの絵を描いてみたり，アンケートをとってみたりとか，そういうことをして組合員参加で病院を建てたんです。秩父生協病院を支えるために，たくさんの人に組合に入ってもらう地域訪問活動をしたのですが，誘っておいて自分が辞めることもできなくなり，深く関わるようになりました。また，夫の親が秩父生協病院に入院していたんですが，長期入院できないから，自宅に帰って療養してまた入院して，というのを繰り返して，義母を見送りました。訪問診療や訪問看護についても，介護保険と医療を合わせて利用できました。患者家族として，医療生協の事業の中身が自分の問題でした。自分の体の主人公として，深く医療に関わることができました。

医療生協への参加について，組合員代表の常務理事である今井氏のコメントも見てみよう。

> ライフワークみたいなもんですかね。医療生協が目指している明るい街づくりや地域まるごと健康づくりという点に共感しているからですかね。1人じゃできないことですから。日々はつらいことが多かったりするんですけど，仕事をやっていてやりがいもあります。去年のことや，ここ何年かを振り返ると，活動が進んでますよね。職員や組合員のかかわりも進んでいて，やりがいを感じます。全部が全部じゃないんですが，良くなっています。支部活動を見たりすると凄いなと思います。ひとりひとりを大事にして民主的に運営していきますから，自分の思いがあっても，自分が正しいと思っていても，それがなかなか伝わらないときはつ

らいです。でも，それはどっちが正しいということではありませんけどね。自分に関係することなので，運動も一生懸命になれます。後期高齢者の医療制度についても「あなたたちに関係あるのよ」といえる。いずれは私たちも高齢者になり困るわけですよね。ただ，高齢者の問題意識は高いのですが，若い人たちの問題意識が吸い上げにくいということもあります。

支部活動や組織運営における苦労や喜びについて，同じく組合員代表の常務理事である飯嶋氏は次のように語っている。

職員の場合には業務ですから，方向が決まれば動きだすと思うんですが，組合員の場合にはそう簡単にはいきません。生活の中に医療生協が少し入っているだけなので，共感して楽しいなとか，是非やりたいと思った方には通じるんですが，なかなか他の組合員に伝わりにくいというのはあります。ただ，ひとつひとつのイベントを通して，共感できる何かがはっきり伝わっていくというのはありますね。最近ですと，健康づくりの活動ということで，公民館や公園でラジオ体操したりとか，ストレッチやウォーキングとか，そういう楽しい活動を通して，医療生協って楽しいなという思いがじわじわ伝わっていっていると思います。

今井理事も次のように述べている。

運動ですから，支部の状況によって運動のやり方も変わります。人が集まりにくいとか，自宅が借りられないとか，それぞれの状況によって変えていかないといけません。埼玉は全国的にも考え方が堅いなと思います。大阪とか関西のほうは，ぶっちゃけた活動をしています。県民性ですかね。うちは理事会や組織は日本一だと思ってますけど，活動自体はもう少し砕けてもいいかなと思います。日生協の医療部会が主催する交流集会があって，そこに参加すればいろいろと他の医療生協と情報交換

することができます。支部を支援するのは，組織担当の職員の方なんですが，私が支部長になった頃には，カリスマ的組織担当の方がおおぜいいて，班会メニューとか班長会とか，バスハイクのコーディネートをしてくれました。20年前は指導的な組織担当の方が多かったですね。

2）組合員との対話

　医療生協さいたまにおいて組合員が参加する活動は多岐にわたるが，特徴的なのは医療懇談会である。医療懇談会とは既述したように，病院職員と組合員の間で行われる交流会・勉強会のようなものである。医療懇談会について，千葉総看護師長は，次のように説明している。

> 毎年，医療懇談会というものを実施しています。各地域の組合員さんたちが支部を作っているのですが，その支部の懇談会には医師も必ず出席することになっています。病院の中には担当支部というのがあって，「この支部には，この職場で担当する」というのが決まっているのです。その職員が支部に行って，組合員さんの苦情や意見を頂いてくるという形です。「あの時かかった職員の対応がこうだった」とか，いろんなご意見が出るのですが，それをお伺いしてお返事をすることもあります。こちらでやっていることについても，「こんな医療をやっていこうと思っている」「これからこういう風に変わっていきます」「検診が何日に決まりました」ということをお知らせします。

　牛渡理事も，医療懇談会について次のように語っている。

> 例えば，ある地区は第一病棟・外科病棟が担当して，その支部のいろいろな要求に対応するという仕組みができています。懇談会には，看護師や事務職員なども参加しますが，必ず医師も出席します。地区を割り振って「○○先生は○○地区に行って下さい」という形です。懇談会では，学習会をやったり苦情を聞いたりします。地区の組合員の方々も自分た

ちが作った病院の先生方が来るわけですから大事にしたいという思いがあって，「自分たちが医者を育てている」という気持ちがあると思います。駄菓子を食べながら「先生はいい人なのねー」とか話しをするわけです。先生方も，普段は接点がないので，そういう愛情に飢えていることもあり，地域の温かみを感じて，医師としての役割を振り返る機会も多いと思います。キレイ事ばかりではありませんけどね。

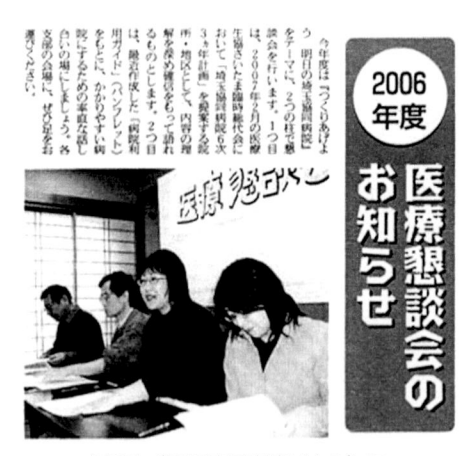

広報誌（埼玉協同病院だより）に
載せられた医療懇談会のお知らせ

　高石院長は，医師にとっても医療懇談会は重要な場であると述べている。コメントを見てみよう。

　組合員が組織に入り込んでいる影響は，日常の診療場面では感じることはありません。組合員の存在が強烈にわかるときは，毎年開いている医療懇談会です。これには必ず医局から医師が参加します。地域の組合員が，どういったことを考えて希望しているか，ときに辛らつな批判をいただくときもあります。病院のいろんな分野に関する苦情や質問が出てきて，それに答えなきゃいけない。答えられないときには別の職員が答えたりしますけど，自分が病院を代表していることを実感する時です。

管理者じゃない医者も行くわけですけれども，すごくプレッシャーを感じるようになったり，「いやー，こんなこと言われるのか」と言って帰ってくる人間も多いですし，ときには「それは当事者じゃないからわかりません」とつっけんどんに答えて帰ってくる者もいます。ただ，それが理由で辞めるという医師はいません。懇談会に出て励まされることもあるからです。

組合員の存在の大きなところは，提案があったり期待があるというところですね。ただただひたすら苦情を言われるだけで，それに対してどうするのかを説明するだけだとイヤになっちゃいますし，そういうふうに運営されていた医療懇談会は絶対長続きしないと思います。この懇談会に出席してくる組合員さんはそれだけ意識の高い方です。そういう意味では，厳しい意見が出てきても，良くなってほしいという気持ちが基礎にあります。一般の商業施設のように，どんな理不尽なことを言われてもそれに答えていくんだという，「利用するお客さんが上でわれわれがいつも下で」ということではありません。医療機関の対等・平等というのはすごく難しいと思うんですけど。

かつては医者の方が上でやっていて，それがあるために反発する方たちは「病院というのは俺たちの言うことを聞けばいいんだ」と高飛車に振り子がいっちゃっている方も多いようです。医療生協が目指すのは本当の意味での対等・平等です。対等平等というのは，面と向かっているのではなくて，同じ方向を向いて，協力しながらいろいろなことを改革していくという関係です。病院も改革し，医療制度や福祉制度を変えていくために一緒に頑張りましょう，ということです。そこが普通の病院と違うかなと思いますね。同じ方向を向いて手をたずさえるということです。患者の権利章典における6項目に「参加と協同」というものがありますが，そのことを表しています。

医療懇談会について，組合員の立場から，常務理事の今井氏は次のように述べている。

　　医療懇談会というのは地区の事業所利用委員会が主催なんですよ。事業所利用委員は，ふつうの組合員さんや患者さんに声を掛けて医療懇談会を開きます。今は支部が主体となって，支部地域の公民館でやっているところが多いですね。ドクターとはもうちょっと関わりたいなと思います。協同病院地区は大きい病院なので，健康まつりとか医療懇談会とかには必ずドクターが来てくれるんですが，診療所になると医師は，昼間は診療してますし，午後は往診にでているので，そこまで交流できない所もありますね。以前は，たまに新人ドクターのための班会を開いていたのですが，「なんで医療生協にきたの」とか聞くと，「おかあさんが医療生協の看護師でした」とか「ここの理念に賛同しました」とか「地域医療がしたかった」とおっしゃるドクターが多かったですね。この病院のドクターはそういう思いがあるのではないでしょうか。昔は外来で，医師と患者の交流をしてました。

　医療懇談会と並び，組合員参加の運営という点で特徴的な制度が「虹の箱」である。これは，診療や対応に関する患者の投書箱であるが，通常と違うところは，投書された意見の対応に組合員も参加するという点にある。千葉総看護師長の説明を聞いてみよう。

　　埼玉協同病院だけでも，今27箇所くらいあると思いますが虹の箱という箱が置いてあり，その箱に意見を書いて入れて頂きます。そして，組合員さんが担当職員と一緒に全部の箱を開けて歩いて，どんな意見があったのかを整理します。毎週やって頂いていますが，いろんな意見があって記名で投書してくれた方には返事を郵送しています。実名で何とかいう看護師の対応が悪いというような投書は本人に返して，「こんな投書が入っているが，どうだったか」と聞いたり，ご意見によってはこち

らの方からすぐ電話をかけなければいけないような内容のものもあるので，それに対しては電話をかけたりすることもあります。

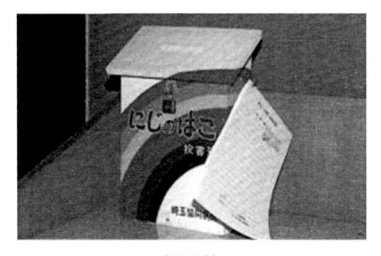

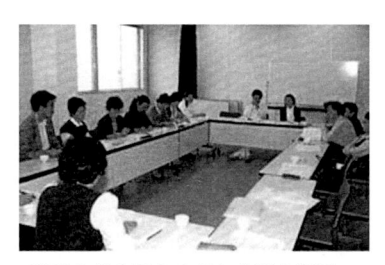

虹の箱　　　　　　　　　　職員と組合員を交えた会議の様子

　医療生協さいたまには，組合員の代表と職員の代表とが話し合う「事業所利用委員会」と呼ばれる委員会が毎月1回開かれるが，ここで虹の箱に寄せられた投書をすべて公開しているという。委員会では，「苦情は宝」という基本的な姿勢に基づいて，当該苦情の原因分析や今後の解決方法について話し合われる。こうした仕組みは，10年以上も継続されている。虹の箱や事業所利用委員会における議論について，常務理事の飯嶋氏は次のように語っている。

　　即対応ということでは職員が対応したほうが良いと思いますが，運営の「そもそもの体制」を変える必要があるときには，担当職員だけでは根本的な対応は変わっていかないと思うんですよね。月1回の事業所利用委員会で深い検討が行われて，改善に向けて活動しているように思います。ISOの関係で，いただいたご意見に早く回答するという手順書ができていると思うので，すべての開封に組合員が入るかどうかはわかりません。すぐ対応してほしいものを月1回で実施するのは問題ですから。昔であれば「職員がごまかさないように」という意味はあったと思いますが，今は即対応の重要性が増しています。地区ごとに運用が違うと思いますが，そこに組合員が立ち会わなくても「こういう意見がありましたよ」という情報は必ず組合員に知らされます。事業所利用委員は，患

者さんとして病院を利用している人が多いので，ほんとうに自分の意見を言っています。「出資している自分たちの病院」という意識があるので，意見も言いやすいですね。普通の個人病院だと病院に文句を言うという形になりますが，私たちは自分の病院に文句を言うと，自分に返ってきます。一緒に作っているという意識がありますので。

3）品質管理の強化

　医療生協さいたまの埼玉協同病院は，日本医療機能評価機構による病院機能評価を埼玉県内で一番最初に受審し，200床以上の病院部門で一番最初に認定されている。これに加え，ISO14001とISO9001を事業所全体で取得するなど，日本の医療生活協同組合の中でもリーダーシップを発揮している存在である。合併後の経営について，大野副理事長は次のように振り返っている。

　合併後，意識したのはマネジメントです。これだけ大きな組織を動かすにはマネジメントがしっかりしていなければなりません。1994年に目標管理制度を，1998年に病院機能評価を，2000年にISOを導入しました。病院機能評価は5年に1度ですが，ISOは毎年，問題解決するプロセスが必要になるということで導入しました。環境（ISO14001）を最初に導入したのも珍しいケースだと思います。組織というのはフレンチドレッシングのようなもので，いつも揺さぶっていないと分離・沈殿してしまいますから。

　このコメントにあるように，医療生協さいたまはISOと目標管理制度をマネジメント強化のツールとして導入している。同組合では，各事業所から担当者が集まり業務改革について話し合う全県会議が月に1回開かれるが，ISOの導入にあたり，ここで1年間準備したという。
　以下では，同組合における品質管理の現状について見ていきたい。ISOを導入することで，医療の現場はどのように変化したのだろうか。千葉総看護師長のコメントを聞いてみよう。

現場ではある程度定着してきているし，ルール化しているので安心感があります。私たちがルールで仕事をすることに慣れているということもあるかもしれませんが，手順書がしっかりできているので，どこに行ってもその手順が使えるという安心感がありますね。他の病院を経験した人は「内科と外科では手順が全然違った」というんですが，ここはどの科へ行っても同じ手順で仕事ができるので，事故の防止にもつながります。「PDCAサイクルがよく回るようになった」という声もよく聞きます。それと，これまでは上から下へのコミュニケーションが難しかったんですが，何か連絡事項があっても，今は全員が連絡を見て決まり事をキッチリ守るという訓練にはすごくなっています。何かあると手順書が変更になるんですが，それで仕事の仕組みを変更しなければならないので，見ない訳にはいかなくなりました。その結果として，コミュニケーションもとれるようになったんだと思います。例えば輸血の手順書が改定されれば「先生！前まではこうだったけど今度はこれを最初に書いてください」と言えますしね。

このコメントから，ISOの導入により手順が標準化され，現場における作業のバラツキが少なくなったこと，それによって医療従事者が安心感を持って仕事を行うことができ，医療事故防止につながっていることがわかる。さらに，P（計画）D（実行）C（評価）A（改善）といった改善活動のサイクルが回りやすくなり，コミュニケーションも促進されていることもうかがえる。一方，組合の事業をマネジメントする管理部門では，ISOの導入をどのように捉えているのだろうか。牛渡理事は，次のように述べている。

最大のメリットは，埼玉協同病院のような400床の病院も小さな事業所も同じルールで仕事をすることで，サービスの質の均質化ができることかなと思います。でも，仕組みというものは形骸化もしやすいのですよ。組織はどうしても楽な方に行くので，それを軌道修正させるのが大変です。戦いですね。現在，地域の組合員が内部監査に入っています。

院長と局長と事務の代表と事業所利用委員会の代表，地域の組合員さんが毎月1回やっています。院内巡視ということで，組合員の目から，院長の目から，局長の目から院内をチェックするわけです。ただ，昔から，利用者の目で現場を見る「病院探検隊」などを実施していましたので，特に目新しいことをしているわけではありません。

専門家の目と第三者である組合員の目で内部監査をするのは，客観的に医療の質が下がらないように，形骸化しないように歯止めをかける狙いがあります。正直言いまして，大変なので投げ出したくなる時もあります。「何のために仕事をしているのか」「落ち込むために仕事をしているのではないか」と思うときもあります。でも，そうならないように，仕組みに振り回されるのではなく，仕組みをうまく使って仕事をしていかなくてはならないと思っています。

このコメントから，ISOを導入して機能させるためには多大な労力が経営サイドにかかることや，そうした状況において「仕組みに振り回されることなく，仕組みをうまく使う」ことを心がけている同組合の姿勢がうかがえる。また，ISOという仕組みが形骸化するのを防ぐ上で，組合員の参加が重要な役割を果たしているようだ。現場におけるマニュアルの活用について，千葉総看護師長は次のようにコメントしている。

マニュアルに振り回されるということはないですね。私たちは，法人のマニュアルよりも，それを現場に落とした協同病院の手順書をよく見て仕事をしているのです。現場のマニュアルの元が法人マニュアルなのです。仕事を手順化，マニュアル化して，活動のたびに毎回点検して印鑑を押して記録に残すというのは，私たちにとって当然の仕事です。それを煩わしくて大変だと思うかもしれないけど，やりたくないと言う人はいません。

これを受けて，牛渡理事も次のように語っている。

> 仕組みを作って回していく場合「なぜその仕事をしているのか」という仕事の必要性や目的につながっているかどうかが大きいと思います。ISOで決められた仕組みと日常の活動があまりかけ離れた形にならないように調和させていくことが大切です。なお，ISOの責任者は事務ではなく，看護師です。患者の視点から考える必要がありますし，現場にいる人間にしかわからないというのがその理由です。ISOを導入する前から業務改革はずっとやってきましたし，それをISOの枠組みで標準化し，統合したわけです。

品質管理に対する取り組みについて，高石院長は次のように述べている。

> これまでうちの病院は医療評価を3度受けました。2回目と3回目は私が院長として対応したのですが，この5年間を振り返ってみて，すごく進歩していることがわかりました。院長として，医療機能評価はプレッシャーなんですが，5年前との違いは肌身に感じました。職場風土として自立して進歩していること，PDCAサイクルが回っているのがわかります。とにかくレスポンスが早い。看護師であれ薬剤師であれ，提案すると凄い速さで返ってくる。この5年間で格段に違います。「この人がこんな力を持っているんだ」と感じるケースが多いです。その意味で，ISOをとったのは大きかったですね。以前，「ISOをとったんだけど大変で面倒くさいので止めてしまった」という病院の院長と話していて，「もったいないことしましたね」とお話ししました。DPCも一番早く参加したのですが，なぜやるのかという意義を議論してから取り組みました。医療生協はどこでもそうだと思うけど，やはり意義がないとやらない。DPCなんかも，患者の権利の立場からこの制度を検証しました。「国が言ってきたから」というのではなくて，その意義を考えて，どこに問題があるかを考え検証していこうという姿勢はずっとありますね。

ISOの内部監査には組合員も参加している。常務理事の飯嶋氏は，内部監査について次のようにコメントしている。

> 内部監査というシステムがあって，職員中心に各事業所に出て行って手順どおりにできているかを点検します。私もISOの内部監査委員ですが，研修をして資格をもらいました。組合員の立場で，ISOの基準どおりにできているか，患者の権利章典どおりにできているかを事業所に行って点検します。「ここはどうなっていますか」とか職員に質問して，「ここを改善してください」と意見を言います。「どこどこの部門にいついつ行きます」ということを予告しておいて，組合員さんを含めた監査チームができて，実際に職場に行って質問をしてきます。一番最近入ったのは，秩父生協病院の放射線科です。放射線の部屋は閉ざされた部屋ですけど，できるだけ居心地がよくということで壁紙を白樺林にして居心地よくしたはずなのに，あちこちに機材があって「これは患者さん気持ちよくないですね」とか指摘しました。プライバシー関係のことについて，私たちはよく気づきます。「こっちから見えちゃうよ」とか，「話が筒抜けだよ」とか。

4）目標管理制度と教育の整備

　医療生協さいたまが「目標管理制度」を導入したのは10数年前にさかのぼる。仕事を通じて人を育成するためのツールとして目標管理制度を位置づけ，「すべての職員が成長すれば病院が繁栄する」という考えがその根本にある。導入の過程について，牛渡理事は次のようにコメントしている。

> 現在のように給与とリンクしたのは7～8年前からです。面接には1人1時間くらいかかりますが，以前は上司1人が15名ほどの面接をしていたので，面接時間の確保が大変でした。今は1人の管理職が5名ほどを見るので問題はありません。問題は評価の妥当性です。評価者訓練を全員が毎年受けて，徐々に評価の妥当性が高まり，共通の評価基準がで

きてきました。ここまで来るのに，かなりの時間がかかりましたね。目標管理は自己評価が基準です。自分の評価をきっちりした上で上司に見せることが基本です。目標管理制度を設計した段階では外部機関を入れていましたが，その後は自分たちで実施しています。プロジェクトを通して改革して，現在は専門部署が設置されました。医師については独自の体系を作って2年前から実施しており，今年から給与とリンクします。医師の導入が遅れたのは，もともとの基準が管理業務をベースにしていたので，医者の業務になじまなかったことも関係しています。

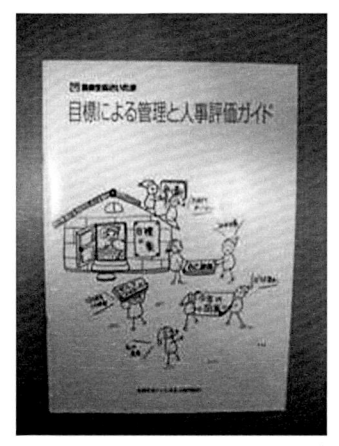

独自に作成した目標管理マニュアル

面接や評価の方法が機能するまでの経緯について，千葉総看護師長も次のように説明している。

定着するまでにかなり時間がかかりました。面接が定着するのに3年，全員が目標をもって動くところまで来るのには長かったです。自己評価の高い人と低い人がいたりして，その評価に妥当性があるかどうかの判断だとか，評価も難しかったですね。目標管理では自己評価をしてきて上司と面接をすることになっているので，その自己評価がどれだけ正確にできるかについて研修会を実施しています。

高石院長は，医師の目標管理制度を導入する経緯について，次のように述べている。

　　目標管理制度は，医者を除いて10年近くやってきました。そして次第に「自分たちの評価がなされていない」，「それにふさわしい給与がもらえているかわからない」という不満が医者のグループからでてきました。他の職種でやっている目標管理制度をきちっと医者にも取り入れることになったんです。そのときに，他職種の制度をそのまま持ってくるのではなく，医者が主体性をもって作ろうということで，2つのグループを作ったんですね。1つは目標の立て方・評価の仕方を検討するグループで，もう1つはそれをどう給与体系につなげるかを考えるグループです。そして，グループの責任者だけ決めて，この2つのグループの作業に加わりたいメンバーを募集しました。幸運なことに「年長者，中間層，研修医」という3つの世代から応募がありました。参考になる資料をもとに作業をはじめて，できあがったものを医師部会総会に提案し，決定しました。制度そのものが押しつけでなく，自分たちの手で作りましたし，すべての世代の意見が反映されているので，導入の抵抗はさほどありませんでした。しかし，習熟度は他の職種よりも10年遅れているのでまだまだです。

　　まず，目指したのは，目標を自分で作るということです。自分で立てた目標を上位の医者と面接して確認します。途中で行う形成的評価はできる場合とできない場合があるけど「最初と最後の評価はきっちりやろう」ということは大切にしています。評価の際には，まず自己評価を先にして，それを上の医者と相談し話しをしながら修正します。しかし，評価をする側の訓練が十分できていないので，自己評価を簡単に「それでいいです」と流してしまう場合もあります。その点，他職種は10年先んじているので，きちんとできるようになっている。そこにいかに到達させるかが課題ですね。だから，面接するときには慣れている事務がつき

ます。医者だけでやると人によって基準が異なるので，そういうサポートをつけています。ただ「この先生は1年間こういうことをやろうとしているのか」ということがわかるということは大きな進歩だと感じています。さらにしっかりしたものにすれば相当なものができると思います。

　医療生協さいたまは，目標管理制度だけでなく，教育にも力を入れている。医師については，2年の研修期間で，特定の専門分野だけでなく，すべての分野を診ることができる医師を養成することを目指している。看護師についてもキャリアアップラダーという等級を整備し，「キャリア1（メンバー）」「キャリア2（エキスパート）」「キャリア3（スーパーバイザー）」「キャリア4（マネジャー）」「スペシャリストコース」といったカテゴリーごとに多様な研修が提供され，国内留学制度も用意されている。

　ユニークなカリキュラムとして，患者が退院した後も目を向けていくことの重要性を伝えるために，2年目看護師に対して行われるフィールドワーク研修がある。具体的には，「ホームレスの患者が退院した後に，住まいである橋の下まで行って，どのような生活をしているのか，なぜホームレスになったのか」など，在宅医療における患者の家庭環境を調べ，レポートを書くという内容である。また，医療生協さいたまでは，総合看護力を身につけるために，病院だけでなく，診療所，訪問看護といった事業所を超えたジョブ・ローテーションも可能である。この点について千葉総看護師長の説明を聞いてみよう。

　　異動に関してはジョブ・ローテーション制度がありますので6年間に2箇所異動するように決まっています。本人と面接をして次にどういう能力をつけたいのかによって異動先を決めるようにしています。そのために，卒後3年目の職員に対しては，診療所や訪問看護ステーションに研修に出したり，協同病院で働いていれば他の病院に研修に出したりして，「自分がどんな能力をつけていきたいのか」ということを自分で考えてもらって異動につなげています。訪問看護ステーションで働きたいと思

っている人が「外科にいるとちょっと能力的に足りないから内科に行きたい」とか，内科で働いている人が「もっと地域に出てみたい」ということで診療所で研修するという形です。「もっとこういう能力をつけて欲しい」ということで意図的に異動してもらうこともあります。

　医療生協さいたまでは，医師をはじめとした職員のスキルを向上させるためにSP（シミュレーション・ペイシェント）というユニークな試みをしている。常務理事の飯嶋氏は次のように説明している。

> 医者を育てるという点では，SP，つまり模擬患者を用いての研修があります。組合員が模擬の患者になりきってドクターが診察したり，事務系の窓口の対応とかの訓練をします。SPそのものはずいぶん古くからやっていて，指導担当のドクターが指導するんです。患者と対応している様子をビデオで撮って，あとで振り返るという方法をとります。誰でもSPになれるかというと，そうではなくて，SPになるには研修が必要です。埼玉のSP活動は有名で，他医療生協にも呼ばれて活動もしてます。私も見たことがありますが，SPの方々は迫真の演技で，がんの患者とかその家族になりきっているんですね。ストーリーも考えて，それを演じきるんです。

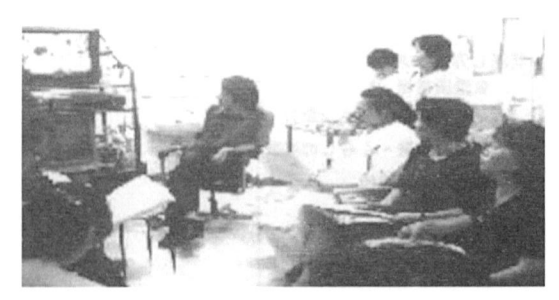

SPを用いたロールプレイを
ビデオにとって学習している様子

ISO，目標管理制度，教育システムなど，医療生協さいたまが一連の改革を進めてきたのは，埼玉県の労働環境とも関係している。埼玉県には公立の医科大学はなく，看護学校も少なく，医師・看護師が慢性的に不足する状態であった。そのため，診療所・病院内の人手不足を補うためにも業務の効率化をせざるを得なかったという。民医連運動によって形成された理念という内部要因に加え，こうした外部環境が組織内の改善活動を後押ししていたと考えられる。

5）医師・看護・事務の連携

　医療生協さいたまの運営体制の特徴は，医師・看護・事務間の連携が円滑に進められているという点にある。例えば，診療報酬の改定により，現在でこそ当たり前に行われている合同カンファレンスであるが，同組合は以前から実施している。病院における運営体制について，牛渡理事は次のように説明している。

> 　診療報酬との関係で「いろんな職種を交えて診療計画を立てなさい」という風に変わってきたのは数年前からですが，医療生協さいたまの場合は30年前にできた当初から，いわゆる患者を中心としたカンファレンス，ケースカンファレンスをずっとやってきています。医師と看護師，事務官，リハビリとか，ときには薬剤師とか，そういう人たちが入って，いわゆる多職種参加型のカンファレンスというものをずっと伝統的にやってきていたのです。それは診療報酬で求められたからではなくて，患者を中心にいろんな職員の持っている能力を持ちより，皆で相談しあって皆で方針を決めて仕事をしていく，という仕事の仕組みにこだわってきました。普通，大学病院などですと，たぶん教授を中心に課を作っていったり，病棟を作ったりしますが，ここは違うのです。病棟があるだけで医師のリーダー，担当の看護師長，事務担当官の三者でどう運営するか考えましょうという形でやってきています。病棟が50床あるとすれば，1つの病院や診療所規模くらいの収入を得るわけですから，そこが1つ

の経営単位だという考え方で，いろんな職種の人が対等にものを言い合って運営を考えるということが身についているのだと思います。

同様に，千葉総看護師長も次のように述べている。

医長の先生たちは，看護師がどんな研修に行ってもご存知ですし，これから誰が研修に来るのか，誰に退職動向があるかも知っています。収入が予算よりどのくらい未達（未達成）かということも月1回必ずチェックします。拡大病棟会議をやる時は，医長だけでなく課長の先生とそこに所属している他の先生達，看護師，事務のクラークさんも含めて会議をして決めます。病棟の方針や目標を決めていくときは，そういうふうにして確定していきます。

埼玉協同病院の高石院長は，職種間の連携，および院内で実施される検討会について次のように説明している。

看護師，事務にかかわらず，全職種が関係しながら仕事をしています。最終的な責任を取ったり指示を出すのは医師ですが，どういう方針をとるかは全職種が対等な立場で決めます。それが決まった後，指示を出すのが医師，というイメージですね。これを民医連では「民主的集団医療」という言葉で表現します。チーム医療という言葉がありますが，私たちは民主的集団医療と呼んでいます。退院するにあたり，家庭的，社会的問題を抱えている場合には，患者さんや家族が入っていただいて方針を話し合います。一般的には職員だけで実施しますが，いろいろな検討会の形式があります。医者だけでやる検討会もあれば，病棟単位で，看護師，薬剤師，ケースワーカーが入って行う検討会もあるし，全職種検討会といって病院内全体の事務スタッフを含めた検討会もあります。頻度でいえば，医者だけの検討会や病棟検討会は毎週行われていて，全職種は3ヶ月に1回という形です。

全職種検討会では，現在の患者さんだけではなく，過去に入院されていた患者さんのケースで「何か足りなかったことはなかったか」という問題意識を持った場合に，事例をもとに全員で討論します。医者だけで集まった方針を，他の職種の人に，意見も聞かずに押し付けることはしません。いろんな分野からの情報が満遍なく検討の場に出されるように工夫しています。しかし，私たちの病院でも，それがうまくいかない場合があります。それは医師が常勤でない場合です。非常勤の医師はそういう訓練を受けていないですから，「自分の意思で治療方針を決める」という形でずっとやってきていて，軋轢が生じることもあります。常勤でも，中途入職の医師の場合ですね。医師になりたての若い頃にそういうことを学んでいないと，なかなか自分のやり方を変えることは難しいと思います。「医師の指示で他の職種が動く」という考え方から抜けきれない人もいます。ただ，こうした医師は少数です。

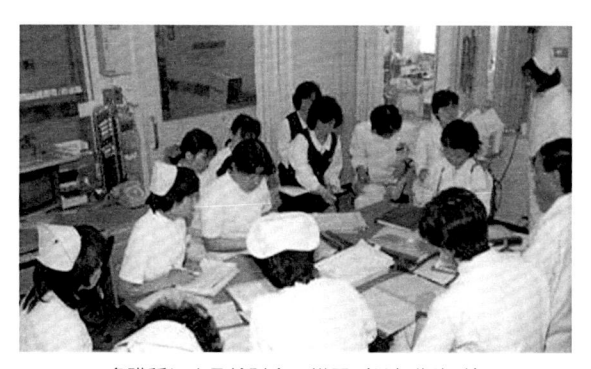

多職種による検討会の様子（90年代当時）

通常，検討会を実施するときは，職種や経験年数に関係なく「意見があったら出しなさい」という形で運営します。意見が出てこないと，医者の考えのみで治療が進み，検証されません。民主的集団医療を実践するためには，経験年数にかかわらず，すべての職種の人が自分自身の意見を持たなければなりません。いろんな勉強をしていないと，そこに座っているだけということになります。民主的に集団で医療を行うためには，

ひとりひとりが自覚をもたなければいけないのです。全職種検討会などでは，考え方を学びながら参加しないとついていけません。こういうことを浸透させるための文書やシステムはありますが，やはりOJTですね。検討会に参加しながら具体的な場面を見ながら身につけていくしかないです。医者だけの検討会や病棟検討会は30年間ずっとやってきていますが，全職種検討会は10年くらい前からです。

　同組合では，財務業績の指標として「入院数，在院数，収入」などが毎月報告され，ベンチデータ化されて，改善活動に用いられている。上記のコメントを見ると，現場の組織運営については，医師，看護師，コメディカル，事務職が対等に話し合う風土があるといえる。日常の業務執行上のリーダーシップという面では，各職種の力関係はどのようになっているのだろうか。牛渡理事の声を聞いてみよう。

現場では，患者を中心とした民主的なチームで動いていますが，組織運営面からいうと，ここ30年，事務系の理事が強い傾向にあり，政策立案などにおいて強力なリーダーシップがあったようです。当初は医師のリーダーシップが強かったと思われますが，学生運動に加わった非常に優秀な事務系職員が病院を引っ張ってきたようです。医師はとにかく忙しいので，何もかもできませんから，事務が医師をサポートしてきました。「患者の権利章典」ができてからは，かなり医師や看護師のリーダーシップが発揮されてきたと思います。特に，ここ数年は，量から質へと医療の重点が移っているので，看護師も管理者の構成員として頑張っています。どちらかというと，看護はこれまで現場を守るという役目でした。しかし，医療を取り巻く環境が激変しているなかで，患者の苦しみや喜びを知る者として組織内外に向けて実態を知らせていく必要があると思っています。そういう意味でのリーダーシップが看護に期待されているのかもしれません。医師との関係は，看護師の力量次第というところがあります。今後は，患者に近い看護師の力が強くなるべきだと思います。

高石院長も，全体のリーダーシップについて次のような考えを持っている。

> 戦後間もない初期には医師が強いリーダーを発揮して，次は事務系が頑張って，権利章典が出た90年代半ばからは徐々に変化している感じがします。医療機能評価を受診したりISOを取得したあたりから，医師や看護師が前面に出なければ太刀打ちできなくなって，リーダーシップのあり方が劇的に変わってきたように思います。医師しか発揮できない分野と，看護や事務系が担当する分野があり，コラボレーションが求められるようになりました。

医療生協さいたまにおけるリーダーシップについて，大野副理事長は次のように答えている。

> 事務部門に力があるといいますが，医療従事者は専門家でもありプライドもあります。頭ごなしに言っても動きません。皆さん，良い医療をしたいと思っているし，患者とのコミュニケーションを大事にするし，自分たちの努力に対してフィードバックを求めています。そこに着目したマネジメントが必要でしょう。医療組織では，医療従事者に対する「期待」と「寛容さ」が求められると思います。医療従事者の根本には「人の役に立ちたい」という気持ちがあるので，事務担当にはコーディネーターとしての役割が求められていると思います。その意味では，理念が大事になります。うちの病院は，理念に共鳴して入ってくる人が多いですから。

4．考察

最後に，非公式ルーチンの形成プロセスを中心に，患者志向の理念がどのように構造化されたのか，その際どのようなリーダーシップが見られたかという観点から本章で紹介した事例を考察する。

1）医療生協さいたまの歩み

図表4-2は，医療生協さいたまの歩みをまとめたものである。

図表4-2　医療生協さいたまの歩み

1950年代	1960年代	1970年代	1980年代	1990年代	2000年代
民医連運動による診療所群の形成	生協化	診療所の経営難と人材確保問題	第1次合併とセンター病院の設立	小規模生協の経営難	第2次合併と患者の権利章典の制定	ISOによる品質管理体制強化と目標管理制度

同組合は，民医連運動に参加していた診療所群を出発点としている。1967年までにすべての診療所が生協となり，8つの医療生協が誕生した。その後，後継者や医師・看護師の確保に関する課題に対応するため，センター病院の建設が企図され，その担い手となるべく，県南部の3つの生協が合併する（第1次合併）。1980年代に入ると小規模生協の経営が悪化したため，1992年に6生協が合併し，医療生協さいたまが誕生した。この時期，日本生協連医療部会により制定された「医療生協の患者の権利章典」が，同組合の精神的な支柱となっていく。その後，目標管理や品質管理の体制を強化し順調な成長を遂げている。

2）非公式ルーチンの形成

「設立から1960年代」「1970年代～1980年代」「1990年代以降」という3つのステージに沿って，医療生協さいたまにおける非公式ルーチンの形成プロセスを図示したものが図表4-3である。中央の「患者志向の理念」は，医療生協さいたまの前身である診療所群が設立された当初から存在していたものであり，網掛けの部分は，それぞれの時期に形成された非公式ルーチンを意味している。なお，こうした非公式ルーチンの内容，およびリーダーシップ特性と公式ルーチンとの関係は図表4-4に示した通りである。

第4章 医療生協さいたまの事例

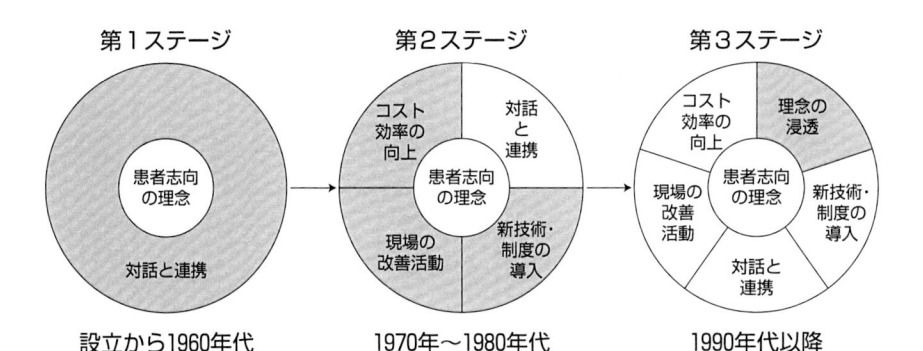

図表4-3 医療生協さいたまにおける非公式ルーチンの形成プロセス

第1ステージ　　　　第2ステージ　　　　第3ステージ

（第1ステージ）
- 患者志向の理念
- 対話と連携

設立から1960年代

（第2ステージ）
- 患者志向の理念
- コスト効率の向上
- 対話と連携
- 現場の改善活動
- 新技術・制度の導入

1970年〜1980年代

（第3ステージ）
- 患者志向の理念
- コスト効率の向上
- 理念の浸透
- 現場の改善活動
- 新技術・制度の導入
- 対話と連携

1990年代以降

注：網掛け部分は，当該時期に形成された非公式ルーチンを示している。

図表4-4　医療生協さいたまにおける非公式ルーチン，公式ルーチン，リーダーシップの関係

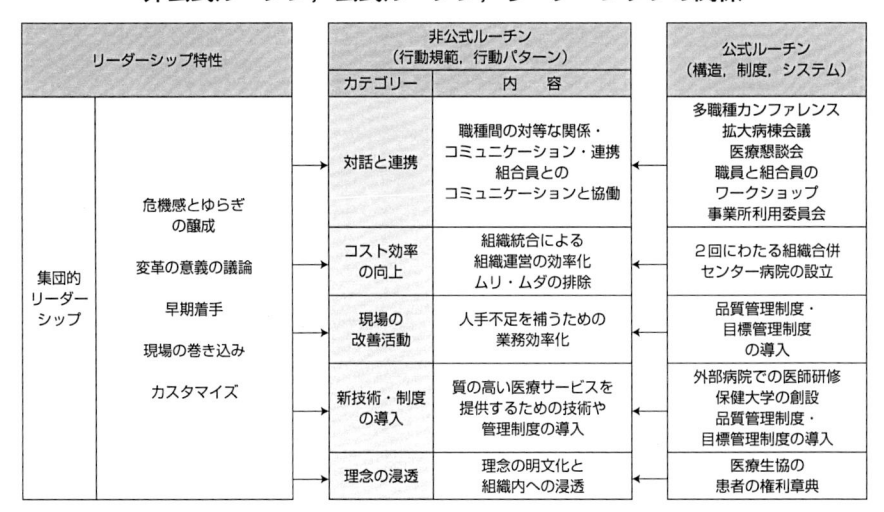

リーダーシップ特性		非公式ルーチン（行動規範，行動パターン）		公式ルーチン（構造，制度，システム）
		カテゴリー	内容	
集団的リーダーシップ	危機感とゆらぎの醸成 変革の意義の議論 早期着手 現場の巻き込み カスタマイズ	対話と連携	職種間の対等な関係・コミュニケーション・連携　組合員とのコミュニケーションと協働	多職種カンファレンス 拡大病棟会議 医療懇談会 職員と組合員のワークショップ 事業所利用委員会
		コスト効率の向上	組織統合による組織運営の効率化 ムリ・ムダの排除	2回にわたる組織合併 センター病院の設立
		現場の改善活動	人手不足を補うための業務効率化	品質管理制度・目標管理制度の導入
		新技術・制度の導入	質の高い医療サービスを提供するための技術や管理制度の導入	外部病院での医師研修 保健大学の創設 品質管理制度・目標管理制度の導入
		理念の浸透	理念の明文化と組織内への浸透	医療生協の患者の権利章典

① 「対話と連携」
　医療生協さいたまは，医師・看護師・事務スタッフが協力し合いながら組合員とともに歩んできた経緯もあり，設立当初から職員間，そして職員と組合員の間における「対話と連携」が形成されていた。この非公式ルーチンは，生協組織になった後も，多職種カンファレンス，拡大病棟会議，医療懇談会，職員と組合員のワークショップ，事業所利用委員会等の公式ルーチンによって強化されてきた。

② 「コスト効率の向上」「現場の業務改善」「新技術・制度の導入」
　1970年代（第2ステージ）に入ると，後継者や医師・看護師の確保，経営難という問題を抱えていた埼玉県内の医療生協は，2回の合併やセンター病院の設立によって組織運営コストを効率化するとともに，人材を確保しやすい体制を整えた。
　しかし，公立の医科大学がなく，看護学校も少ないことから慢性的な人手不足に陥っていた医療生協さいたまは，少ない人数で質の高い医療を提供するためムリ・ムダを省き，「現場の改善活動」により業務を効率化してきた。その意味で，同組合における「コスト効率の向上」と「現場の改善活動」は，密接に結びついているといえる。
　また，同組合では，質の高い医療サービスを提供するために「新しい技術・制度を導入」してきた。例えば，センター病院として設立された埼玉協同病院では，外部病院における研修を通して医療技術レベルを高めており，組合員に対しては保健大学をはじめとする健康維持のサービスを提供している。また，早い時期から目標管理制度や品質管理制度を導入するなど，制度面でも革新性が高いといえる。

③ 「理念の浸透」
　民医連と日本生協連医療部会という2つの組織に関係している医療生協さいたまは，設立以来，強い患者志向の理念を共有してきた。そして，1990年代（第3ステージ）に入り，それまでに取り組んできた理念が「医療生協の

患者の権利章典」として明文化されたのである。患者の権利章典は，医療生協さいたまの職員にとって，精神的な支柱となっていく。

④ルーチン間の関係

　本章の分析でも，2・3章の分析で見られたカテゴリーと類似したカテゴリーが抽出された。したがって，各ルーチンの関係は他の2病院組織と同様に考えることができる。すなわち，各カテゴリーは図表4-3の第3ステージに示すように，変革の創始に関わる「理念の浸透」「新技術・制度の導入」，変革が組織に定着するために必要な「対話と連携」「現場の改善活動」，定着した変革をさらに効率的なものに変換する「コスト効率の向上」という順序で連動していると思われる。

　ただし，他の事例と同様，医療生協さいたまにおいても非公式ルーチンが獲得される順序は必ずしもモデルどおりではなかった。このことは，非公式ルーチンの内容や関係性は類似していても，その形成プロセスは病院組織によって異なることを示している。

　3つの病院組織で共通していたのは，第3ステージにおいて「理念の浸透」に関するルーチンが形成された点だけである。「理念の浸透」は，さまざまな非公式ルーチンが形成された後，それらのルーチンと患者志向の理念の結びつきを強くする統合的機能を持っていると考えられる。

3）集団的リーダーシップ

　医療生協さいたまの特徴は，「集団的なリーダーシップ」により組織が運営されてきた点にある。淀川キリスト教病院および聖隷浜松病院と異なり，インタビュー調査では，組織の学習を促した人物として特定のリーダーの名前が挙がることはなかった。

　図表4-5は，成長期における医療生協さいたまのリーダーシップ形態を図示したものである。同組合では，特定の指導者が変革型リーダーシップを発揮することはなく，歴代の理事会が集団となって組織を率いてきたと考えられる。他の病院との違いは，組合員代表が理事として活動することで，住

民・患者の視点が経営の中に生かされるという点である。また，伝統的に事務部門のリーダーが強い影響力を持ってきたことも明らかになった。

図表4-6は，医療生協さいたまにおけるリーダーシップ行動の特性を図示したものである。インタビューにおいても「組織はどうしても楽な方に行くので，それを軌道修正させるのが大変です。戦いですね。」（牛渡理事）という発言や，「組織というのはフレンチドレッシングのようなもので，いつ

図表4-5　医療生協さいたまにおけるリーダーシップ形態

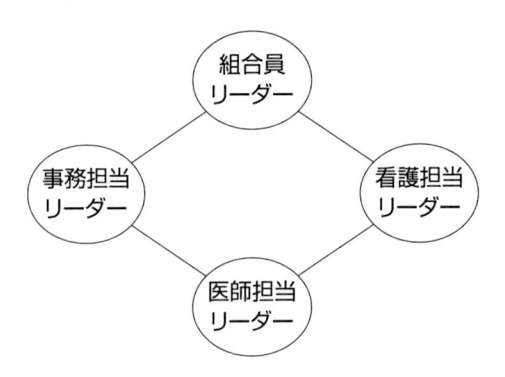

```
          組合員
          リーダー
         /      \
  事務担当      看護担当
  リーダー      リーダー
         \      /
          医師担当
          リーダー
```

図表4-6　医療生協さいたまにおけるリーダーシップの特性

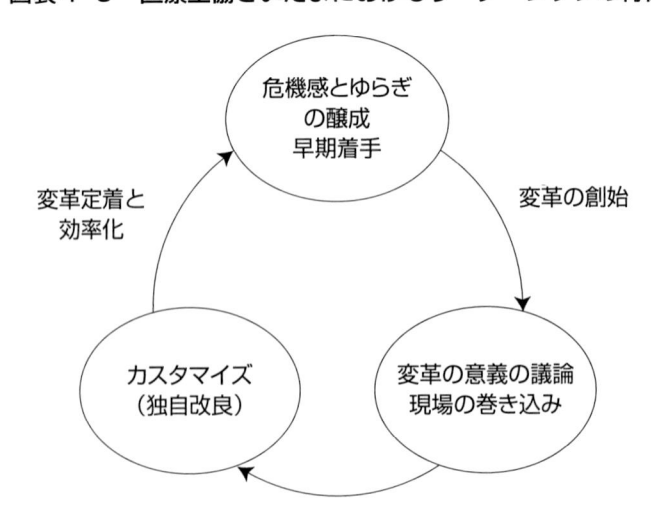

```
         危機感とゆらぎ
          の醸成
          早期着手
    変革定着と         変革の創始
    効率化
   カスタマイズ       変革の意義の議論
   （独自改良）       現場の巻き込み
```

も揺さぶっていないと分離・沈殿しまいますから。」(大野副理事長)という言葉が示すように,医療生協さいたまでは,常に「危機感とゆらぎ」を醸成している。そして,同組合は,他の病院組織に先駆けて,さまざまな変革を「早期に着手」する傾向にあった。

変革を実施する際には,「その変革が患者・組合員にとってどのような意味を持つかを徹底的に議論」する点に同組合の特徴がある。合意が得られた場合には,「現場を巻き込み」ながら,自組織の実情に合うように「カスタマイズ(独自改良)」することで,変革を定着させ,効率化している。こうした一連のリーダーシップ行動が,医療生協さいたまの理事会において共有されていると考えられる。

個人としての対話促進リーダーが特に必要ないのは,同組合において,対話と連携に関する非公式ルーチンが充実しており,職種間のコミュニケーションや,職員と組合員とのコミュニケーションが円滑に行われているためであると解釈できる。

注

(1) 医療生協さいたまホームページ
　　http://www.mcp-saitama.or.jp/about/outline.php
(2) 埼玉中央医療生活協同組合・埼玉協同病院「埼玉協同病院10周年記念誌1　手作り10年　地域と10年」1989年
(3) 日本生活協同組合連合会医療部会ホームページ
　　http://www.jhca.coop/patient_right/index.html

第5章 患者志向の構造化と連携型リーダーシップ

1. 本書の問い

　顧客（患者）志向の理念が，どのような形で実行されているかという問題は，重要であるにもかかわらず，これまでの研究において十分検討されてこなかった（Kennedy et al., 2003）。また，組織におけるトップレベルのリーダーが，組織学習をいかに推進しているかというテーマについても研究が不足している（Berson et al., 2006; Vera and Crossan, 2004）。これらの点を踏まえて本書は，次の2つの問いを提示した。

　　3つの病院組織では，患者志向の理念がいかにルーチンとして構造化されたのか。

　　その際，3組織では，どのようなリーダーシップ形態が見られたか。

　次節以降では，2〜4章で行った個別事例の分析を整理・統合することで，これら2つの問いを検討する（なお，実践面にのみ関心のある読者は，「理論的位置づけ」の節を読みとばして頂いても構わない）。

2. 患者志向の構造化プロセス

1）3組織の歩み

　2〜4章において紹介した3組織の歴史的な歩みを，公式ルーチン（構造，制度，システム等）に着目してまとめたものが**図表5-1**である。それぞれの

図表5-1　3組織の歴史的な歩みと公式ルーチン

	1950年代	1960年代	1970年代	1980年代	1990年代	2000年代
淀川キリスト教病院	米国ミッションによる運営		経営危機	白方院長による変革拡大と高機能化	赤字の拡大	畑事務部長による組織変革 理念の明示化と目標管理,収益管理制度の整備	ISOによる品質管理体制強化
聖隷浜松病院	聖隷保養園	聖隷浜松病院の設立と成長・拡大期		経営危機	中山・山本・高嶋氏の3人体制による組織体制強化	理念の明示化と品質管理,収益管理体制の強化
医療生協さいたま	民医連運動による診療所群の形成	生協化	診療所の経営難と人材確保問題	第1次合併とセンター病院の設立	小規模生協の経営難	第2次合併と患者の権利章典の制定	ISOによる品質管理体制強化と目標管理制度

　発展の歴史は異なるが，3組織に共通した特性は次の3点である。
　第1に，3組織とも，戦後，医療費を払うことが難しい患者のために，慈善事業として医療を提供したことが病院設立の出発的であった。それゆえ，3組織は設立当初から強い患者志向の理念を有していた。
　第2に，各組織は，1970～1980年代において経営危機を経験し，さまざまな問題に直面した。
　第3に，こうした経営危機を契機として，患者志向を構造化するためのルーチンを形成していった。
　本書は，2種類のルーチンのうち，非公式ルーチンに着目した。なぜなら，公式ルーチン（組織構造，制度，システム）に比べて，非公式のルーチン（行動規範，行動パターン）は，組織メンバーの行動に対してより強い影響力を持

第5章 患者志向の構造化と連携型リーダーシップ

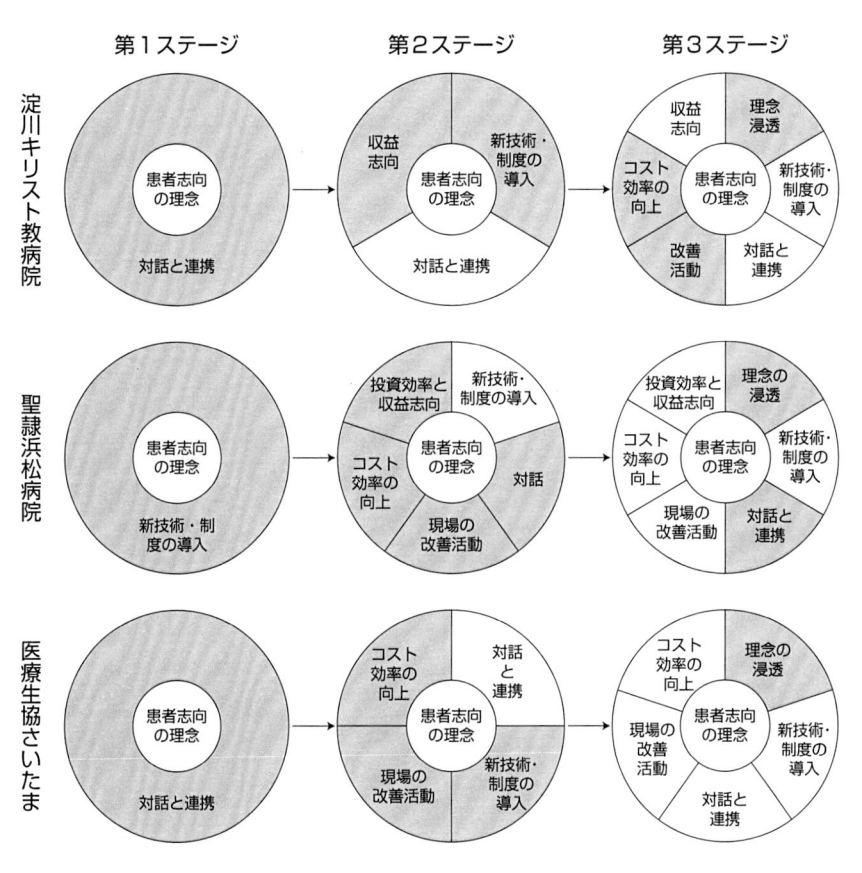

図表5-2　3組織における非公式ルーチンの形成

淀川キリスト教病院

第1ステージ：患者志向の理念／対話と連携

第2ステージ：患者志向の理念／収益志向／新技術・制度の導入／対話と連携

第3ステージ：患者志向の理念／収益志向／理念浸透／新技術・制度の導入／対話と連携／改善活動／コスト効率の向上

聖隷浜松病院

第1ステージ：患者志向の理念／新技術・制度の導入

第2ステージ：患者志向の理念／投資効率と収益志向／新技術・制度の導入／対話／現場の改善活動／コスト効率の向上

第3ステージ：患者志向の理念／投資効率と収益志向／理念の浸透／新技術・制度の導入／対話と連携／現場の改善活動／コスト効率の向上

医療生協さいたま

第1ステージ：患者志向の理念／対話と連携

第2ステージ：患者志向の理念／コスト効率の向上／対話と連携／新技術・制度の導入／現場の改善活動

第3ステージ：患者志向の理念／コスト効率の向上／理念の浸透／新技術・制度の導入／対話と連携／現場の改善活動

注：網掛け部分は，当該時期に形成された非公式ルーチンを示している。

ち，構築・形成に時間がかかることから，他組織が模倣することが難しく，市場における競争力の源泉になりうる，と考えられるからである。

3つのステージ（ステージ1：設立～1960・1970年代，ステージ2：1970～1980年代，ステージ3：1990年代以降）において，非公式なルーチンがどのように形成されたかについて3組織を比較したものが**図表5-2**である。これを見ると，3組織の非公式ルーチンの獲得順序はそれぞれ異なるが，第3ステージにおけるカテゴリーには共通性が見られることがわかる。

2）患者志向の構造化モデル

　そこで本書は，**図表5-2**における第3ステージに着目し，3組織に共通してみられた非公式ルーチンの特性を整理・統合することを試みた。3組織における非公式ルーチンのつながりを図式化したものが，**図表5-3**に示した「患者志向の構造化モデル」である。このモデルは，患者志向の理念を組織体制として実現化する上で必要な非公式ルーチンのつながりを示している。

　このモデルでは，6つの非公式ルーチンのカテゴリーが，「創始」「定着」「効率化」という3つのフェーズに分かれて示されている。ここでいう創始，定着，効率化とは，理念を実現するための変革内容が「創始され」「定着し」「効率化される」ことを意味している。以下，患者志向の構造化モデルを簡単に説明したい。

　①創始フェーズ　まず，患者志向を構造化するためには，患者志向の理念を明文化した上で組織メンバーに浸透させ（「理念の浸透」），理念を実現するための新しい技術や制度を積極的に取り入れる必要がある（「新技術・制度の導入」）。これが「創始フェーズ」である。

　②定着フェーズ　しかし，新しい技術や制度が導入されても，それが組織内で定着するとは限らない。そこで，組織メンバーがお互いにコミュニケーションしながら協力し合い（「対話と連携」），採用された技術や制度を現場において継続的に改善する必要がある（「現場の業務改善」）。これが「定着フェーズ」である。

　③効率化フェーズ　新しい技術や制度が組織に定着したとしても，コストがかかりすぎる場合には長期にわたって維持することが難しい。したがって，新しい技術・制度に要するコストを削減し（「コスト効率性の向上」），新たに技術・制度を導入する際には，費用を上回る効果が得られるかどうか，収益につながるかどうかを考えた上で投資する必要がある（「費用体効果と収益化」）。これが「効率化フェーズ」である。

　これら6つの非公式ルーチンが形成されている病院組織では，患者志向の理念に沿った変革が創始され，定着し，効率化されていき，患者志向の理念が単なるスローガンに終わることなく，実現化・具現化されるといえる。

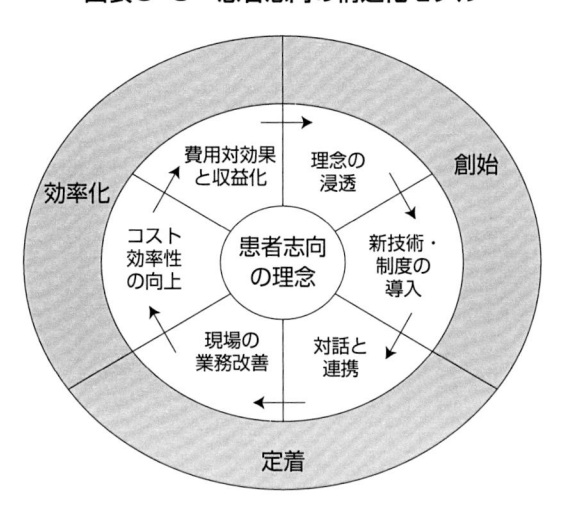

図表5-3 患者志向の構造化モデル

(図：中心に「患者志向の理念」、内側の円に「理念の浸透」「新技術・制度の導入」「対話と連携」「現場の業務改善」「コスト効率性の向上」「費用対効果と収益化」、外側に「創始」「定着」「効率化」)

3）患者志向の構造化モデルの理論的位置づけ

　ここで，患者志向の構造化モデルが組織学習と顧客志向の先行研究の中で，どのように位置づけられるかについて考察したい。

　まず，本モデルは，組織学習プロセス，すなわち「個人が獲得した知識が，集団や組織において共有化され，ルーチンとして制度化されたり，棄却されることで，組織メンバーの知識・信念・行動に変化が生じる」（Crossan et al., 1999; Dyck et al., 2005; Hong et al., 2006; Huber, 1991; Kim, 1993; Miner and Mezias, 1996; Nevis et al., 1995）という流れと対応したモデルとなっている。具体的には，モデルにおける「創始フェーズ」は「知識の獲得」と対応し，「定着・効率化フェーズ」が「知識の共有・制度化・棄却化」と密接に関係している。

　従来の組織学習モデルは，知識の共有化・制度化・棄却化を促す要因を特定していないが，本モデルは，「定着（対話と連携・現場の業務改善）」と「効率化（コスト効率性の向上・費用対効果と収益性）」の非公式ルーチンが，知識の共有化・制度化・棄却化を促すことを示している。つまり，メンバー同士が対話し，連携しながら現場の業務改善を行うことで，新しい知識を「定着」

させ，コスト効率性や費用対効果を考えながら知識を「効率化」させることにより，はじめて知識を共有化・制度化することができるのである。

　これまでの組織学習論は，抽象的な概念モデルのみが提示され，具体的な学習プロセスが欠落している点が批判されてきた（e.g., Akbar, 2003; Garvin, 1993）。本書による理論的な第1の貢献は，「知識の獲得・共有・制度化・棄却化」という組織学習プロセスを促進する，具体的な非公式ルーチンのカテゴリーをモデル化した点にあると考えられる。

　次に，顧客志向と関連の深い市場志向（market orientation）の概念に沿って，本書の発見を考察する。コーリとジャヴォースキーら（Kohli and Jaworski, 1990; Kohli, Jaworski, and Humar, 1993）は，①市場知（market intelligence）の創出，②市場知の普及，③市場知への対応の3要素によって，市場志向を概念化している。つまり，市場に存在する顧客・競争相手・社会環境についての情報を収集・解釈し，それらを組織内に普及・共有化させた上で効果的に対応する傾向が市場志向である。

　この市場志向のモデルは，新しい市場知を組織に取り込み，普及させ，何らかの反応を示すことの重要性を示しているが，導入した市場知をいかに組織に定着させるかについては提示していない。これに対し，本モデルは，市場知を組織に取り込み何らかのアクションを取った後，それを組織に定着させ，効率化して収益につなげるメカニズムを説明している。本書における第2の理論的貢献は，これまで研究が不足していた顧客志向の実行プロセスを，非公式ルーチンに着目してモデル化した点にあるといえる。

4）非公式ルーチンの形成プロセス

　本書が提示した患者志向の構造化モデルは，病院組織が目指すべき1つの到達点である。そこに至る道のりは，3組織においてそれぞれ異なっていた。**図表5-4**は，3組織における非公式ルーチンの形成プロセスをステージごとにまとめたものである。表中の●は，当該時期に非公式ルーチンが形成されたことを意味している。

　この表を見てもわかるように，必ずしも図表5-3に示した患者志向の構

図表5-4　3組織における非公式ルーチンの形成プロセス

		ステージ1			ステージ2			ステージ3		
		淀川	浜松	さいたま	淀川	浜松	さいたま	淀川	浜松	さいたま
創始	理念の浸透							●	●	●
創始	新技術・制度の導入		●		●		●			
定着	対話と連携	●		●				●		
定着	現場の業務改善					●	●	●		
効率化	コスト効率性の向上					●	●	●		
効率化	費用対効果と収益化				●	●				

注1：「淀川」＝淀川キリスト教病院，「浜松」＝聖隷浜松病院，「さいたま」＝医療生協さいたま
注2：網かけ部分は各ステージにおける特徴的な箇所を示している。

造化モデルに沿って非公式ルーチンが形成されるわけではない。図表5-3は，あくまでも完成形であり，そこに至る過程では，あたかもジグソーパズルのピースを埋めていくように，非公式ルーチンが形成されていた。

この表に基づいて，3組織に共通してみられた特性をまとめたものが**図表5-5**である。まずステージ1では，各組織の基盤となる非公式ルーチンが獲得されていた。淀川キリスト教病院と医療生協さいたまでは「対話と連携」，聖隷浜松病院では「新技術・制度の導入」のルーチンが形成された。このように，初期の段階で獲得される基盤ルーチンは各組織によって異なると考えられる。

初期に構築されたルーチンの内容を見ると，創設者の影響が強く表れている。淀川キリスト教病院では米国ミッションが持つ文化的背景が，聖隷浜松病院では地域の風土や創設者である長谷川保氏の考え方が，医療生協さいたまでは民医連運動にかかわった医療専門家達の思想がルーチンの内容に影響を及ぼしているようである。

ステージ2になると，「現場の業務改善」「コスト効率性の向上」「費用対効果と収益化」など，定着フェーズや効率化フェーズにかかわるルーチンが

図表5-5　患者志向の構造化プロセス

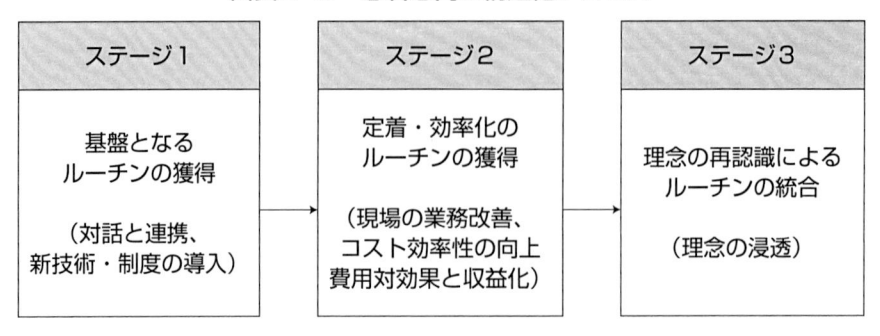

ステージ1	ステージ2	ステージ3
基盤となるルーチンの獲得（対話と連携、新技術・制度の導入）	定着・効率化のルーチンの獲得（現場の業務改善、コスト効率性の向上 費用対効果と収益化）	理念の再認識によるルーチンの統合（理念の浸透）

形成されていた。この時期は，定着や効率化のルーチンによって，医療サービスを組織的に提供する体制が整備されるステージであると解釈できる。ただし，定着や効率化のルーチンの形成が後期（ステージ3）にずれこむケースもあった。

そしてステージ3においては，「理念の浸透」に関するルーチンが形成されていた。3組織の非公式ルーチン形成のプロセスにおいて，明確な形で共通していたのはこの点だけである。これは，設立当初から患者志向の理念を有していた組織であっても，時間がたつにつれて理念が風化しがちになることを示唆している。最終段階であるステージ3において理念を明文化し再認識することは，患者志向の理念と非公式ルーチンの結びつきを強くしていると思われる。

なお，中期と後期における特徴として注目したいのは，外部から異動してきたリーダーによってルーチンが形成されていたという点にある。淀川キリスト教病院では，神戸大学出身の白方院長と国立病院出身の畑氏がリーダーシップを発揮し，聖隷浜松病院でも，北里病院から高嶋氏が招かれていた。これは，リーダーの異動を通して，他組織におけるノウハウが移植されていることを示すものである。

5）形成プロセスの理論的位置づけ

ここで，上述した非公式ルーチンの形成プロセスを，知識の獲得方法の観

点から考察したい。組織学習の先行研究によれば，知識の獲得方法は，大きく組織外部からの外的獲得と組織メンバーによる内的獲得に分けられる（Huber, 1991; Levitt and March, 1988; Miner and Mezias, 1996）。

初期におけるルーチンは，内的な知識獲得方法の1つである「先天的学習（congenital learning）」によって形成されていた。この学習方法は，組織の創始者が持つ知識をメンバーが継承することを意味している（Huber, 1991）。創始者の知識は，組織における将来の学習活動に大きな影響を与えるといわれている。

中期におけるルーチンは，内的な知識獲得における「創発的学習（generative learning）」や「試行錯誤の学習（trial-and-error learning）」によって形成される傾向があった。すなわち，各組織は，積極的かつ創造的な形で，試行錯誤を繰り返しながら新しい知識を発見し，その成功経験を制度化していた。

ただし，外部から異動してきたリーダーがルーチン構築を促進していたことを考えると，組織外部からの知識獲得方法である「代理学習（vicarious learning）」や「移植（grafting）による学習」も行われていたといえる。

代理学習とは，ベンチマーキングに代表されるように，他の組織が取り入れて成功した制度・システムを模倣することである（Miner and Mezias, 1996）。「移植による学習」とは，M&Aやジョイントベンチャーを通して，すでに確立された組織能力を外部から獲得することである。

例えば，淀川キリスト教病院では，畑事務長は国立大学病院のシステムを移植しており，聖隷浜松病院では，高嶋総看護婦長が北里大学病院で獲得した看護管理の手法の一部を応用していたと思われる。また，医療生協さいたまでは，日本生協連医療部会により制定された「医療生協の患者の権利章典」を組織の理念として取り入れている。

なお，3組織において，ジグソーパズルのピースを埋めていくように，非公式ルーチンが形成されていたという事実は，組織のルーチンが合理的・計画的に設計されたというよりも，創発的に構築されたことを示している。

本書は，患者（顧客）志向の理念が組織体制として実現化されるプロセスを検討していることから，戦略の実行問題とも関係する。先行研究によれば，

戦略の形成・実行・変化のプロセスは，合理的（rational）パースペクティブ，政治的（political）パースペクティブ，創発的・進化的（emergent/evolutionary）パースペクティブによって捉えることができる（Chakravarthy and White, 2002）。

このうち，本書で見られた非公式ルーチンの形成プロセスは，「戦略は事前に計画されるものではなく，行為の結果として創発される」という立場をとる創発的パースペクティブ（e.g., Weick, 1979; Mintzberg, 1994）によって説明することができるだろう。つまり，患者志向の理念が構造化されるプロセスは，事前に計画されたわけではなく，歴代のリーダーがさまざまなルーチンを構築する中で創発的に決定されていったと考えられる。

3. 連携型のリーダーシップ

次に，「患者志向の理念がルーチンとして構造化される際，どのようなリーダーシップ形態が見られたか」という第2の問いを検討したい。

1）連携型リーダーシップ

3組織の成長期におけるリーダーシップ形態を図示したものが**図表5-6**である。いずれの病院においても，職種が異なる複数のリーダーが連携しながら組織を率い，非公式ルーチンを構築していた。本書は，このようなリーダーシップ形態を「連携型リーダーシップ」と呼ぶ。

連携型リーダーシップでは，組織の先頭に立って変革を推進する「変革主導リーダー」と，異なる職種間のコミュニケーションを促進し，変革を側面から支援する「対話促進リーダー」が存在し，相互に補完し合いながら組織を率いていた。こうした連携が見られたのは淀川キリスト教病院と聖隷浜松病院である。

図表5-6を見ると，各リーダーの役割や相互の関係が異なることがわかる。淀川キリスト教病院では，院長と参謀役の事務部長が変革主導リーダーであり，両者とコミュニケーションをとりながら医療現場のケアサービスを守る

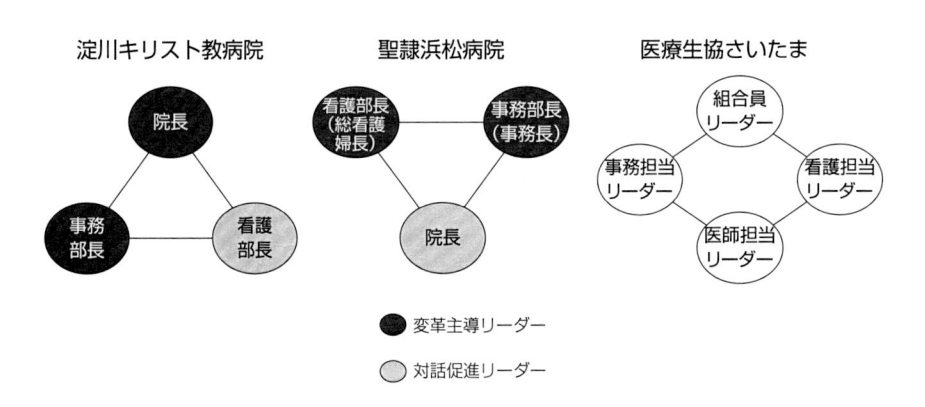

図表5-6　3組織におけるリーダーシップ形態

淀川キリスト教病院：院長（変革主導）─事務部長（変革主導）─看護部長（対話促進）

聖隷浜松病院：看護部長（総看護婦長）（変革主導）─事務部長（事務長）（変革主導）─院長（対話促進）

医療生協さいたま：組合員リーダー─看護担当リーダー─医師担当リーダー─事務担当リーダー（すべて対話促進）

● 変革主導リーダー
○ 対話促進リーダー

看護部長が対話促進リーダーであった。院長が上部に位置づけられているのは，意思決定の中心であることを意味している。これに対し，聖隷浜松病院では，医師をとりまとめる院長が対話促進リーダーとなり，変革主導リーダーである看護部長と事務部長をサポートしていた。また，医療生協さいたまでは，特定の個人がリーダーシップを発揮することがなく，組合員のリーダー，医師担当リーダー，看護担当リーダー，事務担当リーダーが連携しながら組織を率いる集団的なリーダーシップが見られた。

2）リーダーシップ活動の特性

3組織でみられたリーダーシップ特性を比較したものが**図表5-7**である。合計11のリーダーシップ活動のカテゴリーが抽出されたが，2病院以上で共通していたリーダーシップ特性は7カテゴリーであった（網掛け部分）。すなわち，変革の創始フェーズで3カテゴリー（早期着手，危機感の醸成，断固とした姿勢），定着・効率化フェーズで4カテゴリー（中核人材との価値共有，現場の巻き込み，職種間のコミュニケーション促進，カスタマイズ）が共通していた。

次に，これら7つのリーダーシップ・カテゴリーを図式化したものが**図表5-8**である。すなわち，変革を創始するフェーズでは，組織内に「危機意識を醸成」しながら，「早期に変革に着手」し，たとえ抵抗があっても「断

固とした態度」で臨むことが重要になる。そして，変革を組織に定着させ，効率化するフェーズでは，「中核人材と価値を共有化」するとともに，「現場を巻き込み」ながら，自分たちの組織の実情に合った形で導入した内容を「カスタマイズ（独自改良）」していくことが大切となる。

　これらの活動は，主に変革主導リーダーの特性である。しかし，彼らの活動だけでは，多様な職種が協働する病院組織を学習に導くことは難しい。変革主導リーダーをサポートするのが，「職種間のコミュニケーション」を円滑にする対話促進リーダーの働きである。

　このとき，変革主導リーダーをサポートする対話促進リーダーは，淀川キリスト教病院の梶田看護部長のように，医療現場から変革主導リーダーをサポートするタイプと，聖隷浜松病院の中山院長のように，経営者の立場から変革促進リーダーを支援するタイプに分類することができる。変革主導リーダーと対話促進リーダーの組み合わせは，組織の状況やリーダーの特性に応

図表5-7　3組織におけるリーダーシップ特性の比較

非公式ルーチンのフェーズ	病院組織におけるリーダーシップ特性		
	淀川キリスト教病院	聖隷浜松病院	医療生協さいたま
創始フェーズ		早期着手	早期着手
	危機意識の醸成		危機感とゆらぎの醸成
	断固とした姿勢	断固とした姿勢	
	率先垂範		
			変革の意義の議論
定着・効率化フェーズ	中核人材との価値共有	中核人材との価値共有	
	現場の巡回	現場の巻き込み	現場の巻き込み
	インセンティブの付与		
	既存文化の尊重		
	職種間のコミュニケーション促進	職種間のコミュニケーション促進	職種間のコミュニケーション促進
	カスタイマズ（独自改良）	カスタイマズ（独自改良）	カスタイマズ（独自改良）

注：網掛けのカテゴリーは2病院以上で共通していた特性である。

じて変化するものと考えられる。

　ここで，連携型リーダーシップの形態を，「職種」の観点から分析したい。**図表5-9**は，経営チームにおける医師，看護師，事務スタッフという3職種の影響力の違いを3組織で比較したものである。これを見ると，3組織とも共通して事務部門のリーダーの影響力が強いことがわかる。

　この結果は，医療の専門家である院長や看護部長は，コストや収益など財務会計的な管理業務においてリーダーシップを発揮することに関して限界があり，効率化フェーズでは，事務部長が主要な役割を果たしていることを示唆している。つまり，変革主導リーダーとして，「効率化フェーズ」の非公式ルーチンを構築する事務部門の管理職が欠かせないといえる。

図表5-8　変革主導リーダーと対話促進リーダーの活動

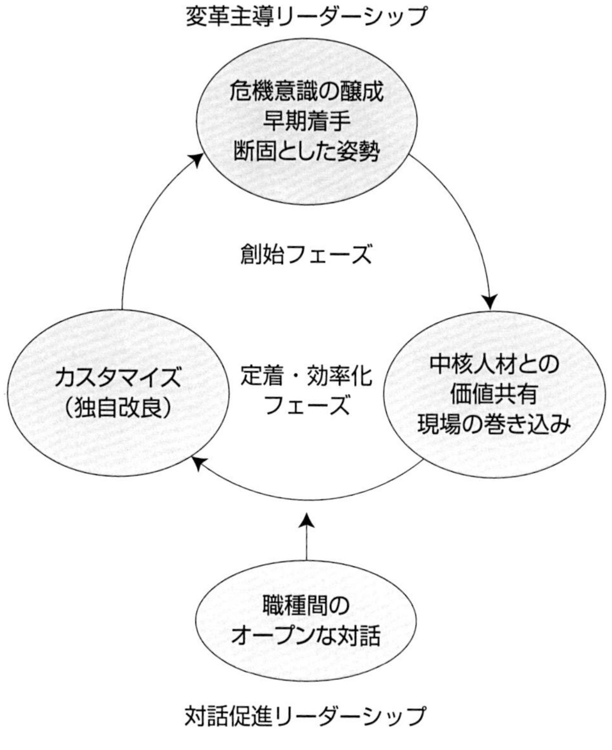

変革主導リーダーシップ

- 危機意識の醸成　早期着手　断固とした姿勢
- 中核人材との価値共有　現場の巻き込み
- カスタマイズ（独自改良）
- 職種間のオープンな対話

創始フェーズ

定着・効率化フェーズ

対話促進リーダーシップ

例えば，医療生協さいたまが合併によって組織効率を高めることができたのは，強い事務スタッフが存在していたからである。淀川キリスト教病院や聖隷浜松病院が経営危機から立ち直ったのも，事務部長であった畑氏や山本氏の働きによるところが大きい。患者中心の考え方と経営効率のバランスをとる上で，事務部門のリーダーは重要な役割を果たしていると考えられる。

図表5-9　経営チーム内の職種別影響力

病　　院	経営チーム内の影響力		
	医　師	事　務	看　護
淀川キリスト	＋＋＋	＋＋	＋
医療生協さいたま	＋	＋＋	＋
聖隷浜松	＋	＋＋	＋＋

注：＋＋＋は非常に強い影響力，＋＋は強い影響力，＋は中程度の影響力の強さを発揮していたことを意味している。

3）課題の緊急性とリーダーシップ形態

　3組織における連携型リーダーシップの形態は，意思決定やパワーの集中度において，微妙に異なっていた。**図表5-10**に示すように，特定リーダーへのパワー集中度は，白方院長を中心に変革を進めてきた淀川キリスト教病院が最も高く，3人体制で組織を運営してきた聖隷浜松病院が中程度，そして集団的リーダーシップを敷いてきた医療生協さいたまが最も低いといえる。

　では，連携型リーダーシップの形態を規定する状況要因は何だろうか。事例から推測できるのは，病院組織が直面する「課題の緊急性」である。**図表5-11**に示すように，組織が直面する課題が緊急であり，早急に問題を解決しなければならないほど，迅速な意思決定が可能となる集中型のリーダーシップが有効になると思われる。

　赤字状況が続き，組織の存続の危機にあった淀川キリスト教病院は最も課題の緊急度が高かったために白方院長による単独の変革型リーダーシップで乗り切り，状況が安定してきた段階で事務部長の畑氏を招いている。これに

対し，聖隷浜松病院が直面した危機は，医療施設への投資が過剰になったために一時的に陥っていった赤字であり，緊急度は淀川キリスト教病院より低いと考えられる。そして，医師や看護師の確保という中長期期的な問題から合併に踏み切った医療生協さいたまは，課題の緊急性という点では他の2病院よりも低いと思われる。その証拠に，同組合は集団的リーダーシップによってじっくりと議論しつつ意思決定する時間的な余裕があった。

図表5−10　3組織におけるリーダーシップ形態の比較
（成長期）

病院	淀川キリスト教病院	聖隷浜松病院	医療生協さいたま
リーダーの人数	3人 （医師，事務，看護）	3人 （医師，事務，看護）	4人以上 （医師，事務，看護，組合員）
意思決定方式	院長中心の 意思決定	チームによる 意思決定	組織的 意思決定
院長（医師）の 相対的パワー	高	中	低

図表5−11　課題の緊急性とリーダーシップの集中性
（成長期）

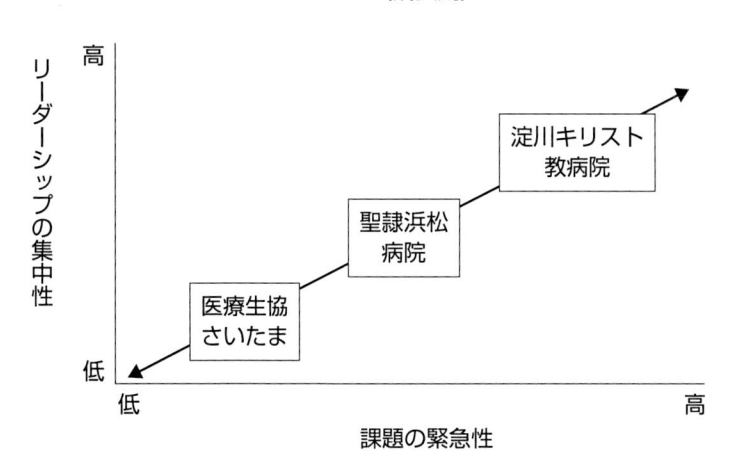

ここで注目したいのは，医療生協さいたまにおいて，特定個人がリーダーシップを発揮することがなく，集団的リーダーシップが見られた点である。これは，次の3点から説明することができるだろう。
　第1に，同組合においては，「民医連運動」と「日本生協連」という強力な理念を持つ組織と関係しているがゆえに，特定のリーダーに頼らずとも学習が促されてきたと考えられる。
　第2に，学生運動に没頭したため企業に就職できなかった優秀な人材が医療生協さいたまの事務部門の中心スタッフとして活躍してきたことも関係していると思われる。社会運動をベースとした強烈な制度的理念が医療生協さいたまの運営体制に組み込まれたのではないだろうか。
　第3に，上記2つの理由に加え，公立の医科大学がなく看護学校も少ないという埼玉県の地域特性が，医療生協さいたまのメンバーの連携を強化したと推測できる。すなわち，外部環境の厳しさが，内部組織の連帯を強める作用を及ぼしてきたのである。

4）連携型リーダーシップの理論的位置づけ

　これまで示した連携型リーダーシップに関する発見事実が理論的にどのように位置づけられるかについて検討したい。

①連携型リーダーシップ

　「病院組織の学習は，単独のリーダーによって促進されるのか，それとも複数のリーダーによって促進されるのか」という点が，本書における理論的課題の一つであった。分析の結果，3組織とも，複数のリーダーが協力・分担しながら組織の学習を促していたことが明らかになった。
　こうしたリーダーシップ形態は，リーダーシップが特定の個人に集中せずにチームメンバーに分散している共有型リーダーシップ（Carson et al., 2007）や分散型リーダーシップ（Mehra et al., 2006）と呼ばれる形態に近いといえる。しかし，筆者は，これを連携型リーダーシップと呼ぶことにする。なぜなら，（1）各組織のリーダーは，単に組織内に分散しているだけでなく，

相互に協力・連携しており，（2）リーダーシップ機能を分担しているだけでなく，相互に補い合う関係が見られたからである。

これまでの研究では，デニスら（Denis et al., 2001）が病院におけるトップレベルのリーダーシップと戦略的な変革について分析している。彼らによれば，多元的性質を持つ病院組織を変革する際には，経営メンバーが異なる役割を持ちながら協調的に働く「集合的リーダーシップ（collective leadership）」を構築する必要があるという。しかし，彼らは集合的リーダーシップの必要性は述べていても，その構造や機能まではモデル化していない。

ここで，本書において抽出されたリーダーシップ行動と従来の変革型リーダーシップ（transformational leadership）研究で指摘されている活動内容を比較してみたい。先行研究によれば，変革型リーダーシップの特性は，次の4つの次元によって記述することができる（Bass, 1990; Kark et al., 2003; Juge and Piccolo, 2004; Piccolo and Colquitt, 2006; Shin and Zhou, 2003）。

（1）鼓舞・動機づけ（inspirational motivation）：将来の魅力的なビジョンを示し，メンバーを鼓舞する行動
（2）理想的影響（idealized influence）：メンバーが賞賛するようなカリスマ的なロールモデルを示す行動
（3）知的刺激（intellectual stimulation）：前提に疑問を投げかけ，現状に挑戦し，メンバーのアイデアを吸い上げる行動
（4）個人的配慮（individualized consideration）：メンバーのニーズや意見に耳を傾け，サポートし，励まし，メンターやコーチの役割を果たす行動

これら4つの次元のうち，もっとも顕著に見られた特徴としては「知的刺激」であろう。「危機意識の醸成」「早期着手」「断固とした態度」「カスタマイズ（独自改良）」などは，現状に疑問を投げかけ，新たな挑戦のために，メンバーのアイデアを吸い上げ，変革を促すリーダーシップ特性であると考えられる。

また，4つの次元における「鼓舞・動機づけ」や「個人的配慮」は，本書

における「中核人材と価値を共有化」「現場の巻き込み」「職種間のコミュニケーション」といったリーダーシップ活動に対応するものである。これらの活動は，病院組織が向かうべき方向性を主要メンバーと共有しながら，彼らのニーズや意見に耳を傾けつつ，現場を動機づけていくリーダーシップ特性である。

なお，「理想的影響」は一部のリーダーの行動には見られたものの，全般的には顕著な特徴とはいえない。

以上のことから，本書で見いだされた連携型リーダーシップは，従来の変革型リーダーシップと対立するものではない。つまり，変革型リーダーシップを，職種の異なる複数のリーダーが連携・協力しながら実現していくプロセスが連携型リーダーシップであるといえる。

②**連携型リーダーシップが必要となる理由**

病院組織の学習を促すためには，なぜ連携型のリーダーシップが必要になるのだろうか。その理由は2つ考えられる。第1に，病院は，異なる分野の専門家が協働することによって患者に医療サービスを提供する「集約型技術」（Thompson, 1967）を持つためである（補論B，1章4節参照）。

すなわち，病院は，患者の容態に応じて，医師，看護師，検査技師，薬剤師，作業療法士が相互に協力・調整しながらサービスを提供しているがゆえに，組織全体を動かす際には，各職種のリーダーが連携しなければならないといえる。これに関してグロン（Gronn, 2002）は，分散型リーダーシップという新しいリーダーシップ形態が出現した理由として，分業関係における変化が，相互依存性（interdependence）や調整（coordination）の必要性を高めている点を指摘している。病院組織は，異なる技術を持つプロフェッショナルが相互に依存・調整しながら医療サービスを提供するがゆえに，連携型リーダーシップが求められのである。

第2の理由として，病院組織が，多様なプレイヤーと多様な目的が存在する多元的（pluralistic）な組織である点を挙げることができる（Denis et al., 2001）。具体的には，医師や看護師などの医療専門家は非経済的価値観（例え

ばプロフェッショナルとしての価値観）を強く持っているのに対し，事務スタッフはコスト低減や収益増といった経済的価値観を担っている。それゆえ，病院組織における連携型リーダーシップには，経済的価値観を代表する事務部長と，非経済的価値観を担う院長や看護部長との協力が欠かせないのである。

さらに，田尾（1995）が指摘するように，病院組織では，異なる資格や教育的背景を持った職種が集っているがゆえに，互いに異なる下位集団が形成され，集団間の対立や競合が生じやすい。こうした対立や競合を抑制するためにも，各集団のリーダーが連携する必要があるといえる。

③連携を可能にする患者志向

これまで見たように，専門組織では，専門スタッフ同士の連携，専門スタッフと管理スタッフの連携が難しい点が指摘されてきた（Denis et al., 2001; Scott, 1982）。では，なぜ本書で検討した3組織において連携型リーダーシップが可能となったのだろうか。1つの理由は，トップレベルのリーダーが患者志向の理念を共有していたためであると思われる。つまり，患者志向が，異なる価値観を持つメンバーの間で生じるコンフリクトを建設的な形で解消する働きをしていると解釈できる。

分散型リーダーシップや共有型リーダーシップを実践する際には，メンバー間でコンフリクトが生じやすく，マネジメントが難しい点が指摘されてきたが（Barry, 1991; Huffington et al., 2004; James et al., 2007），「患者のために何ができるか」という患者志向は，職種間のコンフリクトを解消すると同時に，患者の視点から病院内のルーチンを改善する活動を促すと考えられる。聖隷浜松病院の元総看護婦長，高嶋氏は次のように述べている。

> 私は医師を目の敵にしていたけど「患者さんにとってどうなのかという点で決めましょうよ」と言ってきました。ここが抜きになるとケンカになるけど，患者さんにとって何が大事かを考えれば，おのずと答えが出てくるんです。

先行研究においても，顧客志向の信念や理念は，組織における共通の判断基準・目標になることで，ネガティブなコンフリクトを抑制し，異なる思考世界を持つ諸部門を統合する働きをしていることが報告されている（Doughty, 1992; 松尾, 2006, Matsuo, 2005, 2006）。3組織では，設立当初から患者志向の理念が共有されていたが，こうした理念が，成長期におけるリーダー達を惹きつけ，継承されたと思われる。

　また，専門組織は，専門スタッフと管理スタッフの2種類のメンバーによって管理されているが，両者が協力しながら組織を運営していくことは望ましいにもかかわらず，難しいといわれている（Scott, 1982）。3組織において連携型リーダーシップの形成が可能となったのは，専門スタッフのリーダーである院長と看護部長が，管理スタッフのリーダーである事務部長と，患者志向の理念を共有していたからだと考えられる。

④緊急性とリーダーシップ形態

　最後に，状況の緊急性と連携型リーダーシップの関係について考察したい。マルダーらの研究によると（Mulder et al., 1970; Mulder et al., 1986），危機的状況（時間的なプレッシャーがあり，組織にとって価値が失われる危険性がある状況）では，リーダーは，公式のパワーを行使し，専制的で目標達成志向の行動をとるのに対し，非危機的状況では，オープンな議論を通して組織に影響を及ぼす傾向があるという。また，ワルドマンら（Waldman et al., 2001）は，フォーチュン500のCEOのリーダーシップに関する研究の結果，安定した状況よりも不確実性の高い状況において，カリスマ型（変革型）リーダーシップが業績と強く関係していることを報告している。

　本書の分析結果は，リーダーシップスタイルと状況の関係性に焦点を当てたマルダーやワルドマンら（Mulder et al., 1970; Mulder et al., 1986; Waldman et al., 2001）の発見を一歩進め，連携型リーダーシップの形態が状況の緊急性により影響を受けることを示唆するものである。

4. 発見事実の整理と統合モデル

　ここで，以上の発見事実と考察を整理し，患者志向の理念の構造化とリーダーシップに関する統合モデルを提示したい。

　図表5-12に示した統合モデルは，変革の「創始・定着・効率化」を促進する非公式ルーチンによって，患者志向の理念が構造化されること，および変革主導リーダーと対話促進リーダーの連携が，それらの非公式ルーチンの形成を促すことを示している。具体的には，次のように説明できる。

① 「危機意識の醸成」「早期着手」「断固とした姿勢」といったリーダーシップによって，「理念の浸透」「新技術・制度の導入」といった創始フェーズの非公式ルーチンが形成される。

② 「中核人材との価値共有」「現場の巻き込み」というリーダーシップが，「対話と促進」「現場の業務改善」といった定着フェーズの非公式ルーチンの形成を促す。このとき，対話促進リーダーによる「職種間のオープンな対話」によるサポートが欠かせない。

③　新たに導入した技術を，自分たちの組織に合うように「カスタマイズ（独自改良）」するリーダーシップが，定着フェーズのルーチンとともに，「コスト効率性」「費用体効果と収益化」といった効率化フェーズのルーチンの形成を促進している。

　この統合モデルによって示された構造は，個別の組織能力を生み出すメタ的な組織能力（高次の組織能力）として位置づけることができるだろう。つまり，組織は環境変化に応じてさまざまなルーチンを形成するが，その発生装置となるのがメタ的な組織能力である。資源ベースの戦略論，および組織学習論において，こうしたメタ的な組織能力は，ダイナミック・ケイパビリティ（Dynamic Capabilities）」と呼ばれている（Oliver and Holzinger, 2008; Teece

図表5-12　患者志向の構造化の統合モデル

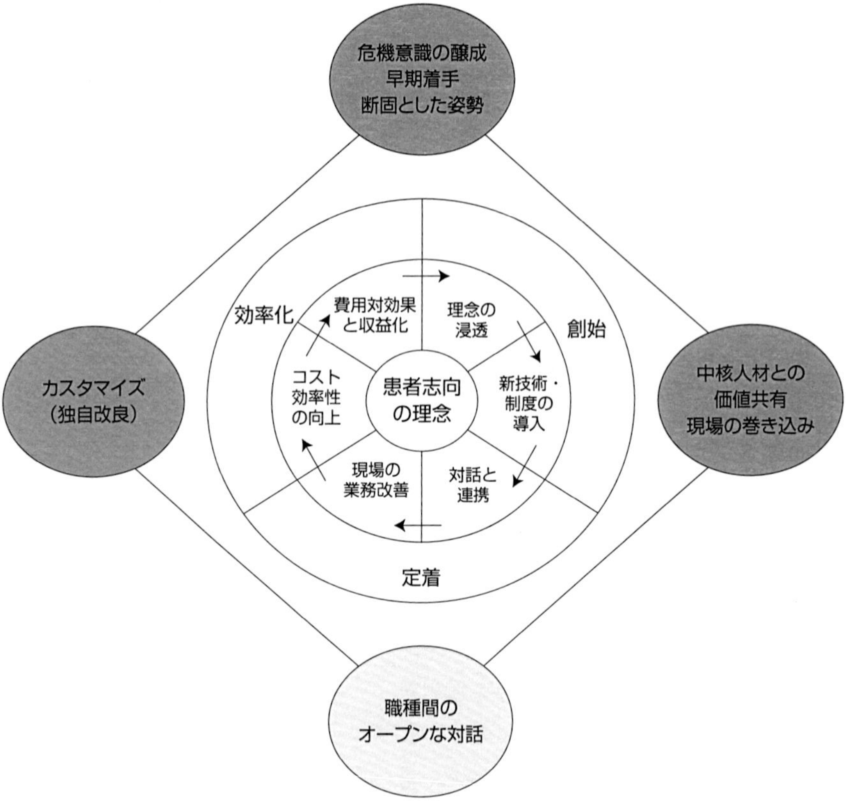

注1：中央の円内は非公式ルーチン，周囲の網掛け部分はリーダーシップ特性を意味している。
注2：⬤は変革主導リーダーシップ，〇は対話促進リーダーシップ。

et al., 1997)。ダイナミック・ケイパビリティとは「企業におけるルーチンや資源を修正し，再形成する能力」(Zahra et al., 2006; Zollo and Winter, 2002) である。

　従来の研究において，ダイナミック・ケイパビリティは，実質的ケイパビリティ (substantive capabilities) と区別されている (Winter, 2003; Zahra et al., 2006)。実質的ケイパビリティとは，問題を解決したり，成果を出す能力であり，ダイナミック・ケイパビリティは，そうした実質的ケイパビリティ

を変革する能力を指す。つまり，ルーチンを創りだすルーチンである。例えば，製品開発のルーチンは実質的ケイパビリティだが，そのルーチンを変革する高次の能力がダイナミック・ケイパビリティである（Zahra et al., 2006）。

先行研究においても，鍵となるマネジャーのリーダーシップや能力が，ダイナミック・ケイパビリティのイネーブラー（促進要因）として重要な働きをすることが指摘されている（Pablo et al., 2007; Salvato, 2003; Zahra et al., 2006）。本書が提示した統合モデルの理論的貢献は，トップレベルの連携型リーダーシップと非公式ルーチンの組み合わせが，組織におけるダイナミック・ケイパビリティとして働くことを示唆しているという点にある。

5. 実践的インプリケーション

これまで，理論的な面を中心に考察を進めてきたが，本節では発見事実をどのような形で病院の実践に生かすべきかについて考えたい。以下では，3組織の事例を交えつつ，実践におけるアドバイスを提示する。

1）見えにくい仕組みに着目する

学習する病院とそうでない病院を分けるのは，組織に存在する目に見えにくい仕組みである。電子カルテ，DPC，ISO，目標管理制度，バランススコアカードといった目に見える仕組みを取り入れても，病院組織の中に，理念を浸透させる活動，自由に対話できる雰囲気，継続的に業務を改善していこうとする規範がなければ，患者志向の理念を実現化することはできない。

病院の管理者の方は，「患者志向の構造化モデル」に示した非公式ルーチンが，自分の組織に存在するかどうかをチェックしてほしい。ただし，チェックの結果が穴だらけであっても心配する必要はない。3組織の事例で見られたルーチンは，構造化モデルの順序どおりに獲得されているわけではない。各組織にはカギとなる非公式ルーチンが存在するはずであり，それをテコに組織能力を構築すべきであろう。

変革を「創始」し，「定着」させ，「効率化」するための規範や行動パター

ンを病院に根付かせることで，徐々に患者志向の理念が，実際の医療サービスの中に実現されていくのである。

なお，3組織の事例をもとに，非公式ルーチンの形成を促す公式ルーチンを示したのが**図表5-13**である。これを見てもわかるように，非公式ルーチンの形成を促す公式ルーチンは多様である。どの公式ルーチンをテコに非公式ルーチンを構築するかは各病院組織のリーダーに委ねられているといえる。

2）英雄型リーダーの幻想を捨てる

患者志向の理念を仕組み化するにあたり「1人のリーダーがスーパーマンのように単独で病院を改革しなければならない」という幻想は捨てるべきである。医師，看護，事務等の各領域を率いるリーダーが協力・連携することで，はじめて病院組織の学習を促進することができる。

リーダーが連携する際，いくつかの役割分担が発生する。まず，組織の先頭に立って変革を推し進める「変革主導リーダー」が必要になる。その際，医師や看護師のような医療専門家の管理職だけでなく，事務部門の管理職が変革主導リーダーとして働かなければならない。なぜなら，経済的価値観を担いながら，変革を「効率化」するための仕組みを構築するのが，事務部門リーダーの仕事だからである。

次に，職種間の自由なコミュニケーションを促進する対話促進リーダーが必要になる。対話促進リーダーのサポートがなければ，変革主導リーダーの活動は停滞し，組織の中で「浮いた存在」に陥る危険性がある。例えば，淀川キリスト教病院では，対話促進リーダーである梶田看護部長のサポートがあったために，変革主導リーダーの白方院長と畑事務長が自由に働くことができたといえる。

ただし，病院が置かれている状況により，リーダーシップの形態は異なる。病院が危機的状況に立たされている場合には，意思決定者を特定リーダーに集中させて迅速な対応をとらなければならない。逆に，ある程度余裕のあるときには，リーダー同士がチームとして活動することが可能である。また，組織における人材の状況に応じて，変革主導リーダーと，対話促進リーダー

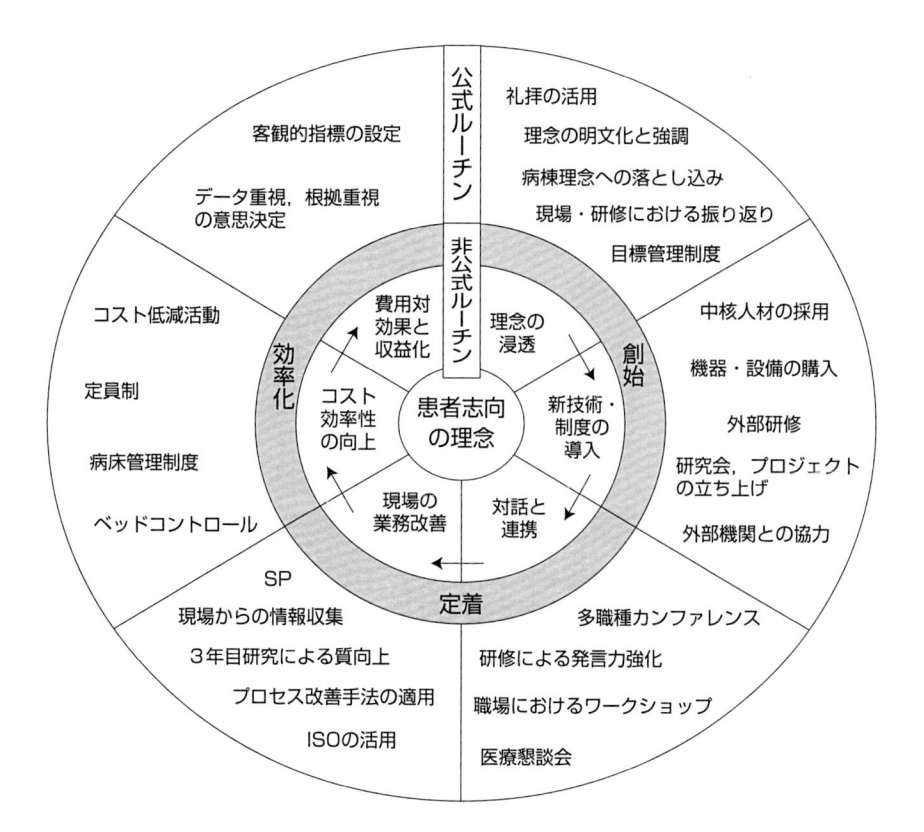

図表5-13　公式ルーチンと非公式ルーチンの対応

（図：中心に「患者志向の理念」を置き、その周囲に非公式ルーチン（費用対効果と収益化／理念の浸透／新技術・制度の導入／対話と連携／現場の業務改善／コスト効率性の向上）、さらにその外側に公式ルーチンとして「効率化／創始／定着」の区分ごとに具体項目が配置されている。）

- 公式ルーチン（創始）：礼拝の活用／理念の明文化と強調／病棟理念への落とし込み／現場・研修における振り返り／目標管理制度／中核人材の採用／機器・設備の購入／外部研修／研究会、プロジェクトの立ち上げ／外部機関との協力
- 公式ルーチン（定着）：多職種カンファレンス／研修による発言力強化／職場におけるワークショップ／医療懇談会／ISOの活用／プロセス改善手法の適用／3年目研究による質向上／現場からの情報収集／SP
- 公式ルーチン（効率化）：ベッドコントロール／病床管理制度／定員制／コスト低減活動／データ重視，根拠重視の意思決定／客観的指標の設定

を担う職種は異なると考えられる。

いずれの場合にも大切になるのは，トップリーダー同士が患者志向の理念を共有していることである。たとえ意見がぶつかったとしても，「患者のために」という共通の判断基準を共有しているかぎり，お互いに協力することができる。

次項以降は，患者志向の理念を構造化することを促す「理念の浸透」「新技術・制度の導入」「対話と連携」「現場の業務改善」「コスト効率の向上」「費用対効果と収益化」をいかに構築すべきかについて，3組織の事例をもとに説明する。

3）理念を浸透させる

　患者志向の理念は，額に入れてロビーに飾ってあるだけでは役に立たない。理念を浸透するための工夫を重ねることによって，はじめて職員の精神的支柱になる。医療人が問題にぶつかったとき，判断に迷ったとき，仕事に疲れたとき，理念やビジョンは精神的なバックボーンとして彼らを支える。聖隷浜松病院の山本理事長は次のように述べている。

　　医療，福祉の基本的な考え方は「困っている人を助けよう」というものです。自分たちも感謝されて成長できる。こんなすごい仕事はありません。(中略) 福祉の人は基本的にその考えを持っているけれど，日々の仕事をするうちに徐々に劣化してしまう。それをいかに防ぐかです。

　日々の激務の中で，「自分たちは何のために働いているのか」を確認するためにも理念の働きは大きい。この点に関して，淀川キリスト教病院では，礼拝形式の朝礼によって全人医療の精神を確認している。同院で看護部長を務めた梶田氏は次のように語っている。

　　半分くらいの人は，決まりごとだから義理で朝礼に出席しているのだと思います。でも，毎日毎日，メッセージを聞くうちに，何か心にひびくものが出てくるんです。毎日15分ですが，それが積み重っていきます。賛美歌を歌うのですが，賛美歌の歌詞っていいですよね。私，大好きなんです。病院の組織の中で決まりごとを守り続けることは必要だと思います。それがなくなったら何にも精神的な拠り所がないわけですから。

　礼拝形式の朝礼の他にも，淀川キリスト教病院では，全人医療という理念を「行動指針」に具体化し，それを診療部・看護部・事務部門の理念に落とした上で，レベル別で必要とされる知識・スキルである「ラダー」に展開している。さらに，これらを「全人医療研修会」や「接遇研修」等の教育にリンクすることにより理念の浸透化を図っている（図表5-14）。

同様に，聖隷浜松病院においても，病院の理念を「病棟毎の理念」に落とし込んでいる。同院の野中次長のコメントを見てみよう。

> 病棟の理念はそれぞれの病棟で考えます。病棟理念は「仕事をしていく中で大事にしていること」を表しています。「私たちの役割はどういうところにあるのか」。それが理念だったり，使命だと思います。対象の患者層も，そこにいるスタッフの個性も違うので，病棟によって少しずつ違いが出てきますね。病棟ごとに理念を作ったのはずっと前からですが，理念を壁に貼り出したのはここ数年です。貼ると職場で意思統一ができます。何かあったとき，迷ったときにそこに戻れるし，気持ちの整理がつきやすいです。

4）技術・制度を取り入れ，独自改良する

新しい技術・制度を取り入れることは，組織が学習する上で欠かせないが，その際，先進的な制度・システムをそのまま取り込むのではなく，自組織に合うように粘り強くカスタマイズすることが鍵となる。導入当初は外部機関の助けを借りたとしても，その後は，自分たちで創意工夫しながら制度・システムを育てていかなければならない。

調査対象となった3組織は，目標管理制度や品質管理制度を他病院に先が

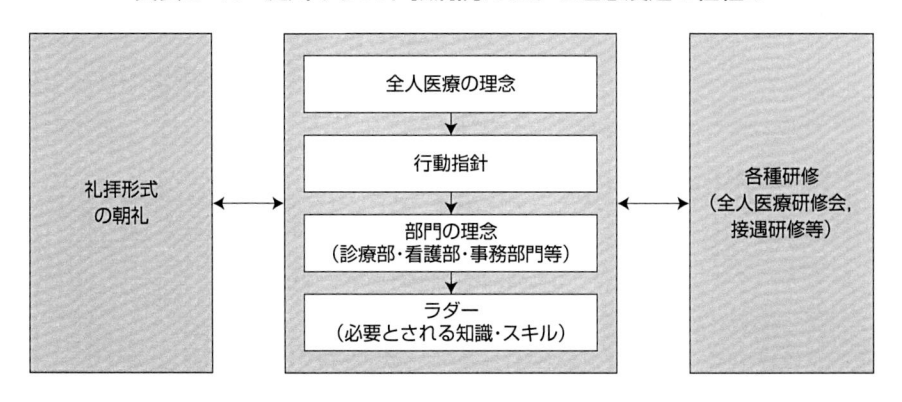

図表5-14　淀川キリスト教病院における理念浸透の仕組み

けて導入し，それらを自組織に合うように改善していた。例えば，医生協さいたまの牛渡理事は「仕組みに振り回されるのではなく，仕組みをうまく使って仕事をしていかなくてはならないと」と述べた上で，ISOの制度を導入する際のポイントを次のように説明している。

> 仕組みを作って回していく場合「なぜその仕事をしているのか」という仕事の必要性や目的につながっているのかどうかが大きいと思います。ISOで決められた仕組みと日常の活動があまりかけ離れた形にならないように調和させていくことが大切です。なお，ISOの責任者は事務ではなく，看護師です。患者の視点から考える必要がありますし，現場にいる人間にしかわからないというのがその理由です。ISOを導入する前から業務改革はずっとやってきましたし，それをISOの枠組みで標準化し，統合したわけです。

このコメントからわかるように，マネジメントのツールを導入する際には，「仕事の目的」を明確に意識しつつ，「日常的な仕事の活動と調和させる」ことが重要になる。医療生協さいたまでは，ISO導入前から業務改革をし続けていたからこそ，ISOを使いこなすことができたといえる。

また，同組合が十数年前に目標管理制度を導入したときにも，「仕事を通じて人を育成するためのツール」として位置づけ，改良を重ねて組織に定着させている。定着の鍵は自己評価の妥当性であったようだ。牛渡理事のコメントを見てみよう。

> 問題は評価の妥当性です。評価者訓練を全員が毎年受けて，徐々に評価の妥当性が高まり，共通の評価基準ができてきました。ここまで来るのに，かなりの時間がかかりましたね。目標管理は自己評価が基準です。自分の評価をきっちりした上で上司に見せることが基本です。目標管理制度を設計した段階では外部機関を入れていましたが，その後は自分たちで実施しています。プロジェクトを通して改革して，現在は専門部署

が設置されました。医師については独自の体系を作って2年前から実施しており，今年から給与とリンクします。

　当初は外部機関の協力を得て目標管理制度を導入した医療生協さいたまであるが，導入後は自組織の力で評価者訓練を繰り返し，自己評価の妥当性を高めてきたことがわかる。医師向けの目標管理制度について，埼玉協同病院の高石院長は次のように説明している。

　目標管理制度は，医者を除いて10年近くやってきました。そして次第に「自分たちの評価がなされていない」，「それにふさわしい給与がもらえているかわからない」という不満が医者のグループからでてきました。他の職種でやっている目標管理制度をきちっと医者にも取り入れることになったんです。

　4章で紹介したように，医療生協さいたまでは，有志の医師たちがプロジェクトを立ち上げ，医師向けの目標管理制度を作り上げ，定着に向けて努力を続けている。
　以上の事例が示唆するように，病院組織のリーダーは，国の政策，他業界の状況，他病院の動きに目を光らせ，必要と思われる医療サービスやマネジメント・ツールを実験的に取り込み，改善を重ねることで，変化する環境に適応していかなければならない。

5）対話力を磨く
　新しい技術や制度を定着させ，改善を続ける上で大切なことは「対話と連携」である。部門のリーダーだけが頑張ったとしても，現場がついてこなければ新しいルーチンは機能しない。聖隷浜松病院は，看護部を中心に対話力を磨き，図5-15に示すような，現場における学びの体制を構築していた。
　同院の看護部の特徴は，研修を通して発言力を向上させている点にある。特に，研修のインストラクターを養成することを通して，さまざまな職種に

おいて管理職を養成している。そこで育った管理職は、職場において何でも言える雰囲気を醸成し、「看護を語ろう会」といったワークショップ等を通じて「仕事の意義」を言語化している。

こうして向上した発言力が、現場の改善力を下支えしているのである。すなわち、職場で必要に応じて実施されているワークショップを通じて、現場のコミュニケーションが改善され、問題が解決されている。さらに、ミドルクラスの管理職は、看護師、ヘルパー、医療秘書から「現場で起きていること」を吸い上げ、それをもとに業務を改善し、結果をフィードバックしている。特に、3年目職員が自分の職場における問題意識と改善提案をまとめた看護研究が看護の全体的な質を向上させてきた点は注目に値する。

このように蓄積された看護のパワーは、病院の収益に直結するベッドコントロール力によってさらに強化され、会議における医師との対等なコミュニケーションを可能にしている。また、同院では、各管理職が仕事を抱え込まずに部下に権限を委譲することで経験学習の機会を提供するとともに、積極的に休暇をとることを奨励し私生活を大切にすることを促し、看護師がワークライフバランスを保つことをサポートしている。

以上のように、聖隷浜松病院の看護部は、「発言力」をベースに「現場の改善力」を高め、「収益に直結するマネジメント力」を獲得しながら、「活動のエネルギーを確保」することによって、病院組織における学習のドライバーになっていると考えられる。

6）患者・地域住民とも対話する

病院組織は、患者や地域住民とも対話・連携するとき、患者志向の理念はさらに強固なものとなる。それを実現しているのが医療生協さいたまである。

医療生協さいたまは、生協協同組合という組織形態をとっていることもあり、組合員が経営に参加している。患者の声が病院経営に直接影響を及ぼすという意味では、究極の患者中心医療の体制である。図5-16は、医療生協さいたまが、患者や地域住民とともに創り上げた医療システムの概要を示したものである。

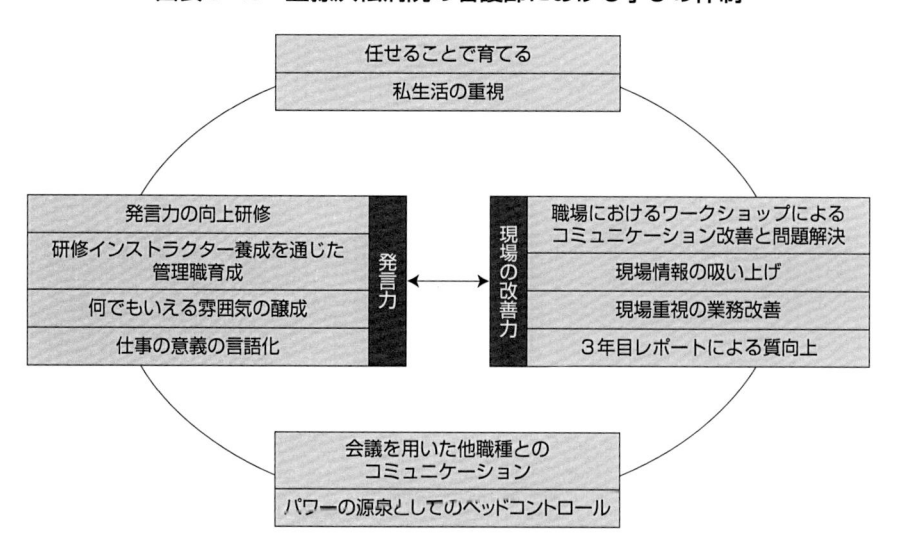

図表5-15　聖隷浜松病院の看護部における学びの体制

```
            任せることで育てる
             私生活の重視

  発言力の向上研修          職場におけるワークショップによる
  研修インストラクター養成を通じた  発  現  コミュニケーション改善と問題解決
  管理職育成           言  場
                    力  の  現場情報の吸い上げ
  何でもいえる雰囲気の醸成    ↔  改
                       善  現場重視の業務改善
  仕事の意義の言語化          力
                       3年目レポートによる質向上

         会議を用いた他職種との
           コミュニケーション
        パワーの源泉としてのベッドコントロール
```

　すなわち，医療生協さいたまでは，①患者や組合員が主体となった健康づくりである「保健大学」，②医療従事者が支部を回り，組合員と直接話し合う場を持つ「医療懇談会」，③患者から投書された意見への対応に組合員も参加する「虹の箱」，④職員とともに各事業所に出向き，品質管理の手順書どおりに医療サービスが実施されているかどうかをチェックする「内部監査」，⑤組合員が模擬患者になりきってドクターの診察や事務職員の対応を訓練するシミュレーション・ペイシェント（SP）などを通して，患者や地域住民が医療に参加している。これらの活動を通して，患者の視点，地域住民の視点が医療サービス活動にフィードバックされているのである。

7）強い事務部門を創り，効率化を進める

　「対話と連携」によって「現場の業務改善」を進めると同時に必要なことは，コスト効率を向上させ，費用対効果を考えた投資を行うことである。そのためには，強い事務部門を創り上げなければならない。事務部長をはじめとした事務スタッフは，院長の良き参謀役となり，現場を支える看護部長と協力

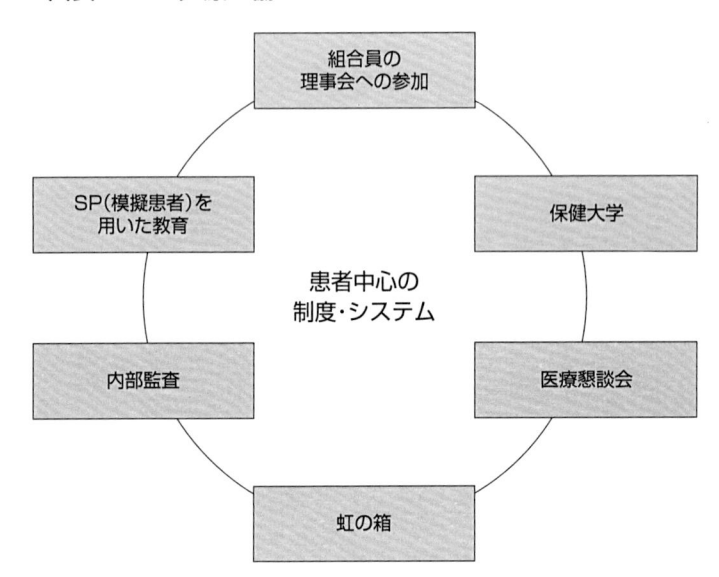

図表5-16　医療生協さいたまにおける患者・地域住民参加

（図：患者中心の制度・システムを中心に、組合員の理事会への参加、保健大学、医療懇談会、虹の箱、内部監査、SP（模擬患者）を用いた教育が囲む）

しながら，事務組織をマネジメントすることが求められている。

図5-17は，聖隷浜松病院における事務組織体制である。同院の事務部門は，①理念（「私たちは，利用してくださる方ひとりひとりのために，最善を尽くすことに誇りを持つ」）を基盤にして，②さまざまな情報を収集しつつ時代の変化を読みながら，③多職種が戦略や目標を練る合宿形式の研修を支援し，④根拠を明確にし，費用対効果を考えながら意思決定を行い，⑤コストを削減しながらも積極的に投資し，⑥医療現場のプロセス改善をサポートしつつ，⑦組織活動の成果をバランス・スコアカードによって評価することを通して，組織の効率性を高めている。

このように，同院の事務組織体制は，コスト効率や費用対効果を高めながら，現場の改善活動や組織全体の戦略の立案・実行を支援している点に特徴がある。

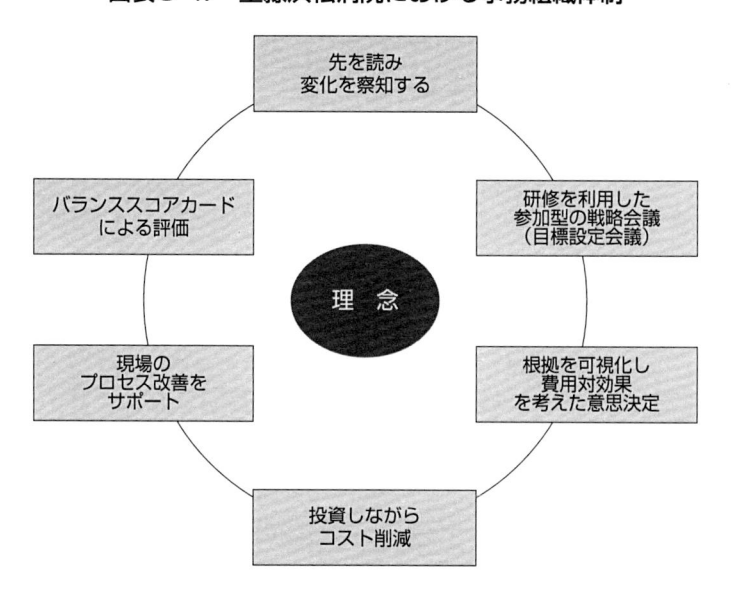

図表5-17　聖隷浜松病院における事務組織体制

- 先を読み変化を察知する
- 研修を利用した参加型の戦略会議（目標設定会議）
- 根拠を可視化し費用対効果を考えた意思決定
- 投資しながらコスト削減
- 現場のプロセス改善をサポート
- バランススコアカードによる評価
- 理念

6. 本書の限界と今後の課題

　最後に，本書の限界と今後の課題について述べたい。第1に，本書は，トップレベルのリーダーシップに焦点を当てたため，ミドルレベルのリーダーが組織の学習を促進する上でどのような役割を果たしたかについては十分な分析が行われていない。今後は，トップレベルのリーダーとミドルレベルのリーダーの連携が組織学習プロセスに与える影響を検討すべきであると考えられる。

　第2に，本書は，回想的インタビュー調査を中心にデータを収集したため，データにバイアスが含まれている可能性がある。今回は，トライアンギュレーションの考え方に基づき，複数の情報源からデータを収集し，比較検討することでこのバイアスを最小限に抑える努力を行った。今後は，さらに広範囲な対象者にインタビューを実施することで，この種のバイアスを低下させ，データの妥当性を高める必要がある。

　第3に，本書は，各組織に患者志向の理念が存在することを前提として分

析を行ったため「どのように患者志向の理念を取り込むか」についての分析は不十分であると考えられる。今後は，患者志向の理念が弱い病院組織が，理念を強めていった事例を研究対象とすることで，患者志向の理念形成に関するプロセスを明らかにすることができると考えられる。

　第4に，リーダーシップのあり方は組織が置かれた状況とともに変化する。現在の3組織におけるリーダーシップ形態は，本書で紹介した形態とは異なる形へと変化している。金井（2007）は，経営者が自分のリーダーシップに関する見識をリーダーシップ持論として言語化することが，組織内におけるリーダーシップ共有の連鎖を世代間で築くことにつながると指摘している。今後は，リーダーシップの持論に着目することによって，連携型リーダーシップの形態が時代とともにどのように継承され，変化しているかに関する理論を構築することができるかもしれない。

　第5に，本書は，淀川キリスト教病院と聖隷浜松病院という「病院」と，医療生協さいたまという「共同組合」を同列に扱い，比較分析を行っている。本来ならば，医療生協さいたまのセンター病院である「埼玉協同病院」を分析対象にすべきところであるが，同組合においては，構成する診療所や病院群が一体となって運営されていたことから，3つの組織を同列に扱うことにした。今後は，理事会等を含めた形で，病院組織におけるトップレベルのリーダーシップを研究する必要があると思われる。

　第6に，職種間に存在する緊張やコンフリクトの性質によって学習が促進されたり阻害されたりする可能性がある。本書においても，淀川キリスト教病院における白方院長や，聖隷浜松病院における高嶋総看護婦長のリーダーシップにより，一時的に職種間に緊張関係が生まれていた。こうした点に着目することで，連携型リーダーシップのメカニズムをさらに明らかにすることができるかもしれない。

　第7に，本書においては，看護師以外のコメディカルである薬剤師，検査技師，理学・作業療法士，介護士，臨床工学士等の働きを十分に分析することができなかった。チーム医療や現場における改善活動が求められている現在，コメディカルの役割はますます重要になると思われる。今後は，幅広い

コメディカルの働きを研究対象に取り込むことで，より詳細で実践的な学習メカニズムを解明することができるだろう。

　最後に，医療分野に限らず，さまざまな分野において，組織学習を促進するリーダーシップを検討することにより，組織学習プロセスの一般的なメカニズムを解明することができると思われる。本書が，その手がかりの1つになれば幸いである。

補論A　組織学習とリーダーシップ

1. 組織学習の理論

1）組織学習の概念

組織学習の概念をどのように捉えるべきかについては合意が得られておらず（Antal et al., 2001），さまざまな形で定義されている。こうした状況は「組織学習ジャングル（Organizational Learning Jungle）」とも呼ばれている（Huysman, 2000; Prange, 1999）。ただし，組織学習の定義は，いくつかに類型することが可能である。**図表A-1**に示すように，本書は，先行研究（Dyck et al., 2005; Hong et al., 2006）をもとに，組織学習の定義を次の3つに分類した[1][2]。

図表A-1　組織学習の定義における3つの立場

個人学習重視の定義	組織は，個人を通して学習する
ルーチン重視の定義	組織は，歴史から教訓を引き出し，それをルーチンに落とし込むことによって学習する
統合的な定義	個人が新しい知識を獲得し，それがルーチンに変換されることで，組織は学習する

出所：Dyck et al. (2005), Hong et al. (2006) をもとに作成。

第1に,組織においては個人だけが学習できるとする認知的な立場がある(e.g., Simon, 1991)。ツァング(Tsang, 1997)は,組織学習を「組織メンバーが新しい知識を獲得することで,メンバーの潜在的行動あるいは実際の行動が変化すること」としているが,これは認知的定義といえる。

第2に,組織における学習内容は「ルール,手続き,システム,構造」といったルーチン(routine)に記憶されるという立場がある。レビットとマーチ(Levitt and March, 1988)は,「組織は,歴史から教訓を引き出して,行動を導くルーチンに落とし込むことによって学習している」と述べ,ルーチンをベースとした定義に立脚している[3]。

第3に,組織における学習は,個人の学習から始まり,その成果がルーチンに埋め込まれることで組織に記憶されるとする統合的な立場がある(e.g., Crossan et al., 1999; Nonaka, 1994)。これは,認知的定義とルーチン的定義を統合したものである。この立場によれば,組織学習は「組織メンバーが新しい知識を獲得し,それがルーチンに変換されることで,組織メンバーの潜在的あるいは実際の行動が変化すること」と定義することができる。

上述した3つの定義のうち,本書は第3の立場をとる。

2) 概念的な特性

組織学習と類似した概念として,組織創造性(organizational creativity),組織イノベーション(organizational innovation),組織変革(organizational change; organizational transformation)がある。以下では,これらの概念について説明した上で,組織学習の特性を述べたい。

組織創造性は「複雑な社会システムにおいて人々が協働し,有用で役立つ新しい製品,サービス,アイデア,手続き,プロセスを生み出すこと」である(Woodman et al., 1993)。これに対し,組織イノベーションは「当該組織にとって新しいと認められるアイデア,行動,装置,システム,政策,プログラム,プロセス,製品,サービスを採用すること」と定義されている(Daft, 1978; Damanpour, 1991, 1996; Damanpour et al., 1989; Dewar and Dutton, 1986; Zaltman et al., 1973)。つまり,組織イノベーションが「新しいもの」を採用

することであるのに対し，組織創造性は「有用かつ新しいもの」を生み出すことである。したがって，組織創造性は組織イノベーションに含まれる下位概念とみなすことができる (Glynn, 1996; Woodman et al., 1993)。

一方，組織変革は，外部環境の変化に組織を適応させるプロセスを意味することから (Michael, 1992)，組織イノベーションや組織創造性を含むより広い概念である。つまり，すべての組織イノベーションは組織変革であるが，組織変革は組織イノベーションでないものも含んでいる。例えば，新しく取り入れた制度が組織になじまずに，昔の制度に逆戻りするケースは組織イノベーションではないが，組織変革として捉えることができる。

さて，上述した3つの概念と組織学習はどのような関係にあるだろうか。組織創造性を含む組織イノベーション，およびそれを含む組織変革の概念は，多くの点で組織学習と重複する概念である。しかし，組織学習は2つの点で他の概念にない特徴を持っている。

第1に，組織学習は，新しいものを取り入れたり，制度やシステムを変えた際，それが組織内に定着することを重視する概念である。例えば，イノベーションが生じたときに，それが一過性のものとして組織に定着せず，メンバーの態度や行動に影響を及ぼさない場合には，組織学習が生じたとはいいにくい。また，成功体験があまりにも組織に定着しすぎた結果として，その後の変革が起こりにくくなってしまうことがあるが，これは過剰な組織学習が生じた結果である。つまり，「変わらない」ことも組織学習の一種である。

第2に，組織学習論は，組織の長期的な適応過程，すなわち長期にわたり継続する変革プロセスを対象としてきた (安藤, 2001)。これは，組織変革論，その中でも特に計画的組織変革 (planned organizational change) や組織開発 (organizational development) と呼ばれる研究が，比較的短期間における変革活動を分析の対象にしてきたことと対照的である。

以上のことから，組織学習は，組織イノベーションや組織変革では扱うことのできない現象を説明できる。つまり，組織イノベーションや組織変革の結果が定着したかどうか，また，組織が長期的に環境に適応するかどうかを説明できる可能性を秘めているという点に，組織学習という概念を用いる利

点がある。

　ただし本書は，イノベーションや変革という概念を排除しない。新しい試みを導入する際にはイノベーションという用語を使い，既存のルーチンを変更する際には変革という用語を使うことにする。なぜなら，組織のベーションや組織変革の積み重ねが組織学習になるからである。

3）ルーチン

　レビットとマーチ（Levitt and March, 1988）によれば，ルーチン（routine）は，組織を構築し運用するために必要な「ルール，手続き，慣習，戦略，技術」および，そうした公式的な仕組みを支える「信念構造，フレームワーク，パラダイム，規約，文化，知識」などの非公式な仕組みを含む[3]。ルーチンは，組織を運用するために必要な「規則的で，予想可能な，安定した傾向性」であることから（Nelson and Winter, 1982），個人メンバーが離職しても維持されるものである。

　ルーチンは，社会化，教育，模倣，専門化，異動，吸収合併を通して伝達され，集合的記憶の中に記録される（Levitt and March, 1988）。つまり，どのように歴史を解釈するか，達成目標の観点から成果をどのように評価するかが，ルーチンの変化に影響する。

　一方，ネルソンとウィンター（Nelson and Winter, 1982）は，モノ・サービスを作るための技術，採用・解雇の手続き，在庫管理，投資，研究開発，広告宣伝の方針・政策，製品戦略などをルーチンとして捉えている。彼らによれば，ルーチンは，生物学的な進化論における遺伝子（genes）の役割を果たす。なぜなら，行為をルーチン化することで，特定のオペレーションを組織内に記憶することができるからである。つまり，ルーチンは，組織に存在する知識を保存する組織記憶（organizational memory）としての役割を果たしている。また，ルーチンは，組織メンバー個人が持つ知識を結びつけ，統合すると同時に（Grant, 1996），将来の知識獲得や共有のあり方を方向づけるものである（Nelson and Winter, 1982）。

　ルーチンは，公式的に定められているかどうかの基準によって，公式ルー

チンと非公式ルーチンに分けることができる。すなわち，組織構造（組織形態，分業，指揮命令系統），「制度・システム」（生産・R&D・販売・会計・人的資源・情報・購買等の制度・システム），「技術・タスク」（製品・サービス提供のための方法・テクニック・ツール），「有形資産」（建物，土地，設備，装置等）は，公式ルーチンに含まれるだろう。これに対し，共有された価値観や行動規範，行動パターン，従業員の関係性などは非公式ルーチンとして捉えることができる。ただし，各ルーチンは相互に関係し合っている[4]。特に，技術・タスクは，公式ルーチンと非公式ルーチンが密接に結びついて構成されていると考えられる。

これらルーチンが機能することによって，たとえメンバーが入れ替わっても，組織は過去の行動パターンやノウハウをある程度維持することができるのである。

4）組織学習の次元

イノベーションは，その革新の度合いによって，「漸進的（incremental）イノベーション」と「急進的（radical）イノベーション」に区分することができる（Dewar and Dutton, 1986）。同様に，組織学習も，組織がこれまで学習してきた既存の枠組みを漸進的に修正・改善していく「活用（exploitation）」と，既存の枠組みとは異なる新しい可能性を探る「探索（exploration）」に分けることができる（March, 1991; Miner and Mezias, 1996）[5]。「活用」は，組織の短期適応に重点を置く活動であるのに対し，「探索」は組織の長期適応に重点を置く活動である。

アージリスとショーン（Argyris and Schon, 1978）は，「活用」にあたる学習をシングル・ループ学習（single-loop learning），「探索」にあたる学習をダブル・ループ学習（double-loop learning）と呼んでいる（**図表A-2**）。彼らは，環境に適応するために，企業はシングル・ループ学習を避け，ダブル・ループ学習を促進すべきである，と主張している。

図表A-2　組織学習における2つの次元

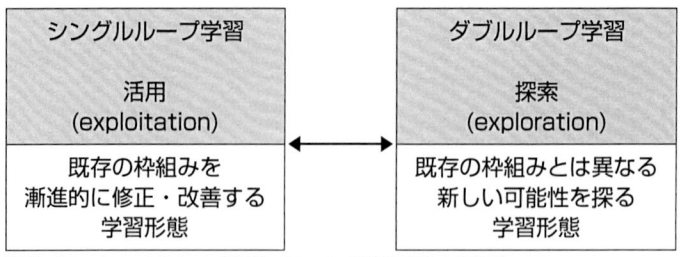

シングルループ学習	ダブルループ学習
活用 (exploitation)	探索 (exploration)
既存の枠組みを 漸進的に修正・改善する 学習形態	既存の枠組みとは異なる 新しい可能性を探る 学習形態

出所：Argyris and Schon (1978), March (1991) をもとに作成。

これに関連して，レオナルド・バートン（Leonard-Barton, 1995）は，企業の競争優位の源泉である中核能力（core capability）が，ビジネスの環境が変化した際に，組織の硬直性（core rigidity）に変わってしまう危険性を指摘している。つまり，組織の成功体験に固執し，既存能力を改善することに注力しすぎることが，変革への抵抗を生み出すのである（March and Olsen, 1975; Pfeffer, 1981）。

同様に，成功によって強化されたルーチンを，その有効性が失われた後にも持ち続けてしまうことを，レビットとマーチ（Levitt and March, 1988）は，「有能さの罠（competency traps）」と呼んでいる。つまり，「活用」のみを追求することは，短期的には有効であるが，長期的には自己破滅的結果をもたらす（March, 1991）。

これらの議論は，漸進的な組織学習のみを追求することの危険性を指摘するものであるが，急進的な組織学習を無条件に推奨することはできない。なぜなら，逆機能的な行動を導くような誤った信念や規範と結びついたとき，「探索」は破壊的な結果をもたらすからである（Fiol and Lyles, 1985）。

これまで見てきたように，「活用」と「探索」は，組織にとって優位性をもたらすと同時に，破滅をもたらす可能性を持っている。したがって，両者のバランスをいかに保つかという点が，組織の環境適応にとって重要な課題となる（March, 1991; Miner and Mezias, 1996）。クロッサンら（Crossan et al., 1999）は，「活用」と「探索」の緊張関係が，戦略的変革の核心的な課題であるにもかかわらず，この点を組み込んだ学習理論が少ないと指摘している。

5）組織学習のプロセス

　組織学習の基本プロセスは，「知識の獲得」「知識の共有」「知識のルーチン化」「知識の棄却化」という段階，および，個人・集団・組織の各レベルによって捉えることができる（Crossan et al., 1999; Kim, 1993; Hedberg, 1981; Huber, 1991; Miner and Mezias, 1996; Nevis et al., 1995）。

　図表A-3に示すように，組織学習は，①個人や集団によって生み出された知識が，②集団・組織内で共有・解釈され，③それらの一部分が組織のルーチン（手続・ルール・制度等）として制度化され，④時代に合わなくなって陳腐化した制度は棄却（アンラーニング）され，新たな知識にとって替わられるというサイクルによって説明できる。

　このとき「知識」は個人・集団・組織レベルにおいて異なる形態をとる。デロングとフェイ（De Long and Fahey, 2000）によれば，人間の内省と経験の産物である「知識」は3つの形態に区分できる。すなわち，個人のスキル・専門知識・概念的知識としての「個人的知識」（human knowledge），個人間や集団内の関係性に関する知識としての「社会的知識」（social knowledge）（例：協働のスキル），組織のシステム，プロセス，ツールなど，明示的なルールをベースとする「構造的知識」（structured knowledge）である。構造的知識は，公式ルーチンに，社会的知識は非公式ルーチンに対応する概念である。

　組織学習プロセスに関して，クロッサンら（Crossan et al., 1999）は，個人レベルの学習→集団レベルの学習→組織レベルの学習という作用（Feed forward）と，組織レベルの学習→集団レベルの学習→個人レベルの学習という作用（Feedback）が存在すると指摘している。つまり，個人的知識が社会的知識を生み，それが構造的知識に変換されることもあれば，構造的知識が社会的知識や個人的知識に影響を与えることもある。

　組織学習プロセスに基づき，本書は，組織学習を次のように定義する。

　　個人や集団が獲得した知識が，集団や組織において共有され，ルーチンとして制度化されたり，棄却されることで，組織メンバーの知識・信念・行動に変化が生じること。

本書は，病院組織リーダーの個人レベルの活動が，組織における社会的知識（非公式ルーチン）および構造的知識（公式ルーチン）を生み出し，それらが成員の個人学習を促すプロセスを検討した研究である。

以下，組織学習の各ステップである「知識獲得」「知識共有」「知識のルーチン化と棄却化」の順に説明する。

①知識獲得

図表A-4は，これまでの研究（Huber, 1991; Levitt and March, 1988; Miner and Mezias, 1996）をベースに，知識獲得プロセスのあり方を類型したものである。組織において新しい知識が獲得される方法は，大きく2つに分けることができる。1つは，組織メンバーが自身の力で知識を獲得していく内的方法，もう1つは組織の外部から知識を獲得する外的方法である。

内的な知識獲得の方法には，「試行錯誤の学習（trial-and-error learning）」「創発的学習（generative learning）」「先天的な学習（congenital learning）」がある。試行錯誤の学習とは，ある試みが成功したときには制度化され，失敗

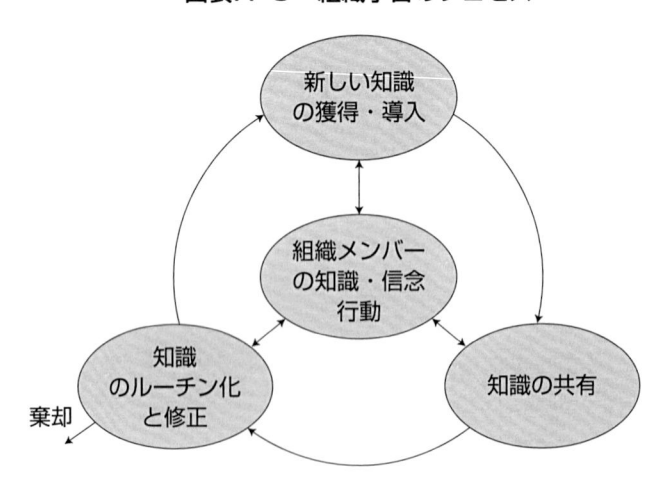

図表A-3　組織学習のプロセス

出所：Crossan et al. (1999), Kim (1993), Hedberg, 1981, Huber (1991), Miner and Mezias (1996), Nevis et al. (1995), Tsang (1997) をもとに作成。

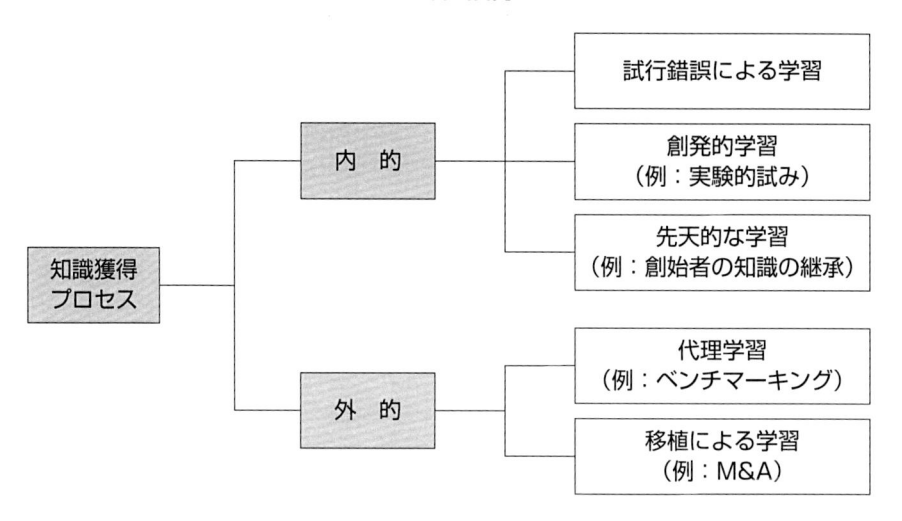

図表A-4　知識獲得プロセス

```
知識獲得         ┌─ 内的 ─┬─ 試行錯誤による学習
プロセス ────────┤        ├─ 創発的学習
                 │        │  （例：実験的試み）
                 │        └─ 先天的な学習
                 │           （例：創始者の知識の継承）
                 │
                 └─ 外的 ─┬─ 代理学習
                          │  （例：ベンチマーキング）
                          └─ 移植による学習
                             （例：M&A）
```

出所：Huber（1991），Levitt and March（1988），Miner and Mezias（1996）をもとに作成。

したときには制度化されないような学習スタイルを指す（Cyert and March, 1963）。その際，客観的な結果が同じでも，それをどう解釈するかによって獲得される知識が異なることがある。創発的学習とは，積極的で創造的な活動を通して新しい知識を発見することを指す（Miner and Mezias, 1996）。先天的学習（congenital learning）は，組織の創始者が持つ知識をメンバーが継承することを意味している。創始者の知識は，組織における将来の学習活動に大きな影響を与えるといわれている（Huber, 1991）。

　一方，外的な知識獲得としては，「代理学習（vicarious learning）」と「移植（grafting）による学習」を挙げることができる。代理学習とは，他の組織が取り入れて成功した制度・システムを模倣することである（Miner and Mezias, 1996）。ベンチマーキング（Garvin, 1993）や先進的な顧客から学ぶリード・ユーザー・プロセス（lead user process）（von Hippel et al., 1999）が代表的な例である。「移植による学習」とは，M&Aやジョイントベンチャーを通して，すでに確立された組織能力を外部から獲得することである。移植による学習は，試行錯誤の学習よりもスピーディに知識を獲得することが

可能であり，代理学習よりも完全な知識を得ることができる（Huber, 1991）。

　他の組織から代理的に学ぶことは，知識を獲得する有効な方法であるが，従来の研究では，ベストプラクティス（先進事例）をはじめとする成功体験から学ぶことが強調されてきた。これに対し，他組織の失敗から学ぶことの重要性も認識され始めている（Kim and Miner, 2007）。業界他社の失敗は，「目覚まし効果」となり，その他の組織が新しいやり方を探索することを促す。キムとマイナー（Kim and Miner, 2007）は，組織が手痛い失敗したものの，その後，立て直すことで決定的な失敗を避けたケースを「準失敗」（near-failure）と呼び，他社の準失敗を学ぶことが組織の適応を促進することを見出している。また，他組織と強いネットワークで結ばれている組織は，そうでない組織に比べて，代理的学習が促進され，環境に適応する傾向にあるといわれている（Kraatz, 1998）。

　ただし，ここで注意しなければならないことは，外的な学習と内的な学習は独立しているわけではない，という点である。例えば，他組織の成功体験を模倣しようとしている組織は，取り入れる過程において試行錯誤しながら学習しなければならない。組織が革新的な慣習・慣行を導入した後，それが効果を発揮するようになるためには，実行しながら微調整し，導入した慣習・慣行を修正することが求められる（Schwab, 2007）。

②**知識の共有**

　個人や集団が獲得した知識が，組織全体に広まるかどうかは，いくつかの要因が関係する。これまでの研究では，知識が組織内，組織間で共有されるための条件が検討されてきた。**図表A-5**は，組織における知識共有や知識移転を促進・阻害する要因である（Dyer and Nobeoka, 2000; Gupta and Govindarajan, 2000; Szulanski, 1996）。

　第1に，知識が，言語化されやすい形式知か，それとも言語化しにくい暗黙知かという知識の形態，および生産性向上に結びつく知識かどうかという知識の価値である。形式知であるほど，また価値ある知識であるほど共有化が促進される。

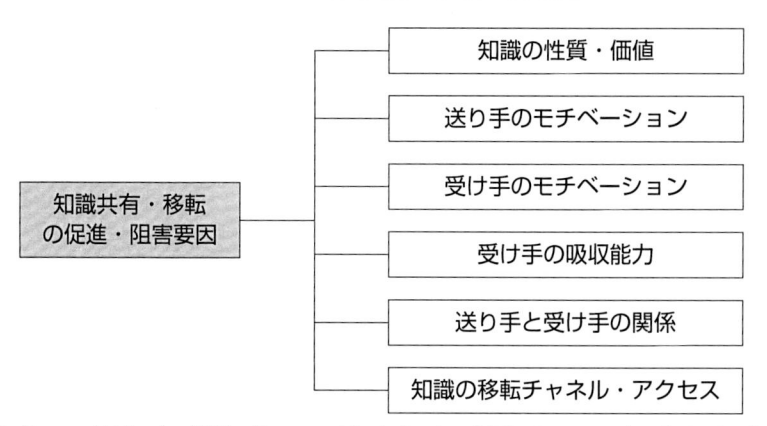

図表A-5　知識共有・移転の規定因

```
									┌─ 知識の性質・価値
									├─ 送り手のモチベーション
知識共有・移転	─────	├─ 受け手のモチベーション
の促進・阻害要因					├─ 受け手の吸収能力
									├─ 送り手と受け手の関係
									└─ 知識の移転チャネル・アクセス
```

出所：Dyer and Nobeoka (2000), Gupta and Govindarajan (2000), Szulanski (1996) をもとに作成。

　第2, 第3は，知識の送り手側が「自分のノウハウを提供してもよい」と思っているか，また，知識の受け手側が「他者の知識を得たい」と思っているかどうかに関係する。知識の受け手，送り手の双方のモチベーションが，知識共有を促すといえる。
　第4に，受け手側が知識を自分のものとして吸収する能力があるかどうかも大切である。いくら知識を得たいと思っていても，それを理解し取り込む能力に欠けている場合には，知識共有は進まない。
　第5に，知識の送り手と受け手の関係性も重要になる。組織内のベストプラクティスが組織内部に移転される際に障害となっている要因を実証的に分析したスズランスキー（Szulanski, 1996）は，送り手のモチベーションの問題よりも，むしろ，受け手の吸収能力や送り手と受け手の関係性の方がより重要な要因であると報告している。
　最後に，知識をどのようなチャネルを通して共有するかを考える必要がある。つまり，データベースによって知識を共有するのか，それとも電話や直接的なコミュニケーションによって知識を移転するかという問題である。競争優位を確立するための知識を蓄積する上で，立地要因が鍵となる点を報告している研究もあるが（DeCarolis and Deeds, 1999），この結果は知識移転チ

ャネルの重要性を示唆している。

　以上をまとめると，知識を共有・移転を促進するためには，(1) メンバーにとって価値のある知識を，受け入れやすい形式で提供し，(2) メンバーが自分のノウハウを他者に進んで提供するように動機づけ，(3) 他者からの知識を進んで取り入れたいという意欲を高め，(4) 知識を取り入れるメンバーの吸収能力を向上させ，(5) 知識の送り手と受け手の間に良好な関係性を構築し，(6) 必要な知識にアクセスしやすい環境を整備することが重要になる。

③知識のルーチン化と棄却化

　メンバーの入れ替わりや時間の経過にかかわらず，組織の運営方法が変わらないのはなぜだろうか。それは，経験による学習の結果得られた知識は，前述したルーチンの中に蓄積され保存されているからである (Levitt and March, 1988)。すでに述べたように，ルーチンとは，構造，システム，制度，行動規範，行動パターンといったもので構成されており，組織を運営するために必要な知識を保存する最も重要な形態である (Nelson and Winter, 1982)。

　ルーチンは，組織記憶として機能しているが，獲得された知識のすべてが組織記憶の中に記録されるわけではない。学習した経験をルーチンの中に組み込むためにはコストがかかるため，有用であると評価された知識のみが，ルーチンの中に保存される。また，すぐに取り出して利用可能なルーチンとそうでないルーチンが存在するが，こうした利用しやすさは，ルーチンの使用頻度に関係する (Levitt and March, 1988)。

　組織記憶のプロセスが重要である理由は，組織記憶の変更が，既存の枠組みを壊す「探索」やダブル・ループ学習と関係しているからである。

　組織にとって時代遅れとなったり，有効性が失われた知識を棄却するプロセスをヘドバーグ (Hedberg, 1981) は，アンラーニング (unlearning) と呼んでいる。前述した「組織の硬直性」(Leonard-Barton, 1995) や「有能さの罠」(Levitt and March, 1988) は，成功によって強化されたルーチンを，その有効性が失われた後も，アンラーニングできずに持ち続けてしまうことを意味

している。組織が長期的に環境に適応するためには「知識の棄却化」が適切な形で行われなければならないのである。

6）実践コミュニティ

これまで組織学習プロセスについて概観してきたが，ここで，学習が生じる場について考えたい。現象が主観的に決定されることを強調する構築主義（constructionism）の研究者は，イノベーションが生じる場としての実践コミュニティ（community of practice）の役割を重視し，学習はコミュニティの観点から理解されるべきであると主張している（Brown and Duguid, 1991）。実践コミュニティとは，「ある特定の共同事業体（joint enterprise）のために，共通の専門知識と情熱によってインフォーマルに結びついた人々の集団」である（Wenger and Snyder, 2000）。ウェンガーとシュナイダー（Wenger and Snyder, 2000）によれば，実践コミュニティは，次のような働きによって組織に価値をもたらす。

①戦略の遂行を助け
②一連のビジネスをスタートさせ
③問題を迅速に解決し
④ベストプラクティスを移転させ
⑤専門スキルを開発し
⑥有能な人材の採用や確保を助ける

構築主義の立場に立つ研究者は，個人から個人へと知識を移転できるという考え方を否定し，社会的構築として学習を捉える視点を提示している。すなわち，人は，環境の中の幅広い材料を手がかりにして，自分なりの理解を構築することを通して学習する，という捉え方である（Brown and Duguid, 1991）。

クックとブラウン（Cook and Brown, 1999）も，「人は，知識という道具を使って環境と相互作用し，新たな知識を生み出していく」と主張している。

彼らは，知識を道具（tool）として利用しながら世界と相互作用することを「ノウイング（Knowing）」と呼び，知識そのものと区別している。こうしたノウイングが生じる場が実践コミュニティである。

7）逆機能的な学習

ここで注意すべきことは，組織学習は常に組織の業績を高めるとは限らないという点である（Tsang, 1997; Levitt and March, 1988; Kim, 1993）。通常「学習」という言葉にはポジティブなニュアンスがあるが，組織学習は良い結果に結びつくこともあれば，そうでないこともある（Levitt and March, 1988; Miner and Mezias, 1996）。したがって，組織学習は「中立的」意味を持つ概念として取り扱うべきである（Tsang, 1997）。

マーチとオルセン（March and Olsen, 1975, 1976）は，図表A-6に示すモデルをもとに，4つの不完全な学習を説明している。すなわち，①組織内で課されている役割規定や標準手続が制約となって，個人の学習した内容（信念）が個人の行為に結びつかない「役割制約的学習（role-constrained learning）」，②個人の行為が組織の行為に影響を及ぼさない「傍観者的学習（audience learning）」，③組織の行為と環境の反応の因果関係が誤って結び付けられ，思い込みに基づいて学習される「迷信的学習（Superstitious

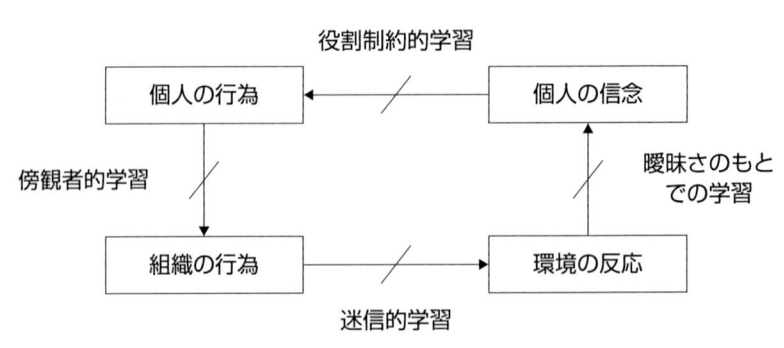

図表A-6　不完全な学習サイクル

```
            役割制約的学習
    ┌──────────┐  ←/──  ┌──────────┐
    │ 個人の行為 │         │ 個人の信念 │
    └──────────┘         └──────────┘
         │                      ↑
    傍観者的学習              曖昧さのもと
         │ /                   での学習
         ↓                      / │
    ┌──────────┐   ──/→   ┌──────────┐
    │ 組織の行為 │         │ 環境の反応 │
    └──────────┘         └──────────┘
            迷信的学習
```

出所：March and Olsen（1975, 1976）をもとに作成。

learning)」,④ある事象が生じた因果関係が曖昧なまま個人や組織の学習が生じる「曖昧さのもとでの学習 (learning under ambiguity)」である。

同様に,シュワッブ (Schwab, 2007) も,組織学習が失敗する要因として,「少ない経験から教訓を引き出そうとすること」「得た知識が間違っていたり,不適切であること」「得た知識を正しく適用できないこと」などを挙げている。

こうした逆機能的学習が生じると,組織の業績につながらなかったり,業績を低下させてしまうネガティブな結果が引き起こされる。

8) ダイナミック・ケイパビリティ

ここで考えなければいけないことは,知識を適切な形で獲得・共有・ルーチン化・棄却化し,逆機能的な学習を避けるために,どのような組織能力が必要かという問題である。この問いを考える上で重要な概念の1つに,資源ベースの戦略論において提示されている「ダイナミック・ケイパビリティ (Dynamic Capabilities)」がある (Oliver and Holzinger, 2008; Teece et al., 1997)。ダイナミック・ケイパビリティとは「企業におけるルーチンや資源を修正し,再形成する能力」である (Zahra et al., 2006; Zollo and Winter, 2002)。

「ダイナミック」という語には,変化の激しい環境と調和するように組織能力を新しく (renew) するという意味があり,「ケイパビリティ」という語は,環境が要求するスキルや資源を組織内で戦略的に統合・再形成することの重要性を示唆している (Teece et al., 1997)。

これまでの研究において,ダイナミック・ケイパビリティは,実質的ケイパビリティ (substantive capabilities) と区別されている (Winter, 2003; Zahra et al., 2006)。実質的ケイパビリティとは,問題を解決したり,成果を出す組織能力であるのに対し,ダイナミック・ケイパビリティは,そうした実質的ケイパビリティを変革する組織能力を指す。例えば,製品開発のルーチンは実質的ケイパビリティだが,そのルーチンを変革する高次の能力がダイナミック・ケイパビリティである (Zahra et al., 2006)。

しかし,この概念には批判もある。ダイナミック・ケイパビリティは「ルーチンを学習するためのルーチン」という曖昧な形で表現され,同義反復的

(tautological)、無限循環的であり、操作できない概念であると批判されてきた（Eisenhardt and Martin, 2000）。

こうした概念上の問題に対処するめの1つの道は、ダイナミック・ケイパビリティの「イネーブラー（enabler）」（促進要因）（Pablo et al., 2007）に着目することである。先行研究においては、鍵となるマネジャーのリーダーシップや能力が、ダイナミック・ケイパビリティのイネーブラーとして重要な働きをすることが指摘されている（Pablo et al., 2007; Salvato, 2003; Zahra et al., 2006）。ダイナミック・ケイパビリティは、見方を変えると「資源を配分したり、新しい考え方を作り上げることを継続的に調整するマネジャーの能力である」と定義することができる（Eisenhardt and Martin, 2000; Pablo et al., 2007）。

例えば、パブロら（Pablo et al., 2007）は、財政難に苦しみながら、継続的な業績改善を迫られている医療系公的組織のダイナミック・ケイパビリティを検討するにあたり、マネジャーの働きに着目して分析している。彼らの研究では、当該組織のキーパーソンらが「実験を通した学習」という自組織のダイナミック・ケイパビリティを再認識し、それを活用することで新しい戦略的アプローチを開発したプロセスが報告されている。

しかし、「マネジャーが、いかにダイナミック・ケイパビリティを活用して組織の業績を改善するか」に関する研究は不足しており（Pablo et al., 2007）、この点が今後の課題といえよう。

9）組織学習とリーダーシップ

ここで問題となるのは、組織学習プロセスを主導する主体である。組織学習の統合的定義の立場をとるならば、個人が学習した内容がルーチンとして組織に組み込まれる。このとき、「個人」とは誰を指すのであろうか。

センゲ（Senge, 1996）によれば、学習する組織おいて、メンバーが継続的に自身の能力を高めるような組織を創り上げる責任はリーダーにある。つまり、リーダーは、組織の設計者（designer）であり、教師（teacher）であり、執事・世話役（steward）でなければならない（Senge, 1996）。

組織学習を促進するリーダーを,サドラー（Sadler, 2001）は「学習リーダー（learning leader）」と呼んでいる。彼は,不安定で不確実な環境に直面している組織は,あらゆる階層において学習リーダーを必要とする点を指摘している。

バーソン（Berson et al., 2006）によれば,組織のリーダーは,組織コンテクスト（organizational context）を提供することで,組織学習を促進している。組織コンテクストは,①採用・選抜,人員の多様性,報酬構造,タスク構造などの人的資源管理に関するプラクティスと,②参加,オープンさ,心理的安心感といった次元から成る学習文化である。すなわち,組織リーダーは,組織コンテクストを通して,学習が生じるために必要な資源を提供し,異なる階層や部門における学習を統合する役割を果たしている。

しかし,学習プロセスを導くリーダーが重要な役割を果たすという「暗黙の前提」があったのにもかかわらず（Lahteenmaki et al., 2001; Senge, 1996）,これまで,リーダーが学習を導く行動やメカニズムについては充分な研究が行われてこなかった（Berson et al., 2006; Vera and Crossan, 2004）。

本書は,この点に着目し,組織学習とリーダーシップの関係を検討することを主要な目的としている。次節では,リーダーシップ研究についてレビューを行う。

2. リーダーシップ研究

以下では,1）リーダーシップの一般的概念について説明した後,従来のリーダーシップ論を,2）リーダーシップのレベル,3）リーダーシップ行動,4）リーダーシップの形態,という観点から整理したい。

1）リーダーシップの概念

ユクル（Yukl, 2006）によれば,リーダーシップとは「何を,どのようになすべきかについて,他者が理解・合意できるように影響を与え,共有された目標を達成するために,個人的・集合的な努力を促進するプロセス」であ

る（p.8）。この定義は，ストッグディル（Stogdill, 1950）による「組織化された集団が目標を設定し，目標を達成する活動に影響を与えるプロセス」という定義と同様の意味を含んでいる。ブライマン（Bryman, 1996）によれば，ほとんどのリーダーシップの概念には

- 集団
- 目標
- 影響を与えるプロセス

という3つの要素が含まれる。

これまで，リーダーシップに関する膨大な研究が蓄積されてきたが，以下では，その中の代表的な研究を「レベル」「内容」「形態」の観点から簡単に整理したい。

2）リーダーシップのレベル：ミドルとトップ

リーダーシップは，組織階層によって区分することができる。これまでのリーダーシップ研究の多くが，小グループやミドル以下の階層におけるリーダーに焦点を当て，フォロワーとの関係性を検討してきたのに対し，トップマネジメントレベルのリーダーシップが分析対象になることは少なかった（Hambrick and Pettigrew, 2001）。

トップレベルにおけるリーダーを研究対象とする分野は，「戦略的リーダーシップ（strategic leadership）論」と呼ばれ，フォロワーとの関係を構築する活動だけでなく，戦略的活動やシンボリックな活動も研究の対象としている点に特徴がある（Hambrick and Mason, 1984; Hambrick and Pettigrew, 2001; Vera and Crossan, 2004）。

ソシックら（Sosik et al., 2005）によれば，戦略的リーダーシップは①戦略的な方向性を決定する，②独自の中核能力を開発し維持する，③人的資源を開発する，④効果的な組織文化を維持する，⑤倫理的な慣習を強調する，⑥バランスのとれた組織統制を確立する，という活動を含む。そして，戦略的

リーダーシップの成果のうち最も重要なものは，組織のあらゆるメンバーがリーダーシップの役割を担うような共有型リーダーシップの文化を根付かせることであるという。

3）リーダーシップ行動：変革型と交換型

リーダーシップの内容は，さまざまな形で検討されてきたが，ここでは，変革型リーダーシップと交換型リーダーシップの区分に着目する。

変革型リーダー（transformational leader）は，目標を広げたり，高めたり，期待を超えるパフォーマンスをあげる自信をつけさせることで，メンバーに影響力を及ぼすと言われている（Dvir et al., 2002）。先行研究によれば，変革型リーダーシップの特性は，次の4つの次元によって記述することができる（Bass, 1990; Kark et al., 2003; Juge and Piccolo, 2004; Piccolo and Colquitt, 2006; Shin and Zhou, 2003）。

①鼓舞・動機づけ（inspirational motivation）：将来の魅力的なビジョンを示し，メンバーを鼓舞する行動
②理想的影響（idealized influence）：メンバーが賞賛するようなカリスマ的なロールモデルを示す行動
③知的刺激（intellectual stimulation）：前提に疑問を投げかけ，現状に挑戦し，メンバーのアイデアを吸い上げる行動
④個人的配慮（individualized consideration）：メンバーのニーズや意見に耳を傾け，サポートし，励まし，メンターやコーチの役割を果たす行動

一方，交換型のリーダー（transactional leader）は，目標を設定し，成果を明確にし，フィードバックを与え，達成に対して報酬を提供することでメンバーに影響力を行使するという特徴を持つ。一般的には，次に挙げる3次元によって記述することができる（Bass, 1990; Bass et al., 2003; Juge and Piccolo, 2004）。

①状況に即した報酬（contingent reward）：メンバーに対する期待を明確にし，メンバーがその期待と合致する行動を取ったときに，それを認め，報酬を与える行動。
②例外管理（積極）（management by exeption- active）：メンバーの行動を詳細に観察し，遵守すべきルールや基準から外れるときには，問題が生じる前にそれを修正する行動。
③例外管理（消極）（management by exeption- passive）：メンバーの行動が遵守すべきルールや基準から外れ，問題が生じたときにそれを修正する行動。

　上述した特性を比較すると，変革型リーダーシップは，集団や組織の方向性や枠組みそのものを変えることを志向するマネジャーの行動であるのに対し，交換型リーダーシップは，集団や組織の方向性や枠組みには手をつけずに，与えられた職務を適切に遂行する調整型マネジャーの行動であるといえる。変革型リーダーシップに比べて，交換型リーダーシップ特性は一般的に見られるものである（Judge and Piccolo, 2004）。

　87の実証研究の結果をメタ分析した研究（Judge and Piccolo, 2004）によれば，変革型リーダーシップは，状況の違いにかかわらず組織に有益な影響をもたらすこと，および交換型リーダーシップの次元である「状況に即した報酬」も同様に有効であることが報告されている。また，変革型リーダーシップの有効性は，病院CEOのリーダーシップを検討した研究においても確かめられている（Spinelli, 2006）。

　これに対し，変革型リーダーシップと交換型リーダーシップが効果的かどうかは状況次第であるとする研究もある。例えば，フォーチュン500企業のリーダーを研究したワルドマンら（Waldman et al., 2001）は，不確実性が高い状況にあるほど，交換型リーダーシップよりも変革型リーダーシップが企業業績と関係していることを明らかにしている。なお，IT業界のリーダーを分析した研究によれば，変革型リーダーは燃え尽き症候群（burnout）に陥りやすい傾向にあるという（Hetland et al., 2007）。

ただし，変革型リーダーと交換型リーダーの行動は，必ずしも背反するわけではない。バス（Bass, 1985）によれば，「優れたリーダーは，変革型と交換型の両方のリーダーシップスタイルを組み合わせている」と述べている。従来の報告をメタ分析した研究においても，交換型リーダーシップの3次元のうち「状況に即した報酬」は変革型リーダーシップと相関が高いことが明らかにされている（Judge and Piccolo, 2004）。

　ここで，変革型リーダーシップとカリスマ型（charismatic）リーダーシップの関係について触れておきたい。ユクル（Yukl, 2006）は，両者の関係を以下のように説明している。すなわち，従来の研究では，変革型リーダーシップとカリスマ的リーダーシップは基本的に同じであるという立場と，区別すべきであるが重複しているという立場がある。ただし，近年になってカリスマ的リーダーシップの研究は，変革型リーダーシップの研究に近づきつつあるという。

　両タイプのリーダーシップ行動の多くは共通しているが，異なる部分もある。すなわち，変革型リーダーがフォロアーをエンパワーし，リーダーに頼らないように能力をアップしたり，自信をつけさせたり，自己管理能力を高めるのに対し，カリスマ型リーダーは自身が特別な能力を持つことを印象づける行動を取るという点において異なる。また，カリスマ型リーダーは，変革型リーダーに比べて稀にしか存在せず，危機的状況や伝統的な価値観が揺れているときに出現する傾向がある。カリスマ型リーダーに対するメンバーの対応は，支持するか敵対するかの両極に分かれることが多い（Bass, 1985）。

4）リーダーシップの形態
①英雄型リーダーシップ論の限界

　リーダーシップの形態は，個人によって発揮されるのか，それとも複数名から成るチームによって発揮されるのかという観点から区分できる。これまでのリーダーシップ研究において支配的な分析単位（unit of analysis）は，個人としてのリーダーであった（Gronn, 2002）。ユクル（Yukl, 1999）は，すべ

てのリーダーシップ機能を一個人が発揮することを前提とする考え方を「英雄型リーダー・パラダイム（heroic leader paradigm）」と呼んでいるが，リーダーシップ機能は，グループにおける複数メンバーによって共有されることもある。ブライマン（Bryman, 1996）も，グループ内に分散した活動としてリーダーシップを捉える新しい見方が現れていることを指摘している。

　リーダーシップがグループ内のメンバーに分散しているという考えは50年以上前から存在するが（e.g., Gibb, 1954），注目され始めたのは最近になってからである（Gronn, 2002）。分散型リーダーシップは異なる形で概念化されているが，次の点に関しては合意が得られている。すなわち，リーダーシップは，公式リーダーとチームメンバーの間のトップダウンの関係だけではなく，グループ内に複数のリーダーが存在しうる，という点である（Mehra et al., 2006）。

　知識創造が重視される環境へと変化するにしたがい，トップ経営者の英雄的なリーダーシップよりも，組織全体における協働的・分散的なリーダーシップが注目されるようになってきた。フレッチャー（Fletcher, 2004）は，こうしたリーダーシップのあり方を，「ポスト英雄型リーダーシップ（postheroic leadership）」と呼び，次の3つの特性を持つとしている。すなわち，リーダーシップは，（1）トップレベルの個人によるものではなく，組織のあらゆるレベルに共有・分散しており，（2）上意下達の階層的なものだけではなく，リーダーとフォロアーの相互作用に関係し，（3）相互学習，集合的な学習が生じるような学習環境を作るものでなくてはならない。

②**分散型リーダーシップの特徴**

　グロン（Gronn, 2002）によれば，分散型リーダーシップは，次に挙げる3つの協調的な行為の形態を含む。すなわち，2，3のメンバーが（1）異なる専門能力を持ち寄って自発的に協力し（spontaneous collaboration），（2）暗黙の了解を持ちながら，仕事において緊密な関係を保ち（intuitive working relations），（3）構造的な関係を，協議会，タスクフォース，チームを通して制度化する形である（institutionalised practices）。

補論A　組織学習とリーダーシップ

　分散型リーダーシップという新しいリーダーシップ形態が現れた理由として グロン（Gronn, 2002）は，分業関係における変化が相互依存性（interdependence）や調整（coordination）の必要性を高めている点を指摘している。相互依存性とは，メンバー間の責任が重複したり相互補完的になることであり，調整とは，活動間の依存状態を管理することである。調整はスケジューリング，プランニング，標準化，情報管理，コミュニケーション等を含む。

　企業の歴史を振り返ると，単独で会社を引っ張っているかのように見えるカリスマ・リーダーと呼ばれるような経営者でも，実際には有能な参謀によってサポートされているケースが多い。企業における共有型・分散型のリーダーシップの例として，金井（2005）は，ソニーの井深大氏と盛田昭夫氏，松下電器産業の松下幸之助氏と高橋荒太郎氏，ホンダの本田宗一郎氏と藤沢武夫氏，ヒューレットパッカードのウィリアム・ヒューレットとデイブ・パッカード，マクドナルドのレイ・クロックとハリー・ソンネボーンを挙げている。

　メーラら（Mehra et al., 2006）は，**図表A-7**に示すように，リーダーシップを3つに類型した上で，営業チームについて実証分析をしている。すなわち，（1）リーダーが中心となって業務をこなす伝統的リーダーシップの形態であるリーダー中心型（leader-centered），（2）少数のリーダーが協力しながらメンバーを率いる「分散・調整型（distributed-coordinated）」，（3）少数のリーダーがそれぞれ別々にメンバーを率いる「分散・分断型（distributed-

図表A-7　メーラら（Mehra et al., 2006）によるリーダーシップの類型

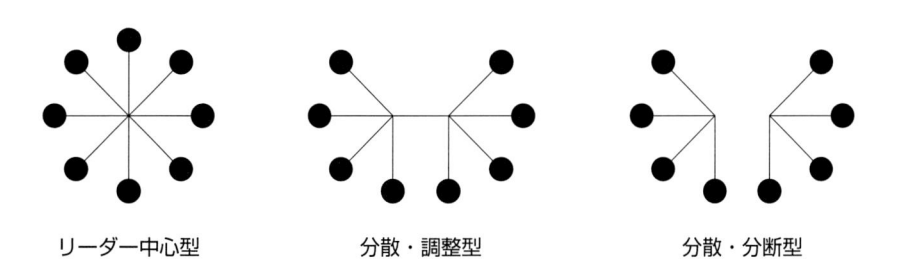

リーダー中心型　　　　分散・調整型　　　　分散・分断型

fragmented)」である。分析の結果，分散・調整型のリーダーシップが見られる営業チームは，リーダー中心型や分散・分断型の営業チームよりも高い業績を上げていることが明らかになった。

　ジェームスら（James et al., 2007）は，組織における学習デザインの中に，分散型リーダーシップの考え方を反映すべきであると述べている。特に，トップレベルのリーダーは，組織のスタッフがリーダーシップの役割を担うことを支援する必要があるという。

　3つの病院におけるトップレベルのリーダーシップと戦略的な変革について分析したデニスら（Denis et al., 2001）も，多元的性質を持つ病院組織を変革する際に，経営メンバーが異なる役割を持ちながら協調的に働く「集合的リーダーシップ（collective leadership）」を構築する必要がある，と述べている。

　ただし，分散型リーダーシップや共有型のリーダーシップをマネジメントすることは難しい。例えば，ジェームスら（James et al., 2007）やハッフィントンら（Huffington et al., 2004）によれば，分散型・共有型のリーダーシップが見られる組織では，共有，協働，権限委譲によってベネフィットがもたらされるのと同時に，組織内に不安，コンフリクト，緊張が発生する危険性があること，そして，それらを理解しマネジメントすることがトップレベルのリーダーに求められるという。デニスら（Denis et al., 2001）も，集合的リーダーシップは壊れやすいことを指摘している。

　バリー（Barry, 1991）は，15の自己管理型チーム（self-managed team）を調査し，分散型のリーダーシップシステムを実行するのは困難であることを報告している。その理由は，メンバーの選定，適正なリーダーシップの組み合わせ，十分な時間，外部からの支援といった条件をクリアしなければならず，これらの要因が不足する場合，政治的な争いに陥りやすいからである。

3. まとめ

　本書は，組織学習に関する3つの定義のうち，「組織における学習は，個人の学習から始まり，その成果がルーチンに埋め込まれることで組織に記憶される」とする統合的な立場をとる。**図表A-8**に示すように，個人レベルで生み出された知識は，集団や組織の中で共有化されて，ルーチンとして制度化される。このルーチンは，組織内の個人の行動に影響を与えるが，時代とともにルーチンは棄却され，新たな知識が獲得されるというループを描く。

　一方，こうした組織学習プロセスと緊密に関係しているのがリーダーシップである。組織におけるリーダーシップは，リーダーシップレベル（トップレベルか，ミドルレベル以下か），リーダーシップ行動（変革型か交換型か），リーダーシップ形態（単独型か分散・共有型か）によって捉えることができる。本書は，トップレベルのリーダーシップに焦点を当て，彼らがどのように組織のルーチンを構築してきたのか，そのプロセスを分析した研究である。

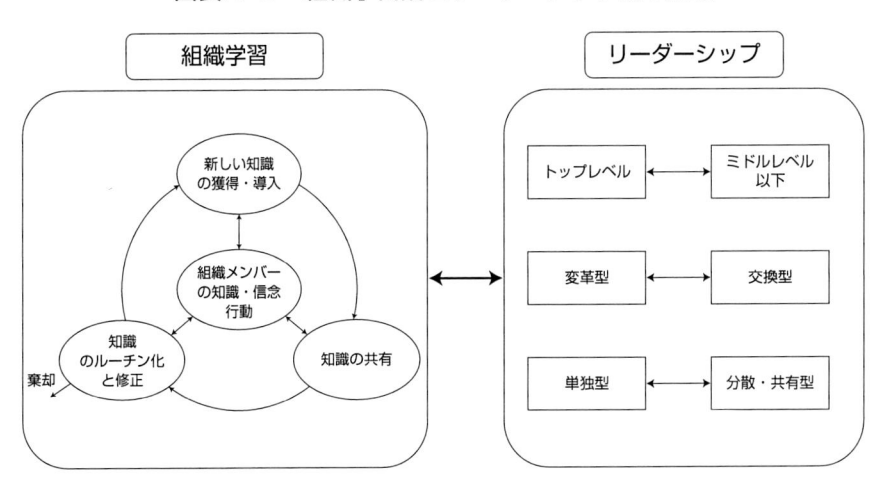

図表A-8　組織学習論とリーダーシップ論の整理

注

(1) 学習が生じるのが「個人の頭の中」か,それとも「組織システム・構造」なのかという論争に対して,「人々の会話や相互作用」を通して学習が生じるという新しい見方 (e.g., Brown and Duguid, 1991; Cook and Yanow, 1993; Lave and Wenger, 1991) が存在する (Easterby-Smith et al., 2000)。この考え方によれば,「実践コミュニティ (communities of practice)」(Lave and Wenger, 1991) や「活動システム (activity systems)」(Engestrom and Middleton, 1996) などが,学習を研究する際の新しい分析単位となる。ただし,「人々の関係性」は非公式ルーチンとして捉えることができることから,上記の見方は「ルーチン重視の組織学習の定義」に含まれると考えられる。

(2) 安藤 (2001) は,これまでの組織学習研究を,組織ルーチンの変革プロセスに着目したMarch系,アンラーニング現象に取り組んできたHedberg系,組織介入などを通じた組織変革を追求するArgyris系に分類している。

(3) レビットとマーチ (Levitt and March, 1988) によれば,組織学習は3つの考え方に基づいて概念化されている。すなわち,①組織における行動はルーチンに基づいている,②組織の行為は歴史に依存している,③組織は達成目標 (target) を志向している,という考え方である。

(4) ベックとカイザー (Beck and Kieser, 2003) によれば,公式的なルールは,組織学習を阻害することもあれば,促進することもある。すなわち,公式的ルールは,メンバーの活動やコミュニケーションを制約することもあれば,知識を蓄えることで,メンバーが問題を解決することを可能にする。公式ルールが組織学習の有益な媒体となるためには,ルールシステムの特性と,組織メンバーがルールを取り扱う能力や経験に依存する (Beck and Kiser, 2003)。

(5) 「活用」「探索」という訳語は,花岡 (2003) に基づいている。

補論B プロフェッショナル・サービス組織としての病院

　病院をはじめとする医療組織は，プロフェッショナル組織としての側面と，サービス組織としての側面から捉えることができる。以下では，まずプロフェッショナル組織としての医療組織について述べたあと，サービス組織としての医療組織の特徴について説明する。

1. プロフェッショナル組織としての医療組織

1）多元的な医療組織

　病院組織の特性は，伝統的に多元的（pluralistic）な特性を持つという点にある（Denis et al., 2001）。すなわち，病院をはじめとする医療・福祉組織は，多様な目的（個別患者ケア，地域医療，コストコントロール）に向けて，多様なステークホルダー（医師，コメディカル，管理者，地域コミュニティ，行政，政治家等）が，曖昧なパワー関係の中で活動している。そして，経済的な価値（economic values）と非経済的な価値（noneconomic professional values）の間に緊張関係が存在するのも，医療・福祉分野の特徴である（Denis et al., 2001）。

　ここでいう経済的価値とは，企業が存続するために収益を上げることの重要性であり，非経済的価値とは，医師や看護師等の医療専門家としての価値や，患者や地域社会に対する貢献といったものを含んでいる。

2）専門スタッフと管理スタッフ

　スコット（Scott, 1982）は，社会学の観点からプロフェッショナル組織（professional organization）を次のように3類型し，医療組織に適用している。

自律型（autonomous）
他律型（heteronomous）
連携型（conjoint）

　自律型専門組織とは，管理スタッフが「目標の設定と実行，業績基準の設定，業績評価の責任」を専門家に委任している組織である。この組織では，専門スタッフと管理スタッフが明確に区分され，専門スタッフはメンバーの組織化や業績管理を独自で行っている点に特徴がある。
　一方，他律型の専門組織は，専門スタッフは，管理スタッフによって統制されている。そのため，専門スタッフはメンバーを独自に管理することは許されておらず，専門スタッフと管理スタッフの行為が明確に区分されているわけではない。ただし，階層による指揮命令系統があるものの，専門スタッフは自律的な意思決定が保証されている。
　第3の類型である連携型の専門組織は，専門スタッフと管理スタッフのパワーが均等であり，相互に依存し影響を与え合っている組織である。すなわち，専門，管理のどちらかのスタッフが他方を統制することはない。このタイプの組織は少なく，実態も解明されていない面もあるが，専門組織にとって将来的に有望なモデルになりうるという。
　わが国における病院組織の多くは，医師や看護師といった専門スタッフが院長，副院長などの管理スタッフとして働いていることから，3つのタイプのうち，自律型の組織に近いといえるだろう。
　専門スタッフと管理スタッフの関係性が焦点となるのは専門組織だけではない。ダフト（Daft, 1978; 2001）によれば，組織の設計や構造にかかわる「管理的コア（administrative core）」と，製品・サービスの提供にかかわる「技術的コア（technical core）」が組織内に存在する。そして，目標・戦略，組織構造，コントロール・システム，情報システム等の管理的イノベーションを促進するためには，管理的コアによるトップダウンの変革が適しているのに対し，製品やサービスを提供することにかかわる技術的イノベーションを進めるためには技術的コアによるボトムアップの変革が適しているという。

こうした考え方をダフトは「デュアル・コア・モデル（dual core model）」と呼んでいる。この理論によれば，医療サービスにおける技術的イノベーションは医療現場から生まれ，組織の構造や制度に関する管理的イノベーションは，経営陣によるリーダーシップによって促進される。

3）専門組織の同形化

専門家が置かれている仕事状況は多様であるが，収入増，行政への説明責任，告発回避のプレッシャーが存在するため，専門的職務をコントロールする構造は専門組織の間で同形化する傾向がある（Leicht and Fennell, 1997）。ディマジオとパウェル（DiMaggio and Powell, 1983）は，同形化が生じる要因として，行政からの強制，不確実性が高まった際の模倣圧力，強力な専門家団体による規範的期待を挙げている。例えば，医療界において継続的クオリティコントロール（continuous quality improvement）活動が流行すると，各病院がクオリティ管理の手法を取り入れるようになるのは，模倣圧力によるものである（Leicht and Fennell, 1997）。

4）集約型技術を持つ病院

技術（technology）とは，組織のインプット（物資，情報，アイデア，人）をアウトプット（製品・サービス）に変換するのに利用される行為，技法，ツール，知識，装置である（Daft, 2001; Perrow, 1967; Robey and Sales, 1994）。

図表B-1に示すように，トンプソン（Thompson, 1967）は，組織が持つ技術を「長連結型（long-linked）」「媒介型（mediating）」「集約型（intensive）」に分類している。長連結型技術とは，大量生産の組み立てラインで典型的に見られ，連続的な相互依存関係を含むものである。媒介型技術とは，銀行や保険会社のように，相互に依存したいと望んでいる顧客（例えば，預金者と借用者）を結びつけるものである。そして，集約型技術は，顧客の状態や要望に応じて，専門サービスを組み合わせる技術である。

医療組織は，これら3つの技術のうち，集約型技術を持つ組織であるといえる。すなわち，患者の容態により，医師，看護師，検査技師，薬剤師，作

図表B-1　技術の観点からの3類型

長連結型

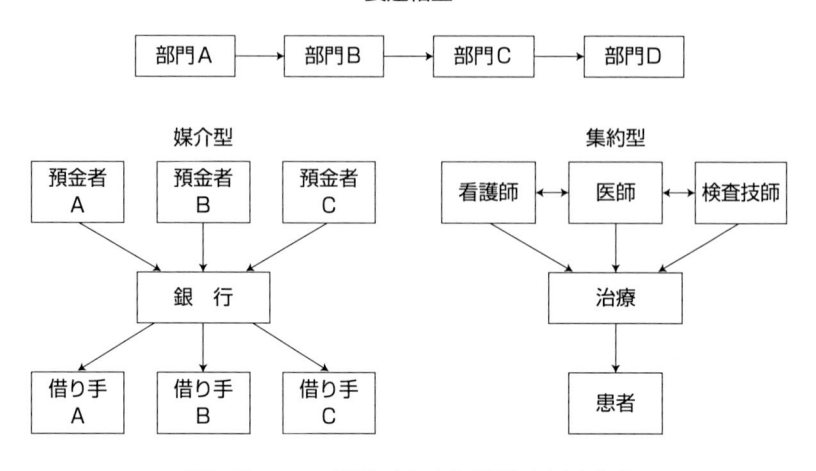

部門A → 部門B → 部門C → 部門D

媒介型

預金者A、預金者B、預金者C → 銀行 → 借り手A、借り手B、借り手C

集約型

看護師 ↔ 医師 ↔ 検査技師 → 治療 → 患者

出所：Thompson (1967) とGerloff (1985) をもとに作成。

業療法士などによるサービスを組み合わせて，医療サービスを提供しているのが医療組織である。

図表B-2に示すように，トンプソンは，技術のタイプが異なると，組織におけるマネジメントのあり方も異なると述べている。例えば，銀行や証券会社のような媒介型の技術を持つ組織は，水平方向のコミュニケーションも

図表B-2　技術類型と組織設計

技術の類型	コミュニケーションの必要度	必要な調整
媒介型	低	標準化，規則 手順
長連結型	中	計画，スケジュール フィードバック
集約型	高	相互調整 チームワーク

出所：Thompson (1967)，Daft (2001)，Gerloff (1985) をもとに作成。

少なくて済み，標準化・規則・手順によって部門間の調整をすればよい。

組み立てラインに代表される長連結型の技術を持つ組織では，水平的なコミュニケーションの必要性は中程度であり，計画・スケジュール・フィードバックによって部門間を調整することが望ましい。

これに対し，病院のような集約型の技術を持つ組織では，水平的コミュニケーションの必要性が高く，相互調整やチームワークによって部門間を調整しなければならない。

5）葛藤が潜在する医療組織

田尾（1995）は，医療・保健・福祉など，人が人に対して対人的にサービスを提供する組織を「ヒューマン・サービス組織」と呼び，次のような特性を持つとしている。

第1に，ヒューマン・サービス組織は，利害の異なる異質なブロックの集合体である。例えば病院において，医師，看護師，療法士，検査技師など異なる資格や教育的背景をもった職種は，互いに異なる下位集団を形成しているため，集団間の対立や競合が生じやすい。

第2に，上司―部下のヒエラルキーの階層数が少なく，上位者の権威は職種のブロックを越えて影響力を持ちにくく，上下の指示系統より，横のコミュニケーション・チャネルが発達している。そのため，組織トップによる管理的介入は実効性に乏しい。

第3に，管理機構が脆弱であるため，個人や職場集団の自由裁量の余地が大きく，組織の規範や基準から逸脱する行動も増える傾向にある。

田尾（1995）は，病院を例にとり「チーム医療のように職種間の共働が欠かせないといわれながら，それらの関係がたえず競合しあい，対立しあい，しかも，さまざまな業務を一つにまとめなければならないという矛盾が伏在している。(p.22)」と指摘している。

2. サービス組織としての医療組織

これまで，プロフェッショナル組織としての病院の特性について述べてきたが，以下では，サービス組織としての病院が持つ特性を説明する。

1) サービスとしての医療

平成7年版の厚生白書は，医療をサービスという視点から捉えた初めての厚生白書であると言われている（島津，2005）。では，サービスとは何であろうか。ラブロックとライト（Lovelock and Wright, 2002）によれば，サービスとは「特定の時・場所において価値を創造し顧客にベネフィットを与える経済活動」である。

ラブロック（Lovelock, 1983）は，「サービスの特徴が個別化される程度」と「サービス従業員が，顧客の個別ニーズへ対応する度合い」という2次元を用いてサービスを類型化している（図表B-3）。この類型の中で，医療サービスは，2つの次元が共に高いサービスとして分類されている。なぜなら，患者毎に提供される医療サービスは異なり，医師や看護師は，患者の個別の状態やニーズに応じて，どのような治療やケアを行うかを判断することが求められているからである。つまり，医療は，法律，建築，教育（個人指導）と同様に，顧客ひとりひとりの要求に応じて，個別化（カスタマイズ）されたサービスを提供するものとして捉えることができる。

サービスのタイプを考えるときに，サービス・エンカウンター（service encounter）という概念が重要になる。サービス・エンカウンターとは，顧客がサービス組織と直接的に相互作用する一定の期間のことをいう（Lovelock and Wirtz, 2004）。図表B-4に示すように，ラブロックとウィルツ（Lovelock and Wirtz, 2004）は，サービス・エンカウンターにおいて，「顧客が，従業員や組織と関与するレベル（顧客コンタクト・レベル）」と「サービス従業員もしくは施設・設備が強調される程度」という2次元によって，サービスを類型化している。これによると，医療（図ではナーシングホーム）は，従業員や組織が顧客と関与するレベルが高く（ハイ・コンタクト），施設・設備より

図表B-3　個別化の観点からのサービス分類

サービス従業員が、顧客の個別ニーズへ対応する度合い	サービスが個別化される程度	
	高	低
高	医療 法律サービス 建築デザイン 教育（個人指導）	教育（大教室） 予防医療プログラム
低	電話サービス ホテルサービス 銀行（リテール） 高級レストラン	公共交通機関 ファストフード・レストラン 映画館 スポーツ観戦

出所：Lovelock（1983, p.15）を修正。

図表B-4　顧客コンタクトのレベルとサービス組織

サービス従業員によるエンカウンターが強調される

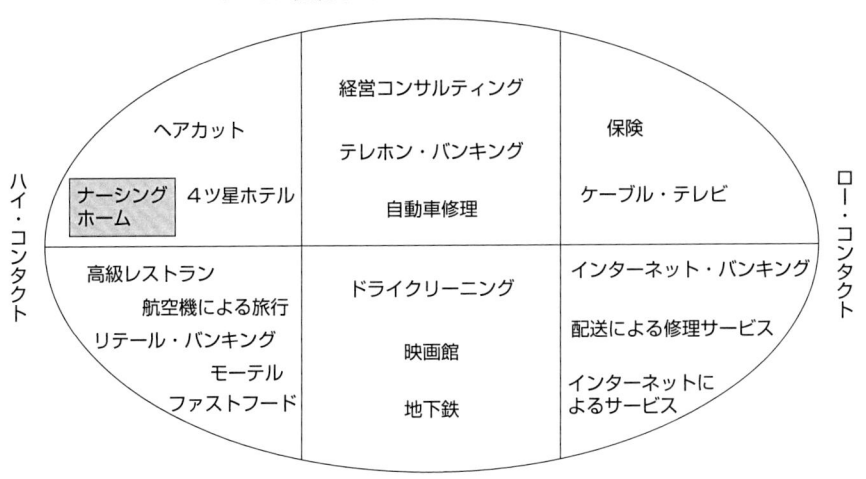

ハイ・コンタクト

ヘアカット
ナーシングホーム　4ツ星ホテル
高級レストラン
航空機による旅行
リテール・バンキング
モーテル
ファストフード

経営コンサルティング
テレホン・バンキング
自動車修理
ドライクリーニング
映画館
地下鉄

保険
ケーブル・テレビ
インターネット・バンキング
配送による修理サービス
インターネットによるサービス

ロー・コンタクト

施設・設備によるエンカウンターが強調される

出所：Lovelock and Wirtz（2004, p34）を修正。

もサービス従業員との接触の方が強調されるサービスとして位置づけられている[1]。

チェースとタンシック（Chase and Tansik, 1983）によれば，ハイ・コンタクト・サービスとロー・コンタクト・サービスでは，異なった戦略，計画，コントロール・システムが必要となる。具体的には，ハイ・コンタクト・ワーカーは，組織を代表する存在であるがゆえに，高度な対人スキルと組織の方針に関する知識を持っていなければならない。また，業績標準が主観的になりがちであり，業績を測定しにくいことから，ハイ・コンタクト・サービスをコントロールすることは難しいともいわれている。

ゴールドシュタイン（Goldstein, 2003）も，ハイ・コンタクト・サービスの内部サービス品質（internal service quality）を高めるためには，従業員教育，顧客接点人材をサポートするための内部システムやプログラムを充実させることが鍵になると述べている。

以上を踏まえると，サービスとしての医療が持つ特徴は次のようにまとめることができる。

- 提供されるサービスは，顧客毎にカスタマイズされる
- サービス従業員は，顧客の個別ニーズに対応する
- 顧客は，サービス従業員や組織と密接に関与する

以上のことから，医療サービスは，複雑性が高く，標準化することが難しいサービスであるといえる。

2）サービス・デリバリー・システム

サービスの生産，提供，消費が同時に行われる点に着目したランガードら（Langeard et al., 1981）は，サーバクション（servuction: service production systemからの造語）という概念を提示している（Fisk et al., 2004）。**図表Ｂ-5**に示すように，このアプローチの特徴は，サービス組織を「顧客から見える部分」と「顧客から見えない部分」に区分している点にある。顧客は，「顧

客接点スタッフ」「物的な設備・環境」「他の顧客」と相互作用することでサービスを受ける（Bateson, 1985; Langeard et al., 1981）。

類似のモデルを提案しているグレンルース（Grönroos, 2000）も，顧客が体感することができる「相互作用パート（interactive part）」と，顧客からは見ることができない「支援パート（support part）」を区別している[(2)]。

サーバクション・モデルにおける「顧客から見える部分」を病院に当てはめるならば，駐車場，病室，待合室，診察室，各種付帯施設などは「物的な設備・環境」，受付の事務員，看護師，医師，検査技師などは「顧客接点スタッフ」にあたる。また，患者からは見えないが，顧客接点スタッフをサポートする事務部門のスタッフ，人的資源管理システム，財務管理システム，品質管理システムなどは「内部組織システム」に相当する。

さらに，病院では，医師による診察，検査技師による検査，看護師によるケアといったサービスが「提供」されると同時に，患者によって「消費」されているという意味において，患者はサービスが生み出されるプロセスに参加している。また，患者は，他の患者の行為からも影響を受けている。

グレンルース（Grönroos, 2000）によれば，バックオフィスで働くスタッ

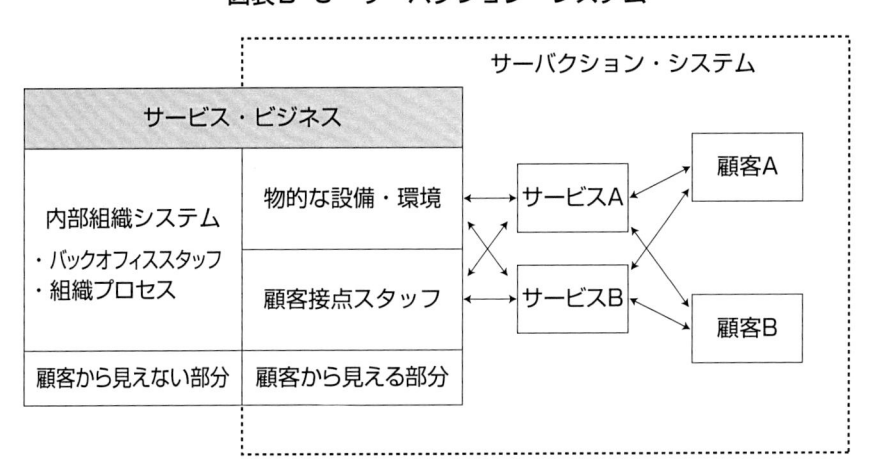

図表B-5　サーバクション・システム

出所：Langeard et al.（1981），Bateson（1985），Zolfagharian（2007）をもとに作成。

フは，顧客接点スタッフを内部顧客（internal customer）として捉えサポートすべきであるという。例えば，患者と接することが少ない人事担当の事務スタッフは，医師，看護師，療法士などの顧客接点スタッフを「内部顧客」として支援しなければならないのである。

3) 医療サービスの品質

　マーケティング論において，パラシュラマンら（Parasuraman et al., 1985; 1991）は，知覚されたサービスの品質を，信頼性（reliability），反応性（responsiveness），確実性（assurance），共感性（empathy），有形性（tangibles）という5つの次元から構成される「サーブクウォル（SERVQUAL）」と呼ばれる尺度によって測定している。

　「信頼性」は，約束されたサービスを正確に遂行する能力を，「反応性」は，迅速なサービスを顧客に提供する能力を，「確実性」は，顧客からの信頼・信用を確かにする従業員の知識や能力を，「共感性」は，顧客に対して払われる個人的な関心や気遣いを，「有形性」は，建物，施設，設備の外観や，従業員の見た目を意味する。

　サーブクウォルは，医療分野にも応用されている。さまざまなタイプの病院における実証分析の結果，サーブクウォル尺度は，医療・福祉分野のサービス品質を測定する尺度として信頼できることが報告されている（Dean and Miller 1993; Rohini and Mahadevappa, 2006）。これに対し，オリジナルの5次元が分析によって抽出されなかったとする研究（Lam, 1997）や，新たな追加次元（例えば「治療の結果」「医師のスキル・能力」（Ramsaran-Fowdar, 2005），「治療に関する情報」（Pakdil and Harwood, 2005），「待ち時間」「診療の質」（Reidenbach and Sandifer-Smallwood, 1990））の必要性を示す研究もある。

　一方，現代における医療の質のマネジメントは，ドナベディアン（Donabedian, 1966）のモデルにさかのぼることができる（Larson and Muller, 2002）。ドナベディアン（Donabedian, 1966）は，医療の質（quality of medical care）を評価する際，次の3つのアプローチを挙げている。

- 結果
- プロセス
- 構造

すなわち,治癒,機能の回復,生存といった「医療の結果（outcome）」,情報収集の適切さ,診断の正当性,医療技術能力,ケアの満足度といった「医療のプロセス（process）」,設備・機器の適切さ,医療スタッフと組織の質,管理構造,会計上の組織といった「医療の構造（structure）」である。彼のモデルは,1970年代のクオリティ評価運動や1980年代のTQM（Total Quality Management）運動,そして,各種機関が提供する業績評価システムに影響を与えている（Larson and Muller, 2002）。

3. まとめ

図表B-6は,本章でレビューした,プロフェッショナル組織の特徴,医療機関のサービスの特徴,およびドナベディアン・モデル,サーバクション・モデル,サーブクウォル・モデルをもとに作成した医療分野のサービス・システム・モデルである。

図表B-6　医療におけるサービス・システム・モデル

支援構造	相互作用プロセス		結果
	構成要素	サービス品質	
組織構造	物的な設備・環境	有形性	治療結果（治癒,機能回復）医療サービスに対する満足
制度・システム	顧客接点スタッフ	信頼性 反応性 確実性 共感性	
行動規範	・専門スタッフ		
管理スタッフ	・事務スタッフ	診療の質	
患者から見えない部分	患者から見える部分		

（インターナルサービス）

このモデルは，医療サービス・システムを「支援構造」「相互作用プロセス」「結果」の3つのプロセスに区分している。

支援構造は，「組織構造，制度・システム，行動規範，管理スタッフ」など，患者からは見えないが，最前線のスタッフをサポートする役割を持つ。つまり，支援構造は，患者と接する医療スタッフに対してインターナル・サービス（internal service）を提供していると考えられる。

相互作用プロセスは，医療提供者と患者が相互作用するプロセスを意味している。このプロセスは，医療サービスの構成要素である「物的な設備・環境」「顧客接点スタッフ」と，顧客によって知覚される6つの品質（有形性，信頼性，反応性，確実性，共感性，診療の質）によって構成されている。そして，このプロセスが，「治癒・機能回復」「医療サービスに対する満足」という結果につながると考えられる。

図表B-7は，医療サービスの特性をまとめたものである。医療組織は，多様な特性を持つことから，大きく二つの機能が必要となる。第1に，医療機関は，さまざまな分野における専門家が連携しながらプロフェッショナル・サービスを提供しているがゆえに，専門スタッフと管理スタッフ間，専門スタッフ間のコミュニケーション・連携が必要となる。

第2に，専門スタッフは顧客と密接に接触し，個別ニーズに応じたサービスを提供することから，専門スタッフは高い能力を備えていなければいけならず，彼らの能力を高めるための支援構造が存在していなければならないといえる。

補論B　プロフェッショナル・サービス組織としての病院

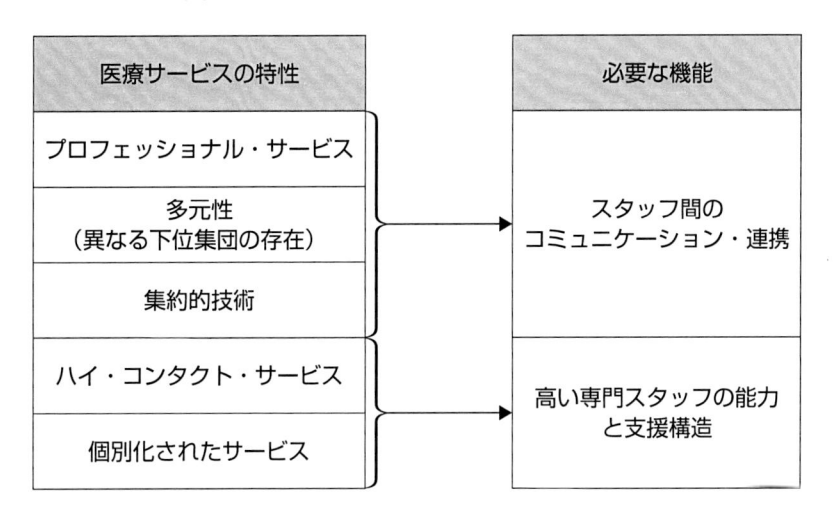

図表B-7　医療サービスの特性と組織特性

医療サービスの特性	必要な機能
プロフェッショナル・サービス	スタッフ間のコミュニケーション・連携
多元性（異なる下位集団の存在）	
集約的技術	
ハイ・コンタクト・サービス	高い専門スタッフの能力と支援構造
個別化されたサービス	

注
（1）コンタクト・サービスのレベル（高低）は，顧客とサービススタッフ（service worker）がコミュニケーションする時間や親密度（intimacy），接触時に交換される情報の豊富さ（richness）によって測定できる（Goldstein, 2003; Kellogg and Chase, 1995）。
（2）グレンルース（Grönroos, 2000）のモデルにおける相互作用パートは，顧客接点スタッフ（customer contact employees），システムとオペレーション（system and operation），物的資源と設備（physical resources and equipment），顧客（customer）によって構成されている。

参 考 文 献

Akbar, H. (2003) "Knowledge Levels and their Transformation: Towards the Integration of Knowledge Creation and Individual Learning." *Journal of Management Studies*, 40, 8: 1997-2021.

Anderson, J.R. (1983) *The Architecture of Cognition*. Cambridge, MA: Harvard University Press.

安藤史江 (2001) 『組織学習と組織内地図』白桃書房.

Antal, A.B., Dierkes, M., Child, J. and Nonaka, I. (2001) "Organizational Learning and Knowledge: Reflections on the Dynamics of the Field and Challenges for the Future." In M.Dierkes, A.B. Antal, J.Child, and I. Nonaka. *Handbook of Organizational Learning and Knowledge*. New York: Oxford University Press.

Anthony, R.N., Hawkins, D.F. and Merchant, K.A. (2007) *Accounting: Text and Cases(Twelfth edition)*. NY: McGraw-Hill Irwin.

Argyris, C. and Schon, D.A. (1978) *Organizational Learning: A Theory of Action Perspective*. Reading, Massachusetts: Addison-Wesley.

Atuahene-Gima, K. (1996) "Market Orientation and Innovation." *Journal of Business Research*, 35: 93-103.

Barry, D. (1991) "Managing the Bossless Team: Lessons in Distributed Leadership." *Organizational Dynamics*, 20 (1): 31-47.

Bass, B.M. (1985) *Leadership and Performance Beyond Expectations*. New York: Free Press.

Bass, B.M. (1990) "From Transactional to Transformational Leadership: Learning to Share the Vision" *Organizational Dynamics*, 18 (3): 19-31.

Bass, B.M., Avolio, B.J., Jung, D.I. and Berson, Y. (2003) "Predicting Unit Performance by Assessing Transformational and Transactional Leadership." *Journal of Applied Psychology*, 88 (2): 207-218.

Bateson, J.E.G. (1985) "Self-Service Customer: An Exlporatory Study." *Journal of Retailing*, 61 (3): 49-76.

Beck, N. and Kieser, A. (2003) "The Complexity of Rule Systems, Experience and Organizational Learning." *Organization Studies*, 24 (5): 793-814.

Benett, R.C. and Cooper, R.G. (1981) "Beyond the Marketing Concept", *Business Horizons*, 22 (June): 76-83.

Bensing, J.M., Verhaak, P.F.M., van Dulmen, A.M. and Visser, A.P. (2000) "Communication: The Royal Pathway to Patient-Centered Medicine." *Patient Education and Counseling*, 39: 1–3

Berson, Y., Nemanich, L.A., Waldman, D.A., Galvin, B.M. and Keller, R.T. (2006) "Leadership and Organizational Learning: A Multiple Levels Perspective."

Leadership Quarterly, 17: 577-594.
Brown, J.S. and Duguid, P. (1991) "Organizational Learning and Communities of Practice: Toward a Unified View of Working, Learning, and Innovation." *Organization Science*, 2: 40-57.
Bryman, A. (1996) "Leadership in Organizations." In S.R. Clegg, C. Hardy, and W. Nord (Eds.) *Handbook of Organization Studies* (pp.276-292). London: Sage.
Carson, J.B., Tesluk, P.E., and Marrone, J.A. (2007) "Shared Leadership in Teams: An Investigation of Antecedent Conditions and Performance," *Academy of Management Journal*, 50 (5): 1217-1234.
Chakravarthy, B.S. and White, R.E. (2002) "Strategy Process: Forming, Implementing and Changing Strategies." In: A. Pettigrew, T. H. Thomas and R. Whittington (eds), *Handbook of Strategy and Management*. London: Sage.
Chase, R.B. and Tansik, D.A. (1983) "The Customer Contact Model for Organization Design." *Management Science*, 29 (9): 1037-1050.
Christensen, C.M. (1997) *The Innovator's Dilemma: When New Technologies Cause Great Firms to Fail*. Harvard Busisness School Press.
Christensen, C.M. and Bower, J.L. (1996) "Customer Power, Strategic Investment, and the Failure of Leading Firms." *Strategic Management Journal*, 17: 197-218.
Cook, S.D.N. and Brown, J.S. (1999) "Bridging Epistemologies: The Generative Dance between Organizational Knowledge and Organizational Knowing." *Organization Science*. 10 (4): 381-400.
Cook, S. and Yanow, D. (1993) "Culture and Organizational Learning." *Journal of Management Inquiry*, 2 (4): 373-390.
Creswell, J.W. (2003) *Research Design: Qualitative, Quantitative, and Mixed Methods Approaches*, 2nd. CA: Sage. (操華子・森岡崇訳『研究デザイン：質的・量的・そしてミックス法』日本看護協会出版会.)
Crossan, M., Lane, H.W. and White, R.E. (1999) "An Organizational Learning Framework: From Intuition to Institution." *Academy of Management Review*, 24 (3): 522-537.
Cyert, R.M. and March, J.G. (1963) Behavioral Theory of the Firm. Prentice Hall.
Daft, R.L. (1978) "A Dual-Core Model of Organizational Innovation." *Academy of Management Journal*, 21 (2): 193-210.
Daft, R.L. (2001) *Essentials of Organization Theory and Design(2nd)*. South-Western College Publishing.
Damanpour, F. (1991) "Organizational Innovation: A Meta-Analysis of Effects of Determinants and Moderators." *Academy of Management Journal*, 34 (3): 555-590.
Damanpour, F. (1996) "Organizational Complexity and Innovation: Developing and

Testing Multiple Contingency Models." *Management Science*, 42 (5) : 693-716.
Damanpour, F., Szabat, K.A. and Evan, W.M. (1989) "The Relationship between Types of Innovation and Organizational Performance." *Journal of Management Studies*, 26 (6) : 587-601.
Dean, E.H. and Miller, S.J. (1993) "Measuring Service Quality and its Relationship to Future Consumer Behavior." *Journal of Health Care Marketing*, 13 (4) : 32-41.
DeCarolis, D.M. and Deeds, D.L. (1999) "The Impact of Stocks and Flows of Organizational Knowledge on Firm Performance: An Empirical investigation of the biotechnology industry." *Strategic Management Journal*, 20 (10) : 953-968.
Dees, J.G. (1998) "Enterprising Nonprofits." *Harvard Business Review*, January-Febmary: 55-67.
De Long, D.W. and Fahey, L. (2000) "Diagnosing Cultural Barriers to Knowledge Management" *Academy of Management Executive*, 14 (4) : 113-127.
Denis, J., Lamothe, L. and Langley, A. (2001) "The Dynamics of Collective Leadership and Strategic Change in Pluralistic Organizations." *Academy of Management Journal*, 44 (4) : 809-837.
Desphande, R., Farley, J.U. and Webster, F.E. (1993) "Corporate Culture, Customer Orientation, and Innovativeness in Japanese Firms: A Quadrad Analysis." *Journal of Marketing*, 57 (January) : 23-37.
Dewar, R and Dutton, J. (1986) "The Adoption of Radical and Incremental Innovation: An Empirical Analysis." *Management Science*, 32 (November) : 1422-1433.
Dimaggio, P.J. and Powell, W.W. (1983) "The Iron Cage Revisited: Institutional Isomorphism and Collective Rationality in Organizational Fields." *American Sociological Review*, 48 (2) : 147-160.
Donabedian, A. (1966) "Evaluating the Quality of Medical Care." *The Minibank Memorial Found Quarterly*, 44 (3) : 166-203.
Donavan, D.T., Brown, T.J. and Mowen, J.C. (2004) "Internal Benefits of Service-Worker Customer Orientation: Job Satisfaction, Commitment, and Organizational Citizenship Behaviors." *Journal of Marketing*, 68 (January) : 128-146.
Dougherty, D. (1992) "Interpretive Barriers to Successful Product Innovation in Large Firms." *Organization Science*, 3 (2) : 179-202.
Dvir, T., Avolio, B.J. and Shamir, B. (2002) "Impact of Transformational Leadership on Follower Development and Performance: A Field Experiment" *Academy of Management Journal*, 45 (4) : 735-744.
Dyck, B., Starke, F.A., Mischke, G.A. and Mauws, M. (2005) "Learning to Build a Car: An Empirical Investigation of Organizational Learning." *Journal of*

Management Studies, 42（2）：387-416.
Dyer, J.H. and Nobeoka, K.（2000）"Creating and Managing a High-Performance Knowledge-Sharing Network: The Toyota Case." *Strategic Management Journal*, 21: 345-367.
Easterby-Smith, M, Crossan, M. and Nicolini, D.（2000）"Organizational Learning: Debates Past, Present and Future." *Journal of Management Studies*, 37（6）：783-796.
Easterby-Smith, M., Snell, R. and Gherardi, S.（1998）"Organizational Learning: Diverging Communities of Practice?" *Management Learning*, 29（3）：259-271.
Eisenhardt, K.M. and Martin, J.A.（2000）"Dynamic Capabilities: What Are They?" *Strategic Management Journal*, 21:1105-1121.
Emerson, J.（2003）"The Blended Value Proposition: Integrating Social and Financial Returns." *California Management Review*, 45（4）：35-51.
Engestrom, Y. and Middleton, D.（1996）*Cognition and Communication at Work*. Cambridge: Cambridge University Press.
Fiol, C.M. and Lyles, M.A.（1985）"Organizational Learning." *Academy of Management Review*, 10（4）：803-813.
Fisk, R.P., Grove, S.J. and John, J.（2004）*Interactive Service Marketing(2nd)*. Houghton Mifflin Company.（小川孔輔・戸谷圭子監訳『サービス・マーケティング入門』法政大学出版局, 2005年）.
Fletcher, J.K.（2004）"The Paradox of Postheroic Leadership An Essay on Gender, Power, and Transformational Change." *Leadership Quarterly*, 15: 647-661.
Galbraith, J.R. and Nathanson, D.A.（1978）*Strategy Implementation: The Role of Structure and Process*. West Publishing.（岸田民樹訳『経営組織と組織デザイン』白桃書房）
Garvin, D.A.（1993）"Building a Learning Organization." *Harvard Business Review*, July-August: 78-91.
Gatignon, H. and Xuereb, J.（1997）"Strategic Orientation of the Firm and New Product Performance." *Journal of Marketing Research*, 34: 77-90.
Gerloff, E.A.（1985）*Organizational Theory and Design: A Strategic Approach for Management*. NY: McGraw-Hill.（車戸實監訳『経営組織の理論とデザイン：戦略的アプローチ』マグロウヒル, 1989年）
Gerteis, M., Edgman-Levitan, S., Daley, J., and Delbanco, T.L.（1993）"Introduction: Medicne and Health from the Patient's Perspective." In M. Gerteis, S. Edgman-Levitan, J. Daley and T.L. Delbanco（Eds.）*Through the Patient's Eyes*. CA: Joessey-Bass.
Gibb, C. A.（1954）."Leadership." In G. Lindzey（ed.）, *Handbook of social psychology*, vol. 2. Reading, MA: Addison-Wesley.

Glaser, B.G. and Strauss, A.L.（1967）*The Discovery of Grounded Theory: Strategies for Qualitative Research*. Chicago: Aldine Publishing.（後藤隆・大出春江・水野節夫訳『データ対話型理論の発見：調査からいかに理論をうみだすか』新曜社.）

Glynn, M.A.（1996）"Innovative Genius: A Framework for Relating Individual and Organizational Intelligences to Innovation." *Academy of Management Review*, 21（4）: 1081-1111.

Goldstein, S.M.（2003）"Employee Development: An Examination of Service Strategy in a High-contact Service Environment." *Production and Operations Management*, 12（2）: 186-203.

Grant, R.M.（1996）"Prospering in Dynamically-Competitive Environments: Organizational Capability as Knowledge Integration." *Organization Science*, 7（4）: 375-387.

Gronn, P.（2002）"Distributed Leadership as a Unit of Analysis." *Leadership Quarterly*, 13: 423-451.

Grönroos, C.（2000）*Service Management and Marketing: A Customer Relationship Management Approach*.（2nd）Wiley.

Gupta, A.K. and Govindarajan, V.（2000）"Knowledge Flows within Multinational Corporation." *Strategic Management Journal*, 21: 473-496.

Hambrick, D. and Mason, P.（1984）"Upper Echelons: The Organization as a Reflection of its Top Managers" *Academy of Management Review*, 9: 193-206.

Hambrick, D. and Pettigrew, A.（2001）"Upper Echelons: Donald Hambrick on Executives and Strategy" *Academy of Management Executive*, 15（3）: 36-44.

Hamel, G. and Prahalad, C.K.（1994）*Competing for the Future*. Boston: Harvard Business School Press.（一條和生訳『コア・コンピタンス経営：大競争を勝ち抜く戦略』日本経済新聞社）

Han, J.K., Kim, N. and Srivastava, R.K.（1998）"Market Orientation and Organizational Performance: Is Innovation a Missing Link?" *Journal of Marketing*, 62（October）: 30-45.

花岡幹明（2003）「IT投資の分類と企業業績：マーチの組織学習理論に基づく先行調査について」『豊橋創造大学紀要』第7号，129-140.

Hedberg, B.L.T.（1981）"How Organizations Learn and Unlearn," In P.C. Nystrom and W.H. Starbuck（eds.）, *Handbook of Organizational Design, Vol. 1*. New York: Oxford University Press.

Hetland, H., Sandal, G.M. and Johnsen, T.B.（2007）"Burnout in the Information Technology Sector: Does Leadership Matter?." *European Journal of Work and Organizational Psychology*, 16（1）: 58-75.

Hofstede, G., Neuijen, B., Ohayv, D.D. and Sanders, G.（1990）"Measuring Organizational Cultures: A Qualitative and Quantitative Study across Twenty

Cases." *Administrative Science Quarterly*, 35: 286-316.
Hong, J.F.L., Easterby-Smith, M. and Snell, R.S. (2006) "Transferring Organizational Learning Systems to Japanese Subsidiaries in China." *Journal of Management Studies*, 43 (5): 1027-1058.
Huber, G. (1991) "Organizational Learning: The Contributing Processes and Literatures." *Organization Science*, 2 (1): 88-115.
Huysman, M. (2000) "Rethinking Organizational Learning: Analyzing Learning Processes of Information System Designers." *Acctinging Management & Information Techchnologies*, 10: 81–99.
Institute of Medicine (2001) *Crossing the Quality Chasm: A New Health System for the 21st Century*. National Academy Press.(医学ジャーナリスト協会訳『医療の質:谷間を超えて21世紀システムへ』日本評論社, 2002年)
James, K. T., Mann, J. and Greasy, J. (2007) "Leaders as Lead Learners A Case Example of Facilitating Collaborative Leadership Learning for School Leaders." *Management Learning*, 38 (1): 79-94.
Judge, T.A. and Piccolo, R.F. (2004) "Trasformational and Transactional Leadership: A Meta-Analytic Test of Their Relative Validity." *Journal of Applied Psychology*, 89 (5): 755-768.
金井壽宏 (2005)『リーダーシップ入門』日本経済新聞社.
金井壽宏 (2006)「「リーダーシップ物語」を通じての知識創造」『国民経済雑誌』第195巻第6号, 1-23.
金井壽宏 (2007)「実践的持論の言語化が促進するリーダーシップ共有の連鎖」『国民経済雑誌』第198巻第6号, 1-29.
Kark, R., Shamir, B. and Chen, G. (2003) "The Two Faces of Transformational Leadership: Empowerment and Dependency." *Journal of Applied Psychology*, 88 (2): 246-255.
川上智子 (2005)『顧客志向の新製品開発:マーケティングと技術のインタフェイス』有斐閣.
Kellogg, D.L. and Chase, R.B. (1995) "Constructing an Empirically Derived Measure for Customer Contact." *Management Science*, 41 (11): 1734-1749.
Kennedy, K.N., Goolsby, J.R. and Arnould, E.J. (2003) "Implementing a Customer Orientation: Extension of Theory and Application." *Journal of Marketing*, 67: 67-81.
Kim, D.H. (1993) "The Link between Individual and Organizational Learning." *Sloan Management Review*, Fall: 37-50.
Kim, J. and Miner, A.S. (2007) "Vicarious Learning from the Failures and Near-Failures of Others: Evidence from the U.S. Commercial Banking Industry." *Academy of Management Journal*, 50 (2): 687-714.

木下康仁（1999）『グラウンデッド・セオリー・アプローチ：質的実証研究の再生』弘文堂.

Kohli, A.K. and Jaworski, B.J. (1990) "Market Orientation: The Construct, Research Propositions, and Managerial Implications." *Journal of Marketing*, 54: 1-18.

Kohli, A.K., Jaworski, B.J. and Kumar, A. (1993) "MARKOR: A Measure of Market Orientation." *Journal of Marketing Research*, 30: 467-477.

Kotter, J.P. (1978) Organizational Dynamics: Diagnosis and Intervention. Addison-Wesley.（加護野忠男・谷光太郎訳『組織革新の理論』白桃書房）

Kotter, J.P. and Heskett, J.L. (1992) *Corporate Culture and Performance*. NY: Free Press.

Kraatz, M.S. (1998) "Learning By Association? Interorganizational Networks and Adaptation to Environmental Change." *Academy of Management Journal*, 41(6): 621-643.

Lahteenmaki, S., Toivonen, J. and Mattila, M. (2001) "Critical Aspect of Organizational Learning Research and Proposals for its Measurement" *British Journal of Management*, 12: 113-129.

Lam, S.S.K. (1997) "SERVQUAL: A Tool for Measuring Patients' Opinions of Hospital Service Quality in Hong Kong." *Total Quality Management*, 8 (4): 145-152.

Langeard, E., Bateson, J.E., Lovelock, C.H. and Eiglier, P. (1981) *Service Marketing: New Insights from Consumers and Managers*. MA: Marketing Science Institute.

Larson, J.S. and Muller, A. (2002) "Managing the Quality of Health Care." *Journal of Health and Human Services Administration*, 25 (3): 261-280.

Lave, J. and Wenger, E. (1991) *Situated Learning: Legitimate Peripheral Participation*. Cambridge, MA: Harvard University Press.

Lawton, L. and Parasuraman, A. (1980) "The Impact of the Marketing Concept on New Product Planning." *Journal of Marketing*, 44: 19–25.

Leicht, K.T. and Fennell, M.L. (1997) "The Changing Organizational Context of Professional Work." *Annual Review of Sociology*, 23: 215-231.

Leonard-Barton, D. (1995) *Wellsprings of Knowledge: Building and Sustaining the Sources of Innovation*. Boston: Harvard Business School Press.

Leonard-Barton, D. and Doyle, J.L. (1996) "Commercializing Technology: Imaginative Understanding of User Needs", In R.S. Rosenbloom and W.J. Spencer (eds.), *Engines of Innovation*. Boston: Harvard Business School Press.

Levitt, H.J. (1964) "Applied Organization Change in Industry: Structural, Technical and Human Approaches" In W.W. Cooper, H.J. Levitt, and M.W. Shelly (eds.). *New Perspectives in Organization Research*. New York: Wiley.

Levitt, B. and March, J.G. (1988) "Organizational Learning." *Annual Review of*

Sociology, 14: 319-340.
Locke, K.（2001）*Grounded Theory in Management Research*. London: Sage.
Lovelock, C.H.（1983）"Classifying Services to Gain Strategic Marketing Insights." *Journal of Marketing*, 47（Summer）: 9-20.
Lovelock, C.H. and Wirtz, J.（2004）*Service Marketing: People, Technology, Strategy*. Prentice-Hall.
Lovelock, C.H. and Wright, L.（1999）*Principles of Service Marketing and Management*. Prentice-Hall.（小宮路雅博監訳，高畑泰・藤井大拙訳『サービス・マーケティング原理』白桃書房, 2002）
Lukas, B.A. and Ferrell, O.C.（2000）"The Effect of Market Orientation on Product Innovation." *Journal of the Academy of Marketing Science*, 28（2）: 239-247.
Maier, G.W., Prange, C. and von Rosenstiel, L.（2001）"Psychological Perspectives of Organizational Learning." In M. Dierkes, A.B.Antal, J.Child, and I.Nonaka（eds.）. *Handbook of Organizational Learning and Knowledge*. New York: Oxford University Press.
March, J.G.（1991）"Exploration and Exploitation in Organizational Learning." *Organization Science*, 2（1）: 71-87.
March, J.G. and Olsen, J.P.（1975）"The Uncertainty of the Past: Organizational Learning Under Ambiguity." *European Journal of Political Research*, 3: 147-171.
March, J.G. and Olsen, J.P.（1976）*Ambiguity and Choice in Organizations*. Bergen, Norway. Universitetsforlaget.（遠田雄志・アリソン・ユング訳『組織におけるあいまいさと決定』有斐閣, 1986）
March, J.G., Sproull, L.S. and Tamuz, M.（1991）"Learning From Samples of One or Fewer." *Organization Science*, 2（1）: 1-13.
松尾睦（2002）『内部競争のマネジメント：営業組織のイノベーション』白桃書房．
Matsuo, M.（2005）*The Role of Internal Competition in Knowledge Creation*. Peter Lang.
Matsuo, M.（2006）"Customer Orientation, Conflict, and Innovativeness in Japanese Sales Departments." *Journal of Business Research*, 59: 242-250.
松尾睦（2006）『経験からの学習：プロフェッショナルへの成長プロセス』同文舘出版．
Mehra, A., Smith, B.R., Dixon, A.L. and Robertson, B.（2006）"Distributed Leadership in Teams: The Network of Leadership Perceptions and Team Performance." *Leadership Quarterly*, 17:232-245.
Michael, S.R.（1992）"Organizational Change Techniques: Their Present, Their Future." In P.F. Schlesinger（eds.）*Organization: Text, Cases, and Readings on the Management of Organizational Design and Change*. IL: Irvin.
Miller, D. and Friesen, H.（1984）"A Longitudinal Study of the Corporate Life Cycle"

Management Science, 30 (10): 1161-1183.
南知惠子 (2006)『顧客リレーションシップ戦略』有斐閣.
Miner, A.S. and Mezias, S.J. (1996) "Ugly Duckling No More: Pasts and Futures of Organizational Learning Research." *Organization Science*, 7 (1): 88-99.
Mintzberg, H. (1994) *The Rise and Fall of Strategic Planning*. NY: Free Press.
Monti, D.J., Ryan, A.D., Brush, C. and Gannon, A. (2007) "Civic Capitalism: Entrepreneurs, Their Ventures and Communities." *Journal of Developmental Entrepreneurship*, 12, 3: 353–375.
Mort, G.S., Weerawardena, J. and Carnegie, K. (2003) "Social Entrepreneurship: Towards Conceptualization." *International Journal of Nonprofit and Voluntary Sector Marketing*, 8 (1): 76–88.
Mulder, M., de Jong, R.D., Koppelaar, L. and Verhage, J. (1986) "Power, Situation, and Leaders' Effectiveness: An Organizational Field Study." *Journal of Applied Psychology*, 71 (4): 566-570.
Mulder, M., Ristema van Eck, J.R. and de Jong, R.D. (1970) "An Organization in Crisis and Non-Crisis Situations." *Human Relations*, 24 (1): 19-41.
Narver, J.C. and Slater, S.F. (1990) "The Effect of a Market Orientation on Business Profitability." *Journal of Marketing*, 54: 20-35.
Nelson, R.R. and Winter, S.G. (1982) *An Evolutionary Theory of Economic Change*. Cambridge, MA: Harvard University Press.
Nevis, E.C., DiBella, A.J. and Gould, J.M. (1995) "Understanding Organizations as Learning Systems." *Sloan Management Review*, Winter: 73-85.
Nonaka, I. (1994) "A Dynamic Theory of Organizational Knowledge Creation." *Organization Science*, 5 (1): 14-37.
OECD (2006) *Health Care Quality Indicators Project Initial Indicators Report* (OECD Health Working Papers No. 22.)(岡本悦司訳『医療の質国際指標：OECD医療の質指標プロジェクト報告書』明石書店, 2006年)
尾形裕也・高木安雄・左座武彦 (2004)「医療機関のガバナンスに関する調査研究」『医療と社会』Vol.14, No.2. p.27-36.
Oliver, C. and Holzinger, I. (2008) "The Effectiveness of Strategic Political Management: A Dynamic Capabilities Framework." *Academy of Management Review*, 33 (2): 496-520.
Pablo, A.L., Reay, T., Dewald, J.R. and Casebeer, A.L. (2007) "Identifying, Enabling and Managing Dynamic Capabilities in the Public Sector." *Journal of Management Studies*, 44 (5): 687-708.
Pakdil, F. and Harwood, T. (2005) "Patient Satisfaction in a Preoperative Assessment Clinic: An Analysis Using SERVQUAL Dimensions." *Total Quality Management & Business Excellence*, 16 (1): 15-30.

Parasuraman, A., Berry, L.L. and Zeithaml, V.A. (1985) "A Conceptual Model of Service Quality and its Implications for Future Research." *Journal of Marketing*, 49 (Fall) : 41-50.

Parasuraman, A., Berry, L.L. and Zeithaml, V.A. (1991) "Refinement and Reassessment of the SERVQUAL Scale." *Journal of Retailing*, 67 (4) : 420-450.

Perrow, C. (1967) "A Framework for the Comparative Analysis of Organizations." *American Sociological Review*, 32: 194-208.

Pfeffer, J. (1981) *Power in Organizations*. Marshfield, MA: Pitman.

Piccolo, R.F. and Colquitt, J.A. (2006) "Transformational Leadership and Job Behaviors: The Mediating Role of Core Job Characteristics." *Academy of Management Journal*, 49 (2) : 327-340.

Prahalad, C. K and Hamel, G. (1990) "The Core Competence of the Corporation." *Harvard Business Review*, 68 (3) : 79-91

Prange, C. (1999) "Organizational Learning : Desperately Seeking Theory." In M. Easterby-Smith, L. Araujo and J. Burgoyne (eds.) *Organizational Learning and the Learning Organization : Developments in Theory and Practice*. Newbury Park, CA : Sage Publications.

Quarter, B. and Richmond, J. (2001) "Accounting for Social Value in Nonprofits and For-Profits." *Nonprofit Management & Leadership*, 12 (1) : 75-85.

Ramsaran-Fowdar, R.R. (2005) "Identifying Health Care Quality Attributes." *Journal of Health and Human Services Administration*, 27 (4) : 465-443.

Reidenbach, E. and Sandifer-Smallwood, B. (1990) "Exploring Perceptions of Hospital Operations by a Modified SERVQUAL Approach." *Journal of Health Care Marketing*, 10 (4) : 47-55.

Robey, D. and Sales, C.A. (1994) *Designing Organizations*. (4th) Irwin.

Rohini, R. and Mahadevappa, B. (2006) "Service Quality in Bangalore Hospitals: An Empirical Study." *Journal of Services Research*, 6 (1) : 59-84.

Rousseau, D.M. (1990) "Assessing Organizational Culture: the Case for Multiple Methods." In B. Schneider (Ed.) , *Organizational Climate and Culture*. San Francisco: Jossey-Bass.

Sadler, P. (2001) "Leadership and Organizational Learning." In M.Dierkes, A.B. Antal, J.Child, and I. Nonaka (eds.). *Handbook of Organizational Learning and Knowledge*. New York: Oxford University Press.

Sagawa, S. and Segal, E. (2000) "Common Interest, Common Good: Creating Value Through Business and Social Sector Partnerships." *California Management Review*, 42 (2) : 105-122.

坂田桐子・淵上克義編（2008）『社会心理学におけるリーダーシップ研究のパースペクティブⅠ』ナカニシヤ出版.

Salvato, C. (2003) "The Role of Micro-Strategies in the Engineering of Firm Evolution." *Journal of Management Studies*, 40 (1) : 83-108.

Schwab, A. (2007) "Incremental Organizational Learning from Multilevel Information Sources: Evidence for Cross-Level Interactions." *Organization Science*, 18 (2) : 233-251.

Scott, W.R. (1982) "Managing Professional Work: Three Models of Control for Health Organizations" *Health Services Research*, 17 (3) : 213-240.

Senge, P.M. (1996) "The Leader's New Work: Building Learning Organizations." In K. Starkey (ed.) *How Organizations Learn*. International Thomson Business.

島津望 (2005)『医療の質と患者満足：サービス・マーケティング・アプローチ』千倉書房.

Shin, S.J. and Zhou, J. (2003) "Transformational Leadership, Conservation, and Creativity: Evidence from Korea." *Academy of Management Journal*, 46 (6) : 703-714.

Simon, H.A. (1991) "Bounded Rationality and Organizational Learning." *Organization Science*, 2 (1) : 125-134.

Simons, R. (2000) *Peformance Measurement & Control Systems for Implementing Strategy*. NJ: Prentice Hall.

Sosik, J.J., Jung, D.I., Berson, Y., Dionne, S.D. and Jaussi, K.S. (2005) "Making All the Right Connections: The Strategic Leadership of Top Executives in High-Tech Organizations." *Organizational Dynamics*, 34 (1) : 47-61.

Spinelli, R. (2006) "The Applicability of Bass's Model of Transformational, Transactional, and Laissez-Faire Leadership in the Hospital Administrative Environment." *Hospital Topics: Research and Perspectives on Healthcare*, 84(2) : 11-18.

Stewart, M. Brown, J.B., Weston, W.W., McWhinney, I.R., McWilliam, C.L. and Freeman. T.R. (1995) *Patient-Centered Medicine: Transforming the Clinical Method*. CA: Sage.（山本和利監訳『患者中心の医療』診断と治療社）

Stogdill, R.M. (1950) "Leadership, Membership and Organization." *Psychological Bulletin*, 47:1-14.

Strauss, A. and Corbin, J. (1990) *Basics of Qualitative Research*. Newbury Park: Sage.（南裕子監訳, 操華子・森岡崇・志自岐康子・竹崎久美子訳『質的研究の基礎：グラウンデッド・セオリーの技法と手順』医学書院, 1999年）

Szulanski, G. (1996) "Exploring Internal Stickness: Impediments to the Transfer of Best Practice within the Firm." *Strategic Management Journal*, 17 (Winter Special Issue) : 27-43.

高嶋克義 (2002)『営業プロセス・イノベーション―市場志向のコミュニケーション改革』有斐閣.

田尾雅夫（1995）『ヒューマン・サービスの組織—医療・保健・福祉における経営管理』法律文化社.

Teece, D.J., Pisano, G. and Shuen, A.（1997）"Dynamic Capabilities and Strategic Management." *Strategic Management Journal*, 18（7）: 509-533.

Thompson, J.D.(1967) *Organizations in Action*. McGraw Hill.(高宮晋監訳, 鎌田伸一・新田義則・二宮豊志訳『オーガニゼーションインアクション：管理理論の社会科学的基礎』同文舘出版, 1987年)

Tsang, E.W.K.（1997）"Organizational Learning and the Learning Organization: A Dichotomy between Descriptive and Prescriptive Research." *Human Relations*, 50（1）: 73-89.

Ulwick, A.W.（2002）"Turn Customer Input into Innovation." *Harvard Business Review*, January: 91-97.

Vera, D and Crossan, M.（2004）"Strategic Leadership and Organizational Learning" *Academy of Management Review*, 29（2）: 222-240.

von Hippel, E., Thomke, S. and Sonnack, M.（1999）"Creating Breakthroughs at 3M." *Harvard Business School*, Sep-Oct: 47-57.

Yin, R.K.（1994）*Case Study Research: Design and Methods*（2nd）. Thousand Oaks, CA: Sage.（近藤公彦訳『ケース・スタディの方法』（千倉書房, 1996年.）

Yukl, G.（1999）"An Evaluation of Conceptual Weaknesses in Transformational and Charismatic Leadership Theories." *Leadership Quarterly*, 10（2）: 285-305.

Yukl, G.（2006）*Leadership in Organizations*（6th ed.）. N.J.: Prentice Hall.

Waddock, S.(2008) "Of Mice and Elephants." *California Management Review*, 51（1）: 103-108.

Waldman, D.A., Ramirez, G.G., House, R.J. and Puranam, P.（2001）"Does Leadership Matter? CEO Leadership Attributes and Profitability Under Conditions of Perceived Environmental Uncertainty." *Academy of Management Journal*, 44(1): 134-143.

Weick, K.E.（1979）*The Social Psychology of Organizing*. NY: Random House.

Winter, S.G.（2003）"Understanding Dynamic Capabilities." *Strategic Management Journal*, 24: 991-995.

Woodman, R.W., Sawyer, J.E. and Griffin, R.W.（1993）"Toward a Theory of Organizational Creativity." *Academy of Management Review*, 18（2）: 293-321.

Wenger, E.C. and Snyder, W.（2000）"Communities of Practice: The Organizational Frontier." *Harvard Business Review*, January-February: 139-145.

Zahra, S.A., Sapienza, H.J. and Davidsson, P.（2006）"Entrepreneurship and Dynamic Capabilities: A Review, Model and Research Agenda." *Journal of Management Studies*, 43（4）: 918-955.

Zaltman, G. Duncan, R. and Holbek, J.（1973）*Innovations and Organizations*. Wiley.

Zolfagharian, M. (2007) *An Exploratory Investigation of the Effects of Co-Production and Co-Consumption on the Characteristics and Adoption of Service Innovations: The Customer's Perspective*. Dissertation Prepared for the Degree of Doctor of Philosophy. University of North Texas, August 2007.

Zollo, M. and Winter, S.G. (2002) "Deliberate Learning and the Evolution of Dynamic Capabilities." *Organization Science*, 13 (3) : 339-351.

Zhu, Z. and Nakata, C. (2007) "Reexamining the Linking between Customer Orientation and Business Performance: The Role of Information Systems." *Journal of Marketing Theory and Practice*, 15 (3) : 187-203.

おわりに

　本書を執筆するきっかけは，2006年10月から2007年9月の1年間，札幌医科大学の客員研究員として研究する機会が与えられたことにある。研究を開始してから3年の間，医療に携わる方々との交流を通して，医療の世界を肌で感じることができたのは貴重な体験であった。淀川キリスト教病院，聖隷浜松病院，医療生協さいたまの関係者の方々には，多忙な業務の合間を縫ってインタビューに応じていただき，何度も原稿のチェックをしていただいた。ここに深く感謝申し上げたい。

　3組織の事例が持つ迫力に負けそうになりながらも，分析と執筆を続けることができたのは，多くの研究者の先生から，ご指導と励ましがあったからである。研究を進め草稿を改訂する際にご支援をいただいた先生方に感謝の意を表したい。

　調査対象の病院を選定する上で，上智大学の島津望先生と聖隷浜松病院・副院長兼総看護部長（元兵庫県立大学准教授）の勝原裕美子先生からは，さまざまなサポートをいただいた。先生方のご協力がなければ，本書は執筆できなかったであろう。

　札幌医科大学における研修中は，保健医療学部の丸山知子先生（現，天使大学），正岡経子先生，吉田真奈美先生，荒木奈緒先生（現，北海道大学）に，大変お世話になった。看護研究者である先生方からいただいたアドバイスは，医療組織を深く分析する手助けになった。

　筆者が以前在籍していた小樽商科大学では，高田聡先生が取りまとめをされている学内研究会で本書の基本的な内容を練ることができた。その際，高田先生をはじめ，高宮城朝則先生，近藤公彦先生，簱本智史先生，田中幹大先生，加賀田和弘先生からは，本研究に対する忌憚のないご意見をいただいた。

　現在所属している神戸大学経営学研究科の金井壽宏先生，高嶋克義先生，平野光俊先生，梶原武久先生からいただいたコメントによって，リーダーシ

ップ論，マーケティング論，人的資源管理論，管理会計論の視点から本書を練り直すことができた。先生方からは，いつも研究上の刺激と温かい励ましをいただいている。

　普段からお付き合いいただいている中原淳先生（東京大学），小笠原克彦先生（北海道大学），細井謙一先生（広島経済大学），川上智子先生（関西大学），坂川裕司先生（北海道大学），安藤史江先生（南山大学），柴田喜幸先生（産業医科大学），郡山一明先生（救急振興財団），筈井俊輔先生（京都大学）からは，それぞれのご専門の立場から鋭いコメントをいただき，草稿を大幅に改定することができた。先生方とのネットワークは貴重な財産である。

　2009年度の組織学会年次大会（2008年10月18日（土）・19日（日）名古屋大学東山キャンパス）において，本書の一部を発表する機会に恵まれた。その際，参加者の方々からいただいたコメントやアドバイスは研究を発展させる上で大変役に立った。

　筆者は，小樽商科大学出身の研究者である猪口純路先生（広島市立大学）と工藤秀雄先生（一橋大学）とともにメーリングリストを使った研究コミュニティを立ち上げている。このコミュニティのおかげで，研究のペースを保つことができた。両先生からは，いつも率直なコメントと精神的支援をいただいている。

　本研究は，平成18年度～平成19年度科学研究費補助金（基盤研究（C），課題番号18530273）の助成を受けて実施された。また，出版のチャンスを与えてくださった同文舘出版と，編集作業において親身なサポートをいただいた同社の青柳裕之氏に御礼を申し上げたい。

　最後に，筆者の研究活動を支えてくれている妻と子供たちに感謝したい。

2009年7月

松尾　睦

索　引

【あ】

ISO14001················168
ISO9001················62,168
アンラーニング················9
イネーブラー················211

医療の結果················4
医療の構造················4
医療の質················4
医療の質奨励賞················123
医療のプロセス················4

英雄型リーダー・パラダイム················15
英雄型リーダーシップ論················246
SP（シュミレーション・ペイシェント）················176

【か】

回想的インタビュー················221
課題の緊急性················202
葛藤················255
活用················229
カリスマ型················208
患者志向の構造化················3,189,192,193,196,210
患者志向の構造化モデル················192
患者志向の理念················1,7
患者主体性················4
患者中心医療················4
患者中心性················4
患者中心の医療················1
患者の権利章典················154
管理的コア················252

技術的コア················252
逆機能的な学習················238

281

共有型リーダーシップ……………………15,204,207,243

グラウンデッド・セオリー・アプローチ……18,19,25

経済的価値観……………………………………3,207

交換型リーダーシップ………………………………243
公式ルーチン………………………………………2,12
構造化…………………………………………………7
構造的知識………………………………………10,231
効率化フェーズ……………………………………192
顧客志向………………………1,5,6,16,17,30,31,193,208
顧客第一主義…………………………………………1
個人的知識………………………………………10,231

【さ】

サーバクション・システム………………………259
サービス……………………………………………256
サービス・エンカウンター………………………256
サーブクウォル……………………………………260
作業モデル……………………………………………21

市場志向………………………………………6,31,194
実践コミュニティ………………………………13,237
社会的知識………………………………………10,231
集団的リーダーシップ……………………………185
集約型技術……………………………………206,253
自律型専門組織……………………………………252
事例研究………………………………………………27
シングル・ループ学習……………………………229

全人医療…………………………………………61,71
戦略的リーダーシップ…………………………15,242

創始フェーズ………………………………………192
組織イノベーション…………………………10,226

282

	組織学習··8,10,225
	組織学習ジャングル···225
	組織学習の定義··225
	組織記憶···228
	組織創造性···226
	組織変革··10,226
【た】	ダイナミック・ケイパビリティ··················209,239
	対話促進リーダー····77-79,139,140,187,198-201,209,212
	多元的···3
	多元的（Pluralistic）な特性·······························251
	ダブル・ループ学習···229
	他律型専門組織···252
	探索···229
	知識獲得···232
	知識の獲得···231
	知識の獲得方法··197
	知識の棄却化···231,236
	知識の共有··231,234
	知識のルーチン化··231,236
	定着フェーズ··192
	トップレベルのリーダーシップ··························14
	ドナベディアン··4,260
	トライアンギュレーション·································25
【な】	内部監査···64,172
【は】	BSC··128
	非経済的価値観··3,206
	非公式ルーチン·······························2,12,72,136,182
	病院機能評価···································23,32,62,63,168
	病院機能評価認定···62

	品質管理……………………………………………62
	プロフェッショナル組織……………………………251
	分散型リーダーシップ…………………………204,246
	変革型リーダーシップ…………………………205,243
	変革主導リーダー…………77-79,139,140,198-201,209,212
	ポスト英雄型リーダーシップ………………………15
【ま】	民医連運動……………………………………145
	民主的集団医療…………………………………178
	目標管理制度………………………………67,172
【や】	やらまいか精神…………………………………88
【ら】	リーダーシップ………………………………208
	リーダーシップ・ナラティブ………………………27
	リーダーシップの集中性………………………203
	ルーチン（routine）……………………1,2,6-9,228
	連携型の専門組織………………………………252
	連携型のリーダーシップ …………76,139,189,198,201,202,204,206-208,211,222

【著者略歴】

松尾　睦（まつお　まこと）

1964年	東京都町田市に生まれる
1988年	小樽商科大学商学部卒業
1992年	北海道大学大学院文学研究科・行動科学専攻・修士課程修了
1994年	岡山商科大学商学部（助手・講師・助教授）
1999年	東京工業大学大学院社会理工学研究科・人間行動システム専攻・博士課程修了　博士（学術）を取得
1999年	小樽商科大学商学部（助教授・教授）
2004年	英国Lancaster大学からPh.D.（Management Learning）を取得
2009年	神戸大学大学院経営学研究科・教授
2013年	北海道大学大学院経済学研究科・教授

上記の間，製薬会社（1988～1990），民間シンクタンク（1992～1994）に勤務．

主要著書

『成長する管理職：優れたマネジャーはいかに経験から学んでいるのか』東洋経済新報社，2013．
『職場が生きる人が育つ「経験学習」入門』ダイヤモンド社，2011（HRアワード最優秀書籍賞）．
『経験からの学習：プロフェッショナルへの成長プロセス』同文舘出版，2006．
The Role of Internal Competition in Knowledge Creation. Peter Lang, 2005.
『内部競争のマネジメント：営業組織のイノベーション』白桃書房，2002．

論文では，1995年度日本社会心理学会・着想独創賞，2002年度*European Journal of Marketing*・最優秀論文賞を受賞．

Eメール：mmatsuo@econ.hokudai.ac.jp
ブログ：http://blog.goo.ne.jp/mmatu1964

2009年9月25日	初版発行	
2014年11月1日	初版4刷発行	
2022年1月25日	新装版発行	（検印省略）
2022年12月20日	新装版2刷発行	略称：病院組織

学習する病院組織
―患者志向の構造化とリーダーシップ―

著　者　Ⓒ　松　尾　　睦
発行者　　　中　島　豊　彦

発行所　同文舘出版株式会社
東京都千代田区神田神保町1-41　〒101-0051
営業（03）3294-1801　　編集（03）3294-1803
振替00100-8-42935　http://www.dobunkan.co.jp

Printed in Japan 2009
製版　一企画
印刷・製本　三美印刷

ISBN978-4-495-37882-0

JCOPY 〈出版者著作権管理機構　委託出版物〉
本書の無断複製は著作権法上での例外を除き禁じられています．複製される場合は，そのつど事前に，出版者著作権管理機構（電話 03-5244-5088，FAX 03-5244-5089，e-mail: info@jcopy.or.jp）の許諾を得てください．